W0064242

Christina Casagrande

Die Zeit der Schatten-blütenfrau

Eine Reise durch
die Wechseljahre

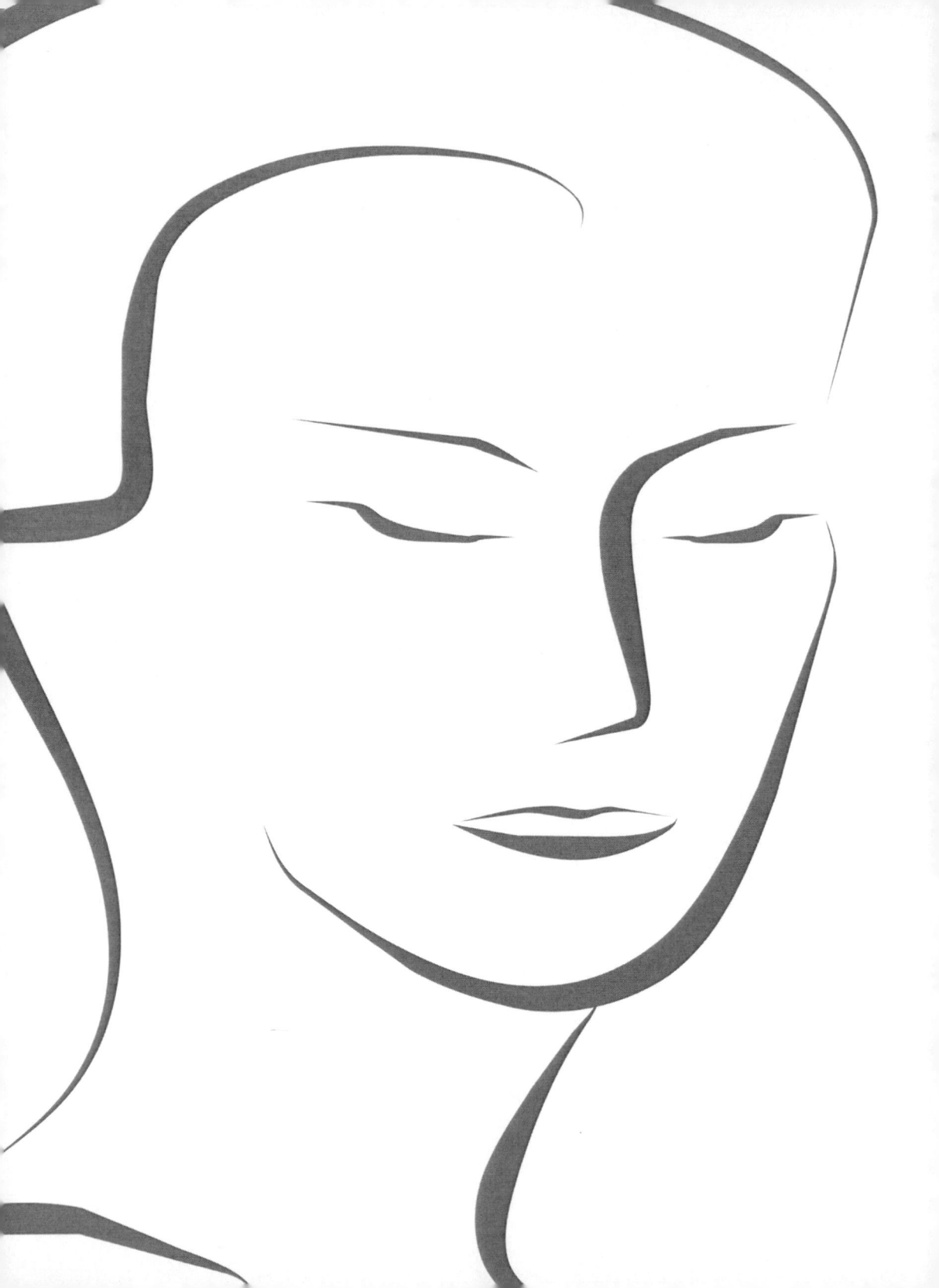

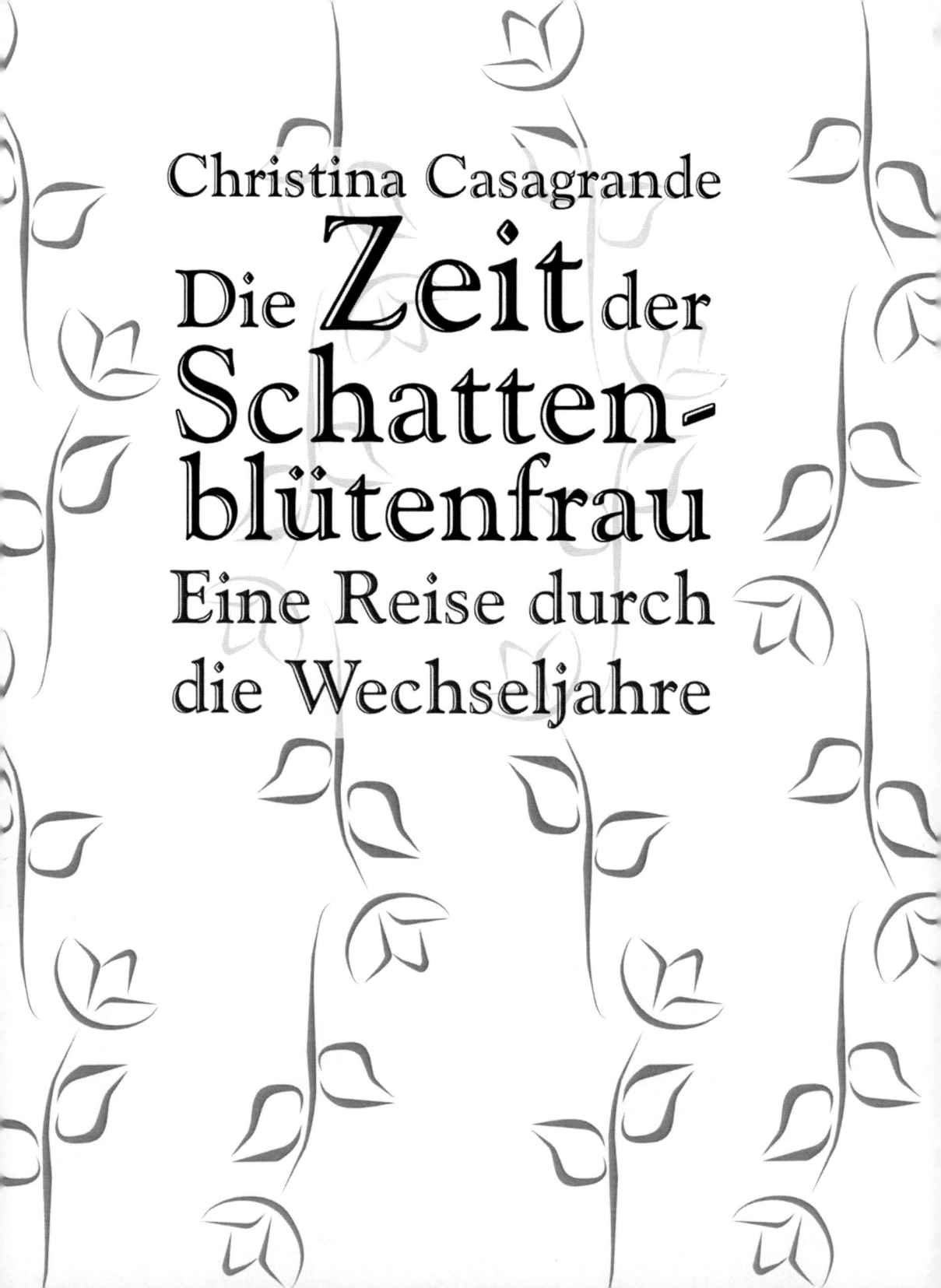

Christina Casagrande

Die Zeit der Schatten-blütenfrau

Eine Reise durch die Wechseljahre

2. Überarbeitete und ergänzte Auflage 2011

Copyright © Christina Casagrande
Mozartstraße 6
D-82299 Türkenfeld
email@christina-casagrande.de
www.christina-casagrande.de

Dieser Titel erschien in der 1. Auflage 2007
beim Pendo Verlag München und Zürich

Umschlaggestaltung, Illustration und Satz:
Donato Casagrande, Türkenfeld

Herstellung und Verlag:
Books on Demand, Norderstedt

ISBN 978-3-8448-0125-5

MIX
Papier aus verantwortungsvollen Quellen
Paper from responsible sources
FSC® C105338

Inhalt

Erster Teil: Eine erfundene und doch wahre Geschichte............... 11

   Ein ganz gewöhnlicher Tag...13

   Nichts bleibt wie es ist 21

   Szenen einer Ehe 28

   Wenn ich einmal groß bin... 40

   Jeder hat seinen Preis 56

   Weggehen um anzukommen 82

   Angst ist hohl, nichts umgibt sie 92

   Nichts passt mehr 123

   Die Entscheidung fällt..141

   Gipfel sind kein Endziel..152

   Gleiche Stelle, andere Aussicht..161

Zweiter Teil: Fragen stellen, Antworten finden, Möglichkeiten
wahrnehmen 167

   Ein Ende und doch keins...168

   Verantwortung und Selbstverantwortung.............................171

   Bestandsaufnahme..173

   Ziele finden..177

   Die Reise der Heldin 178

   Der Weg zum Gipfel – Selbstverwirklichung........................183

DritterTeil: Gesundheit als Lebensstil 187

    Der fünf R-Plan 190

    Rhythmus: die Gezeiten des Körpers achten...190

    Reinigung: den Körper entgiften..195

    Regulierung: den Energiefluss lenken 197

    Reserven: Widerstandsfähigkeit aufbauen 197

    Reize: Genussgifte einschränken 203

Vierter Teil: Tatjana´s Rezeptbuch.. 211

    Über den Umgang mit Gewürzen..213

    Die sechs Geschmacksrichtungen...215

    Über die Gewürze..217

    Ghee und Olivenöl...223

    Rezepte für Entlastungstage...224

    Frühstück 225

    Mittag- und Abendessen..228

    Für den kleinen Hunger zwischendurch...232

    Vorbeugen ist besser als Heilen 234

    Danksagung..238

    Lesetipps und Informationen..239

    Vita...243

Liebe Leserin!

Seit ich vor einigen Jahren selbst die fünfzig überschritten habe, kommen viele Frauen in diesem Alter in meine Praxis und oft stehen sie in ihrem Leben an Scheidewegen. Am Anfang geht es um übliche Gesundheitsstörungen, aber wenn das Vertrauen zwischen uns wächst und tiefergehende Gespräche möglich sind, stellt sich bald heraus, dass diese oft nur Symptome für ungelöste Situationen in ihrem Leben sind.

Oft wurde ich gebeten aufzuschreiben, was in solchen Gesprächen zuweilen ohne Absicht aus mir so herausprudelt. Worte, von denen ich manchmal selbst nicht sagen kann, woher sie kommen.

So entstand die Idee zu schreiben. Ich habe viel von dem Wissen, das mir geschenkt wurde, in diesem Buch zusammengeführt. Es sind Techniken, die mir von weisen Menschen vermittelt wurden, aber auch Vorgehensweisen, die in mir selbst entstanden sind. Sie kamen in Tagträumen und während der Nacht. Sie stiegen als Bilder auf und ich versuchte sie in meinem Alltag, mit den Mitteln, die ich um mich herum fand, Form werden zu lassen.

Dazu gehörten schon immer Jahreszeitenfeste. Ich feierte sie, ohne je angeleitet worden zu sein, zunächst alleine. Dann ging ich ein Stück Weg mit meiner indianischen Lehrerin. Ich erhielt Wissen aus ihrer Tradition, das meinen eigenen kulturellen Hintergrund ergänzte. Es ließ mich Frieden mit meinen Wurzeln schließen. Damals entwickelten sich Rituale, die ich zunächst im kleinen Kreis mit Freundinnen, später mit vielen Teilnehmenden feierte. Ich durfte dabei sein und erleben wie heilsam es für jeden Menschen ist, sich die Rhythmen der Natur in Erinnerung zu rufen.

Nicht nur deshalb schätze ich mich glücklich, heute in einem Haus mit Garten leben zu dürfen. Der Garten ist für mich das stärkste Heilmittel. Ich zucke immer zusammen, wenn Patienten den Garten betrachten und dann sagen: „Aber es ist viel Arbeit, nicht wahr?"

Wenn ich den Garten als Arbeit empfinde, dann weiß ich sicher, dass ich aus meiner Mitte gefallen bin, und nicht mehr erkenne, was mir die Kraft für

meine tägliche Arbeit gibt. Ich halte inne, atme tief durch und lasse alle Gedanken gehen.

Der Garten lehrt mich das Kommen und Gehen des Lebens bewusst wahrzunehmen. Während ich schreibe, fällt goldene Herbstsonne über taufeuchtes Gras. Wie tausende kleine Diamanten funkelt es, die Letzen Löwenmäulchen prunken mit den Kapuzinern um die Wette. In ein paar Wochen wird alles grau-braun-schwarz sein, oder von einer weißen Decke zugedeckt. In ein paar Monaten werden die ersten Krokusse wieder blühen ... und in etlichen Jahren werden andere Menschen dies beobachten, weil es mich nicht mehr gibt.

Die Natur ist unsere große Lehrerin, wir müssen sie wieder als solche erkennen lernen. Die Natur hat alles durchdringende Rhythmen, alle Dinge entfalten sich zu ihrer Zeit. Wir Menschen sind Teil der Natur und leben in ihr, aus ihr heraus. Deshalb entfaltet sich auch unser Leben in Rhythmen und Abschnitten. Die Zeit um fünfzig markiert den Übergang zwischen zwei solchen Lebensabschnitten. Gerade wir Frauen erleben in dieser Zeit den Wechsel vom körperbetonten Mondrhythmus hin zum mehr geistig betonenden Sonnenrhythmus, der alles in einem neuen Licht erscheinen lässt. Wir erleiden keinen Verlust, wir wandern nur weiter und gewinnen neue Aussichten. In mir stieg folgendes Bild dazu auf:

Aus der prallem, heißem Sonnenlicht gelange ich in den kühlenden Schatten. Zunächst ist es dort dunkel, verwirrend, beängstigend. Nach und nach treten sanftere Farben hervor, das Grelle weicht, die Kühle klärt den Kopf. Was dort draußen ist, kann ich von hier aus klarer sehen. Hier blühen andere Blüten, in anderen Farben und mit anderem Duft. In diesem Schatten kann ich meinem Leben neue Tiefe geben, verborgene Talente entdecken und jene stille Heiterkeit, die sonst nirgendwo zu finden ist. Hier kann ich den Schatz aus dem Märchen finden, hier beginnt die Zeit der Schattenblütenfrau.

Türkenfeld, im Herbst 2006

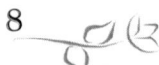

Liebe Leserin!

Fünf Jahre sind nun vergangen, die erste Auflage ist vergriffen. Es gab seither viele Nachfragen, doch für den ursprünglichen Verlag war dieses Buch nicht ertragreich genug. Mittlerweile sind die technischen Möglichkeiten aber so, dass es mir möglich ist, dieses Buch in eigener Verantwortung verfügbar zu machen.

Und die Frauen und ihr Weg durch die Wechseljahre, was hat sich da verändert? Nach meinen Beobachtungen nichts Wesentliches.

Sind neue Erfahrungen hinzugekommen? Ja, und um diese habe ich den zweiten Abschnitt dieses Buches erweitert.

Hat sich herausgestellt, dass sich der eine oder andere Hinweis nicht bewährt hat? Trotz zahlreicher Kontakte mit den Leserinnen dieses Buches habe ich darauf keine Hinweise erhalten.

Sind Wünsche offen geblieben? Ja, und zwar sollte die Geschichte von Tatjana und Maria fortgesetzt werden.

Ich kann diesen Wunsch verstehen. Wir wollen wissen, wie es unseren alten Bekannten weiter ergangen ist. Aber diese alten Bekannten gehören ab dem Ende der Geschichte den Leserinnen. Nur diese können die Geschichte weiter spinnen und sollen es auch. Jede ihre eigene. Wir sollten nicht vergessen, dass es unser ur-weibliches Potential ist, Geschichten zu erzählen, Märchen zu erfinden, tiefe Weisheiten spielerisch an jüngere Frauen weiter zu geben. Ich habe in dieser Neuauflage die Geschichte von Tatjana und Maria also nicht weitergesponnen – sie steht in ihrer ursprünglichen Fassung da und wartet auf Sie, auf Ihre Fortsetzung.

Aber mir ist das Zögern vieler Frauen, selbst Regie zu führen, sich selbst und dem eigenen Potential bedingungslos zu vertrauen, deutlicher bewusst geworden und so habe ich den „Frauensalon" ins Leben gerufen.

So wie es früher ein geschützter Raum war, in dem Frauen sich ihren Interessen hingeben konnten, wo sie künstlerisch und geistig tätig wurden und

die Horizonte weiter wurden, genau ein solcher Raum für die heutigen Frauen schwebt mir vor. Ich möchte den Anstoß geben, damit Frauen einen Weg finden, sich gegenseitig zu helfen. Vor zwei Jahren habe ich damit begonnen, eine dreiteilige Seminarreihe zu veranstalten. In diesem neuen „Frauensalon" vermittle ich mündlich, schriftlich und praktisch Möglichkeiten, wie sich Frauen gegenseitig in der Zeit des Wandels körperlich, seelisch und geistig unterstützen, ermutigen und weiterhelfen können. Dieses Wissen kann dann alleine oder mit Freundinnen erprobt werden, später vielleicht als eigener „Frauensalon" weiter gegeben werden. Die Seminarunterlagen eignen sich dazu, einen solchen Salon am eigenen Wohnort einzurichten. Es ist mir ein Bedürfnis, in jeder Frau den Mut zu stärken, einen solchen Schritt in den größeren Kreis zu wagen. Ich freue mich immer wieder wie ein Kind, wenn mir Teilnehmerinnen erzählen, dass sie entweder den Schritt gewagt haben, mit anderen Frauen ihren Weg durch die Wechseljahre zu teilen oder für sich persönlich neue Erkenntnisse gewonnen haben.

Wenn Sie an einem meiner Frauensalon-Seminare Interesse haben, schauen Sie auf meine Webseite (www.christina-casagrande.de unter dem Menüpunkt Frauensalon) und laden Sie sich die Informationen dazu herunter.

Ich grüße Sie herzlich.

Türkenfeld im Oktober 2011

Erster Teil

Eine wahre, erfundene Geschichte.

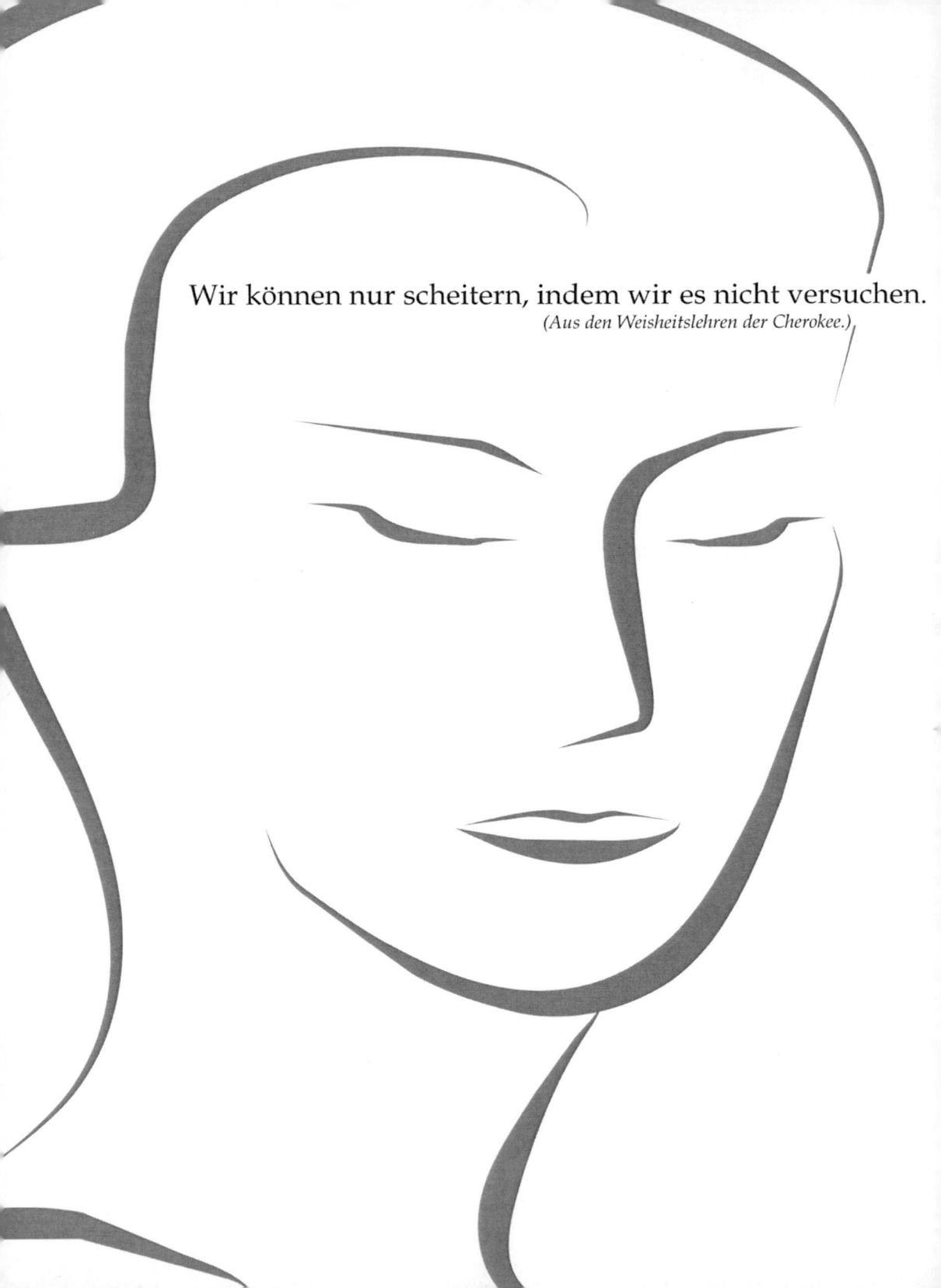

Wir können nur scheitern, indem wir es nicht versuchen.
(Aus den Weisheitslehren der Cherokee.)

Ein ganz gewöhnlicher Tag

„Minka, geh mir aus dem Weg!" Tatjana stolpert und gerät fast aus dem Gleichgewicht. Seit sie Minka auf Diät gesetzt hat, weicht sie morgens nach dem Aufstehen nicht von ihrer Seite, streicht um ihre Füße, bis endlich der Futternapf gefüllt vor ihr steht.

„Du kannst warten" knurrt Tatjana „ich reiße mich ja auch zusammen." Schnell schließt sie die Badezimmertür hinter sich. Minka maunzt beleidigt im Gang.

Nach der Dusche betrachtet Tatjana prüfend ihr Gesicht im Spiegel. Sie seufzt: leicht verschwollene Augen, die Kopfkissenfalte auf der rechten Wange, die Fältchen über der Oberlippe. Sie schneidet eine Grimasse und greift zu Giselas Zaubermittelchen. Die Kosmetikerin hat ihr beim letzten Besuch eine Menge Proben mitgegeben. Da war doch ... ja, da ist die hautstraffende Gesichtspackung, soviel Zeit muss noch sein. Mit der Packung auf dem Gesicht feilt sie ihre Fingernägel und föhnt die Haare. Tatjana benötigt viel mehr Zeit für die Morgentoilette, seit der Juniorchef eine neue Assistentin eingestellt hat. Fünfundzwanzig, gute Figur und aufwändiges Makeup. Und vor allem: sehr von sich eingenommen.

Missmutig verlässt sie das Badezimmer. Jeden Morgen ist dieses komische Gefühl in der Magengrube. Seit dem Tag, als „Papa" Binder, der Seniorchef, mit seinem zweiten Herzinfarkt ins Krankenhaus kam, ist Tatjanas Welt aus den Fugen geraten. Fünfzehn Jahre war sie seine Sekretärin, Chefsekretärin! Jetzt hat der Junior das Ruder übernommen und nichts, gar nichts, kann sie ihm recht machen. Ständig mäkelt er herum: „Frau Welter, Ihr Briefstil ist einfach nicht zeitgemäß... Frau Welter, Sie werden doch bis mittags die paar Mails bearbeiten können... Frau Welter..."

Tatjana geht gedankenverloren die Treppe hinunter. Eine rasende Fellkugel überholt sie auf halber Strecke, erwartet sie maunzend vor der Küchentüre. Minka hat den Kopf zur Seite geneigt, schaut Tatjana mit großen, flehenden Katzenaugen an, jammert herzerweichend.

„Ist schon gut, du hast gewonnen".

Tatjana muss trotz ihrer Sorgen lachen. Minka holt sie immer wieder aus ihren trüben Gedanken. Sie öffnet die Futterdose, löffelt den Inhalt in den Futternapf, verrührt ihn mit etwas lauwarmem Wasser. Minka maunzt und schnurrt abwechselnd. Nichts anderes als Futter und Frauchen existieren in diesem Augenblick in Minkas Katzenwelt.

Tatjana stellt Teewasser auf, für Fritz schaltet sie die Kaffeemaschine ein. Jeden Morgen wieder, dieser innere Kampf, auf die geliebte Tasse Milchkaffee zu verzichten. Hitzewallungen und Schlaflosigkeit machen ihr seit einiger Zeit zu schaffen. Der Zusammenhang zwischen duftendem Kaffeegenuss und diesen Störungen war nicht mehr wegzudiskutieren. Seit sie meistens Kräutertee trinkt, geht es ihr besser, aber der Verzicht schmerzt, Laune und Zufriedenheit leiden noch immer darunter.

Da ist wieder das Ziehen in der Magengrube. Groll steigt in Tatjana auf. Sie stampft die Treppe hoch, reißt die Schlafzimmertüre auf:

„Es ist schon zwanzig vor sieben – brauchst du jetzt jeden Tag eine extra Einladung?"

Fritz steht seit dreißig Jahren nach ihr auf, aber in den letzten Monaten geht es ihr auf die Nerven. Er reizt die Zeit bis zur letzten Sekunde aus, gießt meist nur eine Tasse Kaffee in sich hinein, stürmt dann mit fliegender Kleidung aus dem Haus zur S-Bahn. Abends kann er sich kaum von seinem Computer trennen. Wann er ins Bett kommt, hört sie meistens nicht, und wenn sie doch davon aufwacht, beginnen grässliche Gedanken in ihr aufzusteigen. Dann liegt sie wach und wälzt sich lange herum.

Und jetzt dieses morgendliche Zeitschinden! Wie die Kinder in der Pubertät! Dieses lästige Antreiben, damit sie pünktlich in die Schule kamen, aufpassen, dass sie nicht die Hälfte ihrer Sachen irgendwo vergaßen. Endlich sind sie aus dem Haus – jetzt fängt Fritz damit an!

Zurück in der Küche, gießt sich Tatjana den Kräutertee ein, toastet zwei Scheiben Brot, ein wenig Butter, ein wenig Marmelade, ganz dünn, der Rockbund kneift noch immer. Sie würgt ihr Frühstück schnell hinunter, streichelt noch einmal die Katze, ihren einzigen Sonnenstrahl in dieser Zeit. Haare

durchbürsten, Lippenstift, Steppweste überziehen - die ist wichtig, sie verdeckt den Rockbund, der zu eng sitzt - Handtasche, Autoschlüssel...

"Du meine Güte, ich habe ja noch die Hausschuhe an – vielleicht hat der Junior doch Recht mit meiner Schusseligkeit".

Außer Atem öffnet Tatjana das Garagentor und fährt rückwärts die Einfahrt zur Straße hinunter. Ein neuer Tag.

Tatjana liebt es, im morgendlichen Berufsverkehr langsam dahin zu rollen. Da lässt es sich schön vor sich hin träumen. Aber heute will es nicht so recht klappen. Ihr fällt ein, dass sie sich nicht von Fritz verabschiedet hat. Warum muss er auch jeden Morgen mit seinem Festhalten am Bettzipfel nerven? Kann schon sein, dass er im Augenblick auch Sorgen hat, aber er redet nie über seine Arbeit. Überhaupt, seit seinem Fünfzigsten scheint er noch verschlossener zu sein als er schon immer war. Sie wusste von Anfang an, dass sie einen trockenen Mathematiker heiratet. Sie nahm es damals in Kauf. Immerhin hatte er eine gute Position und Karriereaussichten. Ihre Eltern hatten ihr auch vor Augen gehalten, dass Fritz aus einem begüterten Hause stammte. In ihrer Ehe hat sie davon bisher allerdings nicht viel bemerkt. Emilia, ihre Schwiegermutter, verwaltet, seit dem Tod ihres Mannes vor einigen Jahren, das Vermögen alleine und lässt sich nicht in die Karten blicken. Noch immer schwebt der Vorwurf in der Luft, dass sie sich mit der Schwangerschaft in ihre ‚besseren Kreise' geschmuggelt hat. Emilia! Tatjana bremst heftig, fast wäre sie auf ihren Vordermann aufgefahren.

Ich muss mich zusammenreißen! Ich muss mich konzentrieren!

Doch ihre Gedanken gleiten wieder ab:

Wie es Oliver wohl geht? Zwei Tage schon hat er nicht angerufen. Ich muss versuchen ihn heute Abend über sein Handy zu erreichen. Ob er sich auch ordentlich kocht? Na ja, es gibt ja noch die Mensa. Aber so ein junger Mann braucht mehr als lieblos zerkochtes Mensaessen. Er hat seit einer Woche keine Wäsche mehr gebracht – ob nicht doch etwas passiert ist?

Tatjanas ziehendes Gefühl im Magen verstärkt sich, der Puls beginnt zu rasen. Es wird ihr warm, sehr warm. Sie öffnet das Seitenfenster, kleine Schweißperlen stehen auf der Oberlippe.

Ich muss unbedingt morgen Abend mit Maria über diese Zustände sprechen. Sie muss was tun für mich. So geht das nicht weiter. Was denken denn die Kolleginnen und vor allem der Juniorchef, wenn ich jeden Morgen verschwitzt zur Arbeit komme. Oh, schnell den Blinker setzen und auf die rechte Spur, da ist schon die Ausfahrt! Ja, ja hupe nur, kann Dir doch auch passieren! Aber vielleicht passieren doch nur mir diese Schusseligkeiten? Vielleicht bin ich ja wirklich eine Zumutung für meine Mitmenschen, wie der Juniorchef behauptet.

Tatjana stellt das Auto auf dem Firmenparkplatz ab, es piepst sie an. Gut, das Licht habe ich also auch vergessen auszuschalten. Ich bin unmöglich. Und, dass ich Fritz noch nicht mal Tschüs gesagt habe, ist wirklich nicht die feine Art. Jetzt sitzt er wohl in der S-Bahn und liest Zeitung oder hackt auf seinen Laptop ein. Aber er braucht sich nicht mit einem dämlichen Juniorchef herumzuschlagen, er ist ja selbst Chef und kann die anderen nerven. Er fragt mich abends auch nicht, wie mein Tag war, also ist es ganz okay, wenn ich mal muffig bin. So, und jetzt rein in den Laden und lächeln, lächeln, lächeln ...

Tatjana stellt ihre Handtasche in den Garderobenschrank und zieht noch einmal mit dem Stift die Lippenkonturen nach, da geht mit Schwung die Türe auf: die Assistentin! „ Ach Frau Welter, wie schön, dass Sie jetzt auch da sind. Es ist zehn Minuten nach acht! Herr Binder hat ein Meeting anberaumt, kommen Sie bitte herüber." Am meisten stört Tatjana die betonte Höflichkeit in der Stimme dieser Schlange. Sie spürt ihr Herz bis zum Hals klopfen, ihr Magen flattert. Seit Binder Junior die Geschäfte führt, werden jede Woche drei bis vier Meetings ohne Vorankündigung mit den Mitarbeitern anberaumt. Besprechung der Geschäftslage, neue Aufgabenverteilungen, Andeutungen, wie es mit der Firma in Zukunft weitergehen soll, scheinbar eine moderne, auf Mitarbeiter orientierte Geschäftsführung. Trotzdem ist der Büroalltag, so erlebt es Tatjana, vergiftet. Es wird getuschelt, dass der Junior Einsparungen plant. Es wird geflüstert, dass ein neues, junges Team eingestellt werden soll, belastungsfähiger, innovativer ... das Meeting rauscht an ihr vorbei. Sie weiß nicht was besprochen wurde. Sie hat bloß Angst.

Fritz sitzt in der S-Bahn. Er liest nicht. Sein Laptop bleibt geschlossen. Er starrt zum Fenster hinaus. Blühende Bäume, löwenzahngelbe Wiesen fliegen vorbei. Die Sonne strahlt, tiefblauer Himmel, weiße Wattewölkchen, bayrische Postkartenmotive. Fritz sieht nichts davon. Gestern hat er Zeitung gelesen, wie immer als erstes den Wirtschaftsteil. Da stand es in einem Interview mit dem Vorstandsvorsitzenden seiner Firma: Er wolle die Effizienz weiter steigern, das übliche „fix, close or sell" - Geschwafel der Unternehmensberater gab er zum Besten. Dumm nur, dass da durchaus etwas dran sein konnte. Am Ende fällt diesen Herrschaften immer nur ein Stellenabbau ein. Was könnte das für seine Abteilung bedeuten? Warum spricht weder jemand aus dem Vorstand, noch aus der Personalabteilung mit ihm über solche Pläne? Die Zahlen waren doch nicht schlecht?

Fritz ordnet seine Gedanken. Er kann das gut während der morgendlichen Fahrten mit der S-Bahn. Er hat es über die Jahre geübt, musste es üben. Aber jetzt gleiten seine Gedanken ab. Alter Groll steigt hoch. Tatjana fährt mit großer Selbstverständlichkeit das Familienauto. Sie haben nur das eine. Früher war die Sache klar: da waren die Kinder klein, Tatjana arbeitete nur halbtags und chauffierte nachmittags die Kinder zum Sport, in die Musikstunden, zu Freunden und Kindergeburtstagen. Auf dem Land gibt es keine U-Bahn und nur spärliche Busverbindungen. Da hilft nur das Mama-Taxi. Aber jetzt sind die Kinder aus dem Haus, studieren in Berlin und München und dennoch ist es dabei geblieben, dass Tatjana das Auto für ihren Weg zur Arbeit nimmt. Sie ist bequem geworden, die liebe Tatjana, und dabei wird sie immer dicker! Er wird es ihr sagen, gleich heute Abend. Nicht das mit dem dicker werden, aber dass er ab jetzt mit dem Auto fahren wird und sie die S-Bahn nehmen soll. Zwar muss sie dann noch zwanzig Minuten bis zur Firma laufen, aber das ist ein gutes Fitnesstraining! Auf jeden Fall wird kein Zweitwagen angeschafft. Das Haus ist schuldenfrei und sie verdienen beide zusammen gut, aber das Studium der Kinder verschlingt eine Menge Geld. Vor allem Mareike in Berlin braucht viel. Fritz lächelt ein wenig, als er an seine Große denkt. Sie ist ihm so ähnlich: ehrgeizig hat sie das Medizinstudium in glatten zehn Semestern durchgezogen, exzellente Noten geschrieben. Nach den Praktika will sie den

HNO-Facharzt machen. Sie hat auch schon einen Doktorvater in Aussicht. Die neueste Forschung zu Tinnitus und dessen effiziente Behandlung wird ihr Thema sein. Er wird alles daran setzen, ihr auch den zweiten Teil der Ausbildung so angenehm wie möglich zu gestalten. Die Intelligenz, die Durchsetzungskraft und, dass sie weiß, was sie will, das hat sie von seiner Familie, eindeutig! Heute Abend wird er mit ihr telefonieren und sie um Rat wegen seiner Ohrgeräusche fragen.

„Nächster Halt, Puchheim"

Fritz schreckt aus seinen Gedanken: die Ansage elektrisiert ihn! Ob sie wieder in sein Abteil einsteigt? Er reckt ein wenig den Kopf. Ja, da ist sie. Was für ein erfreulicher Anblick! Die brünetten Haare fallen in dichten Locken auf die Schultern, große blaugraue Augen, weich geschwungene Lippen, eine perfekte weibliche Figur, kein Hungerhaken, keine Pölsterchen, die unter langen Westen versteckt werden. Der Rock, knie kurz, wohlgeformte Beine ziehen seinen Blick an. Als er wieder hochsieht, blickt er in ihre Augen, die ihn ungeniert und spöttisch mustern.

„ Hallo Herr Welter, genießen Sie auch diesen bezaubernden Morgen?"

„Guten Morgen, Frau Schinkel,"

Fritz hört seine Stimme, etwas heiser ist sie, und er spürt, wie ihm Röte am Hals empor kriecht. Ein kleines Luder, denkt er, aber er kann nicht wegschauen.

„Haben Sie schon gehört? Brendel soll im nächsten Februar nach München kommen. Ab heute startet der Kartenvorverkauf, haben Sie Interesse?"

„Brendel? Ach so, ja, Brendel … natürlich bin ich interessiert. Holen Sie sich eine Karte? Ähm, ja, bitte"

Seine Gedanken überschlagen sich. Wie oft schon hat er überlegt, Frau Schinkel zum Essen, in die Oper oder ins Konzert einzuladen. Jetzt ist die Gelegenheit! Sie ist gebildet, kultiviert, gut über klassische Musik informiert und hat wirklich hübsche Beine. Bisher hat er gezögert, diesen Gedanken in die Tat umzusetzen. Was hätte er Tatjana erzählen sollen? Aber warum musste er Tatjana überhaupt etwas erzählen, ist er ihr etwa Rechenschaft schuldig? Sie schläft immer schon, wenn er ausgepowert von all seinen Verpflichtungen

endlich ins Bett gehen kann. Interessiert es sie überhaupt was er macht? Hat es sie jemals interessiert? Er taucht aus seinen Gedanken auf und sieht immer noch in diese großen Augen.

„ Darf ich Sie zu dem Konzert einladen, Frau Schinkel? Sie würden mir eine große Freude machen."

Du meine Güte, wie gestelzt sich das anhört, schießt es Fritz durch den Kopf. Ich war schon immer ein hölzerner Typ. Sie wird bestimmt ablehnen.

„ Ist das ihr Ernst? Sie wollen mich wirklich einladen in ein Konzert von Alfred Brendel? Da kann ich nicht nein sagen."

Frau Schinkels Augen leuchten.

„Was dürfen die Karten denn kosten? Die Preise liegen zwischen 15 und 80 Euro pro Platz." Er hört sich sagen: „Nehmen Sie die besten Plätze, die sie bekommen können."

Schließlich kann ich mir das leisten, wenn ich will. Lange genug habe ich bescheiden gelebt, diese Gedanken jagen ihm durch den Kopf. Was weiß ich denn, was nächstes Jahr ist. Jetzt kann ich mir noch die teuersten Karten kaufen. Das Blut rauscht in seinen Ohren. „Reservieren sie die Karten, ich bringe Ihnen das Geld morgen in bar mit."

Frau Schinkel lacht, ein tiefes, warmes Lachen. Dabei reißt sie ganz ungeniert den Mund auf. Sie lacht und lacht. Fritz wird nervös.

„Was ist denn so lustig?", fragt er irritiert.

„Nun, wenn Sie so viel Vertrauen in die Zukunft haben und mit mir in ein Konzert gehen wollen, das in zehn Monaten stattfindet, dann habe ich auch so viel Vertrauen, das Geld mit meiner Kreditkarte zu bezahlen und morgen in bar von Ihnen zu kassieren."

Frau Schinkel wischt sich ungeniert die Lachtränen von den Wangen. Sie wirkt so jung, wie ein unbekümmertes Mädchen. Wie Tatjana vor vielen Jahren auch mal war, schießt es Fritz durch den Kopf.

Bei der nächsten Haltestelle müssen sie aussteigen. Beschwingt eilt er neben ihr die Rolltreppe hoch. Warmes Sonnenlicht empfängt sie oben. Wie herrlich S-Bahn-Fahren sein kann, was für ein strahlender Tag! Und seit Wochen zum ersten Mal kein Ohrenpfeifen mehr! Frau Schinkel eilt die Treppen

zum Haupteingang der Firma hoch, dreht sich noch einmal um und winkt ihm zu. Vergnügt pfeifend schlendert er zum Nebengebäude I, in dem seine Abteilung untergebracht ist. Der Tag beginnt gut.

Nichts bleibt wie es ist

Langsam lässt Tatjana das Auto in die Garage rollen, sie ist so müde, so leer. Was für ein überflüssiger Tag, bloß Ärger und Frust. Sabine dieses Miststück von Assistentin, macht ihr das Leben im Büro zur Hölle.

Sicher hetzt sie auch die anderen Kolleginnen gegen mich auf. Die schauen mich in letzter Zeit so mitleidig an und vermeiden es, mit mir zusammen gesehen zu werden. Heute Mittag in der Kantine, setzte sich nur Frau Miranda zu mir an den Tisch. Wir sprachen kaum miteinander, nur so belangloses Zeug wie Wetter und Kleidung. Die anderen hatten ihre Tische schon belegt und leider, leider kein Platz für mich! Frau Miranda arbeitet im Empfang und geht nächstes Jahr in Rente. Die hat es gut. Da ist alles so schön klar, für sie selbst und für die Firma. Noch zwölf Monate, dann trennen wir uns. Aber ich, ich habe noch zwölf Jahre vor mir, wenn ich bis 65 durchhalten kann.

Tatjana schaudert. Was für ein schrecklicher Gedanke. Noch zwölf Jahre ungeliebte Arbeit erledigen, noch zwölf Jahre aushalten, dass ich von Jüngeren überholt werde, zwölf Jahre immer weiter in der Hackordnung nach unten sinken.

„Das halte ich nicht aus, das halte ich nicht aus – das will ich nicht aushalten!" bricht es aus Tatjana heraus. Schluchzend öffnet sie die Haustüre. Gott sei Dank habe ich morgen einen Termin bei Maria. So geht das nicht weiter. Mit ihr kann ich wenigstens über alles sprechen. Sie hört mir zu und meistens findet sie eine Lösung.

Erst jetzt spürt Tatjana Minka um ihre Beine streichen. Sie hebt den schnurrenden Wollknäuel hoch, einen sehr umfangreichen Wollknäuel, und drückt ihr Gesicht in Minkas weiches Fell. Wie gut Katzen riechen. Wie wunderbar, dass wenigstens Minka da ist, wenn sie abends von der Arbeit nachhause kommt. Tatjana geht zusammen mit Minka ins Wohnzimmer, legt die Handtasche aufs Sofa, sieht den Anrufbeantworter blinken. Oh, das ist sicher

Oliver, mal hören, warum er seit zwei Tagen nicht angerufen hat. Aber es ist Fritz.

„Ich habe hier noch ein paar dringende Sachen auf den Tisch bekommen, das wird heute später... warte mit dem Essen nicht auf mich. Tschüs und schlaf gut!"

„Bleib' doch wo der Pfeffer wächst", denkt Tatjana, „du passt zum ganzen Tag."

Minka miaut und schnurrt im Wechsel, mal sehen, ob Frauchen nicht doch noch eine Dose aufmacht.

„Komm mit, Alte, heute verwöhnen wir uns, wenn schon die ganze Welt gegen uns ist."

Tatjana füttert als erstes die Katze. Dann richtet sie sich einen Teller mit allem, was sie sich sonst verboten hat. Käsewürfel, Oliven, Artischocken in Öl, Fladenbrot, ein Glas Rotwein zum Entspannen. Ein Stückchen Schokolade hinterher, ein paar Chips, ein paar Nüsse. Mit dem zweiten Glas Rotwein verschwindet die angebrochene Tüte Chips, beim dritten Glas die restlichen Nüsse und die aufgerissene Tafel Schokolade. Mit wackligen Beinen und mürrischer Miene stolpert Tatjana die Treppe hinauf ins Bett. Zähneputzen muss wohl sein – aber die Dusche verschiebt sie auf morgen früh. Ihr ist schlecht, sie wälzt sich hin und her, hört Fritz nachhause kommen. Grußlos rollt er sich in seine Decke. Er hätte wenigstens fragen können, ob ich noch wach bin, sind die letzten Gedanken, bevor sie in einen unruhigen, flachen Schlaf fällt.

Mitten in der Nacht wacht Tatjana auf, ihr fällt ein, dass sie gestern Abend Oliver nicht angerufen hat. Ihr Herz jagt, wenn er verunglückt ist? Na, dann hätte uns die Polizei bestimmt schon lange benachrichtigt. Sie versucht sich zu beruhigen. Aber wenn er jetzt gerade erst verunglückt ist? Tatjana steht auf, an Schlaf ist im Augenblick nicht zu denken. Sie hat Durst, einen richtigen Brand. Gierig trinkt sie in der Küche zwei Glas Wasser. Drei Uhr, in drei Stunden geht der Wecker ... oh nein!

Sie wühlt mit zittrigen Fingern in ihrer Handtasche, greift nach dem Handy und schickt Oliver eine SMS: „Bitte melde dich, ich habe Angst!"

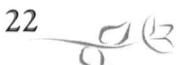

Als Tatjana Marias Praxis erreicht, geht gerade die Türe auf. Die Heilpraktikerin verabschiedet einen kleinen Patienten und seine Mutter. Sie sieht Tatjana und erschrickt, versucht aber, sich nichts anmerken zu lassen. Was für eine Ruine steht da vor ihr! Was ist mit der hübschen, lebenslustigen Tatjana passiert, Tatjana die Mama, Tatjana die Chefsekretärin, Tatjana, die immer für einen Plausch oder einen Latte macchiato zu haben war? Verquollene Augen, tiefe Schatten darunter, ein aufgedunsenes Gesicht, verheult.

Sanft schiebt Maria Tatjana ins Sprechzimmer und schließt die Türe.

„Was ist passiert, Tatjana? Erzähl mal!"

Geduldig wartet Maria den Tränenstrom ab. Langsam bekommt sie ein Bild, ein Gefühl für Tatjanas augenblickliche Situation: Wechseljahrbeschwerden, Frustessen, Sorgen um Oliver, angespanntes Schweigen mit Fritz und am Arbeitsplatz die Hölle.

„Weißt du Tatjana, bevor wir jetzt versuchen alles vom Kopf her zu sortieren und zu ordnen, behandle ich deinen armen Körper. Ich werde Dir eine Akkupunkturbehandlung wegen der Hitzewallungen geben, dann massiere ich Dir die Füße und anschließend bekommst du ein Fußbad zum Entspannen. Danach wirst du dich ganz anders fühlen und wir werden gemeinsam einen Schlachtplan entwerfen, wie du aus diesem Schlamassel herauskommst."

„Gute Idee, ich habe nämlich keine Lust mehr zu reden", murmelt Tatjana und macht es sich auf der Liege bequem. Maria stellt leise Musik an: Mozart, Klavierkonzert. Sie weiß wie sehr Tatjana das mag. Nach der Akkupunkturbehandlung nimmt sie einen Fuß in ihre Hände. Er ist kalt und verkrampft. Es dauert lange, bis die Anspannung weicht, Wärme sich bis in die Zehenspitzen ausbreiten kann und Tatjana letztendlich in einen tiefen, schlafähnlichen Entspannungszustand fällt. Nach der Massage hat sich ihr Gesicht völlig verändert. Es ist weicher geworden, offener. Jetzt genießt Tatjana das Fußbad mit Cistrosenöl und Lavendel, trinkt Tee und schweigt. Maria schaut sie an, und nach einer Weile sagt sie:

„Tatjana, ich habe eine Idee. Ich habe das Gefühl, dass in deinem Leben viel Veränderung ansteht. Es fällt Dir offensichtlich nicht leicht, diese Verän-

derungen anzunehmen. Im Klartext: Weder in deiner Familie, noch an deinem Arbeitsplatz, noch in deinem Körper scheint im Augenblick ein Stein auf dem anderen zu bleiben. Du erlebst viel Stress und Aufregung. Ich glaube, du solltest Dir erst mal etwas Abstand von deiner augenblicklichen Situation schaffen. Es ist wichtig, dass du aus deinem Alltag für ein paar Tage aussteigst, damit du ihn besser von außen betrachten kannst."

„Was meinst du damit? Du hast leicht reden: die Sache von außen zu betrachten! Du sitzt nicht mitten drinnen, Dir fliegen die blöden Bemerkungen, ob von Fritz oder in der Arbeit, nicht jeden Tag um die Ohren." Tatjanas Stimme wird mit jedem Wort lauter.

„Mein Vorschlag ist ein kurzer Urlaub, eine Woche - besser noch zehn Tage. Ich meine keinen teuren Urlaub, auch keine Wellnesswoche oder Flugreise. Lass uns beide gemeinsam in die Berge auf eine Hütte zum Wandern gehen. Draußen in der Natur kommen mir selbst meist die besten Ideen, und bei Dir wird es nicht anders sein. Du brauchst im Augenblick keine Entscheidung zu treffen. Sage weder ja noch nein. Gehe nach Hause, schlafe darüber und rufe mich morgen an. Und bitte, trinke die nächsten Tage keinen Alkohol, bis sich die Wogen in deinem Leben wieder geglättet haben."

Maria schreibt Tatjana noch ein Mittel für die Nacht auf. Es wird die Gedankenflut beruhigen und die Nerven stabilisieren. Wenn Tatjana ruhiger wird, werden auch die Hitzewallungen nicht mehr so heftig sein. Trotzdem schreibt Maria ihr auch dafür etwas auf und empfiehlt ihr untertags wenigstens eine große Tasse Salbeitee zu trinken.

Tatjana kommt nachhause. Fritz ist nicht da, die Überstunden häufen sich immer mehr. Oliver hat auf den Anrufbeantworter gesprochen:

„Warum machst du Dir Sorgen, Mutter, wir haben doch erst letzte Woche telefoniert. Heute Abend bin ich ab 22:00 Uhr wahrscheinlich zuhause. Versuch es einfach. Die Wäsche bringe ich übermorgen vorbei."

Tatjana ist erleichtert und ärgerlich zugleich. Niemand scheint sie hier ernst zu nehmen, auch Oliver nicht. Aber für die Wäsche ist sie noch gut genug! Sie geht in die Küche und setzt Teewasser auf. Heute Abend will sie das

Abendessen ganz ausfallen lassen. Auch Minka bekommt nur frisches Wasser hingestellt.

„ Komm, Alte, wir müssen beide fasten, du machst mit."

Minka maunzt empört. Tatjana geht ins Wohnzimmer, stellt Musik an und macht es sich mit dem empfohlenen Salbeitee auf der Couch bequem. Minka springt zu ihr herauf, trippelt hin und her, rollt sich dann endgültig zu ihren Füßen ein und schnurrt sich in einen leichten Katzenschlaf.

Die Haustüre schlägt heftig auf. Fritz tappt schwer herein. Er pfeift ein altes Gospel:

„We shall overcome..."

Tatjana sitzt mit steifem Rücken aufrecht auf der Couch und lauscht.

„Der ist doch besoffen!", murmelt sie ungläubig. Die Wohnzimmertüre quietscht in den Angeln – noch immer nicht geölt – Fritz steht in der Tür, grinst, wie nur Betrunkene grinsen können:

„Guten Abend, schöne Frau, was für eine Ehre, dass du noch wach bist."

Die Bierfahne weht bis zu ihr herüber.

„Ich glaube, es ist eine gute Idee, wenn du Dir ein Bett suchst, Blaumann!"

Fritz hält sich betont gerade und haucht ihr die Erinnerung an mindestens fünf Bier auf die Wange.

„Sei doch nicht so kratzbürstig. Ich bin schon groß, ich weiß, wann ich ins Bett gehen muss und ich weiß auch mit wem, hahaha."

Sein gekünsteltes Lachen kreischt ihr in den Ohren.

„Soll ich Dir Tee machen?"

Tatjana ist aufgesprungen, versucht möglichst schnell Abstand zwischen sich und Fritz zu bringen, eilt zur Küche. Die Katze hat sich unsichtbar gemacht.

„Sei keine Spielverderberin. Lass uns noch einen Prosecco köpfen. Wir haben heute so eine schöne Feier in der Abteilung gehabt. Eine Gedenkfeier! Wir haben gute Aussichten, wegrationalisiert zu werden, toll was? In der Zeitung habe ich darüber schon vor zwei Tagen gelesen, aber jetzt munkeln sie auch in der Firma. Ist doch heutzutage ganz normal, oder?"

„Wie, was sagst du da? Wegrationalisiert? Du meinst deine Abteilung verschwindet? Und was ist dann mit Dir? Haben sie für dich einen anderen Job?"

Tatjana wird schwindlig, das Blut rauscht ihr in den Ohren. Soll das denn möglich sein, dass Fritz seinen Job verliert und sie vielleicht auch? Mit zitternden Händen lässt sie Wasser in den Topf fließen. Fritz ist ihr gefolgt, steht hinter ihr:

„Mach mir lieber einen Kaffee, schlafen kann ich so und so nicht. Von deiner Teeplörre wird mir schlecht, wenn ich bloß dran denke."

Tatjana schaltet die Kaffeemaschine ein. Ihr Kopf fühlt sich wie Watte an, kein Gedanke ist möglich. Sie spürt nichts, sie funktioniert nur. Wie ein Kaffeeautomat.

„Bah, du ekelst mich an mit deinem Bierdunst."

Tatjana eilt aus der Küche, die Treppe hoch, packt im Schlafzimmer ihr Bettzeug und verschwindet in Olivers altem Kinderzimmer. Mit fahrigen Fingern zieht sie das Laken glatt, ihre Zähne klappern, weinen kann sie nicht. Minka kratzt an der Türe, sie öffnet einen Spalt, schließt hinter ihr ab. Tatjana ist kalt, mit angezogenen Beinen sitzt sie auf dem Bett, versucht klar zu denken. Automatisch streichelt sie das weiche Fell neben sich. Lange sitzt sie so, hört Fritz die Treppe herauf stolpern, im gemeinsamen Schlafzimmer verschwinden. Jetzt ist es ganz still im Haus, sie spürt noch immer ihr Herz im Hals klopfen.

Und Maria meint, es sei gut wegzufahren.

Die hat leicht reden, keine Kinder, scheinbar den idealen Ehemann, erfolgreich im Traumberuf und das seit Jahren. Von einer so hohen Warte aus lassen sich leicht kluge Reden schwingen. Wie soll das denn gehen bei mir? Ich muss am Ball bleiben, darf mich von dieser jungen Zicke im Büro nicht wegbeißen lassen. Dem Junior werde ich es zeigen. Schließlich hat sein Vater noch nicht abgedankt. Ich weiß, wie sehr der Alte an seiner Arbeit hängt. Der wird alles tun um wieder zu kommen. Und dann wird ein anderer Wind wehen. Der gute alte Binder und ich, wir waren viele Jahre ein wirklich gutes Team. Papa Binder wird mich nicht hängen lassen, da bin ich mir sicher. Der

wird seinem Sohn schon die Leviten lesen, wenn er wieder zurück ist. So ein grüner Bengel glaubt den großen Macher heraushängen zu müssen. Meine Zeit kommt schon wieder, und dann ist alles gut...

Tatjana redet sich in einen unruhigen Schlaf. Geschminkt, in allen Kleidern, die Decke über den Kopf gezogen, träumt sie unruhig einem neuen Tag entgegen.

Szenen einer Ehe

Fritz wacht auf. Vorsichtig dreht er sich auf den Rücken, starrt an die Decke. Sein Kopf hämmert. Hat der Wecker schon geläutet? Ungläubig starrt er auf den Wecker - neun Uhr! Er hat nichts gehört, Tatjana hat ihn nicht geweckt, was tun? Krank melden! Das scheint nicht übertrieben, so wie er sich im Augenblick fühlt. Er setzt sich auf, stellt die Füße auf den Boden, das Zimmer dreht sich, ihm ist speiübel. Er tappt ins Bad und spritzt sich kaltes Wasser ins Gesicht. Als nächstes ruft er das Büro an und meldet sich bei seiner Sekretärin krank. Ordnung muss sein, auch bei Katzenjammer! Mein Gott und hier jammert tatsächlich eine Katze! Ist dieses Vieh denn nicht gefüttert worden?

„Hau ab und nerv mich nicht!"

Minka schweigt, dann streicht sie schnurrend um Fritzens Beine. So schnell gibt sie nicht auf. Es ist schließlich eine großartige Gelegenheit, so spät am Vormittag noch jemanden im Haus zu finden, der eine zweite Dose öffnen kann. Nach sorgfältiger Morgentoilette und drei Tassen schwarzem Kaffee ruft Fritz seine Mutter an und lädt sich zu einem gemeinsamen Mittagessen ein, zum Italiener, bei ihr um die Ecke. Es ist eines der besseren Restaurants, sonst würde seine Mutter nicht hingehen. Fritz freut sich auf das gepflegte Speiseritual. Er will mit ihr über seine beruflichen Sorgen sprechen. Seine Mutter ist eine so intelligente und weltgewandte Frau. Sie hat viele geschäftliche Hochs und Tiefs mit seinem Vater durchlebt. Mit ihrer Disziplin und Ausdauer hatte sie einen erheblichen Anteil an seinem Erfolg. Sie ist die ideale Frau, um ihm jetzt beizustehen.

Fritz eilt die Treppen zur Wohnung seiner Mutter im zweiten Stock hinauf. Keuchend und ein wenig schwindlig bleibt er auf dem oberen Treppenabsatz stehen, keine Kondition heute, wartet bis sich sein Atem beruhigt, dann läutet er. Emilia öffnet schnell. Stand sie denn schon hinter der Türe? Hat sie ihn durch den Türgucker beobachtet? Hat sie ihn keuchen gehört? Fritz spürt Unsicherheit in der Magengrube. Steif umarmt er seine Mutter, drückt ihr den

gewohnten Kuss auf die Stirn, ein Ritual aus der Zeit, als er stolz feststellte, jetzt länger als sie zu sein. Ob er jemals größer als sie werden kann? Unwillig schiebt er diesen Gedanken zur Seite.

„ Sollen wir gleich zum Essen gehen, oder hast du noch etwas zu erledigen?"

„Von mir aus können wir gerne gleich losgehen, ich habe meine Handtasche schon gepackt." Sie legt sich einen wollweißen Pashmina um die Schultern, ein eleganter Kontrast zum braunen Leinenkostüm und der rosafarbenen Seidenbluse. Fritz ist irritiert. Seit einigen Monaten beobachtet er, dass seine Mutter weder ihn, noch jemanden aus der Familie ohne weiteres in ihre Wohnung lässt. Wie sie es mit ihrem großen Freundeskreis handhabt, weiß er nicht. Ob das ein Zeichen des Alters ist?

Sie gehen gemeinsam die Treppen hinunter. Emilia benutzt den Aufzug nur, wenn sie den Einkauf in ihre Wohnung trägt, den kleinen Einkauf. Grundlebensmittel und Getränke in größeren Mengen lässt sie sich anliefern. Fritz ist stolz auf seine Mutter. Mit ihrer geschickt geschminkten, rosigen Gesichtsfarbe, den immer korrekt frisierten Haaren, der schlanken Figur und den wohlgeformten, von keinen Krampfadern durchzogenen Beinen wirkt sie wie Mitte sechzig. Ihre Hände verbirgt sie meist in Handschuhen. Heute trägt sie weiße Handschuhe mit abgeschnittenen Fingerspitzen, ein kleiner Trick, um die Altersflecken auf dem Handrücken zu verbergen. Sehr gekonnt, findet Fritz das.

Fritz hält die Türe auf, betritt nach ihr den hellen Vorraum des Speisetempels. Der Oberkellner eilt ihnen entgegen, begrüßt sie mit Namen und begleitet sie in den großen Speisesaal. Blumenarrangements, bodenlange Tafeltücher und aufwendig eingedeckte Tische stehen in luxuriösen Abständen auf der Fläche verteilt. Für sie ist ein Tisch an der großen Fensterfront zum Garten reserviert. Ein Kellner rückt die Stühle zurecht, ein zweiter bringt großformatige Speisekarten, überreicht Fritz feierlich die in Leder gebundene Weinliste. Seine Mutter ist hier Stammgast und genießt sichtbar die besondere Aufmerksamkeit des Personals.

Emilia bestellt einen alkoholfreien Aperitif und eine große Flasche Mineralwasser. Seltsam, keinen Prosecco wie sonst üblich?

„Wasser ist für dich heute genau das Richtige, nicht wahr mein Lieber? Hast wohl eine anstrengende Nacht hinter Dir?"

Fritz nickt stumm. Etwas vor seiner Mutter verbergen zu wollen ist für ihn unmöglich. Sie bemerkt alles, zumindest alles, was sie bemerken will.

„Feier mit Kollegen, ich habe mich heute krank gemeldet, daher auch der Mittagsbesuch unter der Woche."

Fritz redet sich warm. Heute will er ihr sein Herz ausschütten, will ihr von seinen Sorgen und Ängsten berichten, will endlich wieder ein kleiner Junge sein dürfen, der zu seiner Mama läuft und alles, alles erzählt, was die böse Welt so mit ihm macht.

Etwas irritiert zieht Emilia eine Augenbraue hoch. Sie schätzt es nicht, den seelischen Mülleimer zu geben, für niemanden, auch für ihren Sohn nicht. Sie hat vor, das gemeinsame Mittagessen zu bezahlen. Aus ihrer Sicht hat sie damit auch das Recht erworben, dass Fritz ihr zuhört und nicht umgekehrt. Wofür hat sie denn diesen einzigen Sohn?

„Es trifft sich gut, dass du heute Zeit hast, wenn es auch durch eine Ungeschicklichkeit deinerseits zustande kommt. Ich hoffe, du hast nicht schon öfter krank gemacht wegen einer körperlichen Unpässlichkeit. So wurdest du nicht erzogen!"

Emilia weiß geschickt Fritz - und nicht nur ihn - dahin zu bringen, dass er schweigt und ihr zuhört. Fritz schluckt Worte, Gedanken und Gefühle hinunter. Er ist wieder ganz der Sohn aus gutem Hause, der mit seiner alten Mutter beim Mittagstisch sitzt und ihr zuhört. Seit dem Tod seines Vaters vor acht Jahren ein Recht, das sich seine Mutter ohne zu zögern nimmt. Früher hörte ihr Mann zu, jetzt ihr Sohn.

Als sich der Ober nähert, widmen sie sich der Speisekarte. Aus unterschiedlichen Gründen suchen beide nach leichtverdaulicher Kost. Emilia bestellt Crostini, Arzt hin, Arzt her, die lässt sie sich nicht vergällen. Als erste Hauptspeise Spaghetti Vongole, danach gedünstete Seezunge in Oliven-Zitronensauce. Und ein Glas trockenen Weißwein, da kann der Arzt auch

nichts dagegen haben, bei so viel leckerem Meeresgetier! Fritz bestellt nur ein Risotto Milanese, ohne geriebenen Käse, und bleibt bei Wasser. Sein innerer Arzt ist unerbittlicher als der freundliche alte Herr, den seine Mutter monatlich besucht.

Nach den Crostini beginnt Emilia, mit immer empörterer Stimme und lauter als es Fritz lieb ist, über die letzten Laborwerte zu wettern. Alle halbe Jahre lässt sie ihr Blut untersuchen. „Stell Dir vor und dieses Mal soll ich erhöhtes Cholesterin haben. Etwas erhöht ist es ja schon lange, aber dieses Mal – über 300 mg! Die Leberwerte sind auch deutlich erhöht. Trinken Sie? hat er mich gefragt. Ich finde das empörend. Kaum ist man 80 Jahre alt, schon wird man als pflegebedürftige Schnapsjule hingestellt." Emilias Stimme ist immer lauter geworden, die vereinzelten Mittaggäste schauen zu ihrem Tisch herüber und Fritz versucht, peinlich berührt, seine Mutter zu leiseren Tönen zu bewegen. „Ist ja gut, Mutter, ich höre dich, aber deine Blutwerte interessieren doch nicht alle Leute hier im Lokal." Irritiert hält Emilia inne: „Hörst du mir wirklich zu? Ich verstehe nicht, warum ich auf einmal so schlechtes Blut haben soll. Ich ernähre mich meistens Bio, esse nur vom Besten, lasse das Abendessen meist ganz ausfallen" - „ist ja gut, Mutter", Fritz streichelt ihren Unterarm. „Wenn es Dir Recht ist, versuche ich Mareike zu erreichen und erzähle ihr von deinen Werten. Vielleicht kann sie über die Professoren an ihrer Uni eine gute Arztadresse hier im Münchner Raum ausfindig machen. Du wirst sehen, alles wird wieder gut. Wenn du dich so aufregst, schadest du nur deinem Blutdruck." Fritz versucht sie vom Thema Laborwerte abzulenken. Emilia ist unzufrieden. Es hat ihr Spaß gemacht, sich so richtig über Arzt und Blutwerte auszulassen. Jetzt hat Fritz ihr den Wind aus den Segeln genommen, wie so oft schon. Das hat er von seinem Vater geerbt, so vernünftig so logisch und völlig emotionslos zu sein. „Du brauchst Mareike nicht extra zu bemühen, ich komme mit meinem Arzt ganz gut zurecht." Indigniert stochert sie in den Resten ihrer Spaghetti herum, ohne überhaupt den Geschmack wahrzunehmen.

Gerade bringt der Kellner den zweiten Gang. Ihre Seezunge duftet köstlich, aber Emilia ist bei ihrem Thema. Fritz gabelt lustlos in seinem Risotto herum.

„Der Blutdruck ist ganz okay, manchmal über einhundertfünfzig, dann nehme ich eine zweite Blutdrucktablette, das habe ich schon im Griff. Aber weißt du, das mit der Leber und der Unterstellung, dass ich trinke, das finde ich einfach empörend! Seit über zwanzig Jahren kennt er mich schon. Und jetzt behauptet er, dass ich trinke." Mit dem letzten Bissen Seezunge kippt Emilia das restliche Glas Weißwein hinunter. Fritz ist unangenehm berührt. Das war ein geübter Griff und ein gekonnt großer Schluck. Sollte seine Mutter... Er schiebt den Gedanken zur Seite, zu all den anderen Gedanken, die ihn bedrücken und bewegen und die er so gerne mit ihr besprochen hätte. Es wird ihm klar, dass Emilia heute nicht in Laune ist, sich seine Sorgen anzuhören. Ob sie das schon jemals war?

Er schaut auf die Uhr und gibt vor, zuhause noch etwas für morgen, für das Büro, erledigen zu wollen. Sie trinken beide einen Espresso. Darauf hat seine Mutter noch nie verzichtet, egal wie ihre Blutdruckwerte waren. Worauf hat seine Mutter jemals verzichtet? Er schiebt auch diesen Gedanken zur Seite, winkt dem Ober, die Rechnung zu bringen. Seine Mutter bezahlt wie immer mit ihrer goldenen Kreditkarte. Er bringt sie nach Hause, bis nach oben vor die Wohnungstür. Beide deuten sie das obligatorische Küsschen auf die Wange an, dann dreht Fritz sich um und geht mit gebeugten Schultern die Treppen hinab.

Tatjana will heute etwas früher gehen. Sie klopft an die Tür des Chefbüros. Es dauert lange, dann öffnet sich die Tür und Sabine Malik, die Assistentin, stöckelt auf hohen Haken heraus, nicht ganz so korrekt gekleidet wie gewohnt, der Lippenstift nicht so präzise aufgetragen wie sonst immer. Tatjana schaut ihr verdutzt nach. Unschlüssig steht sie vor der halb geöffneten Bürotür, klopft noch einmal leicht an.

„Was ist denn los, kommen Sie schon rein", hört sie Binder junior rufen. Sie tritt ein, erfasst mit einem Blick den ganzen Raum. Alles wie sonst auch. Vielleicht habe ich schon Wahnvorstellungen mit der Malik, denkt Tatjana,

und geht zum Schreibtisch. Wie oft war sie schon in diesem Raum. Sein Vater hat diktiert, sie hat stenographiert und dann in die Maschine getippt. Dann stand sie wieder hier und hat die Unterschriftenmappe vorgelegt. Wie anders heute alles ist, um wie vieles technischer, unpersönlicher, aber auch einfacher und zeitsparender. Sie versucht mit der Entwicklung Schritt zu halten, aber es fällt ihr nicht leicht.

„Ich würde heute gerne zwei Stunden früher gehen, Überstunden abbauen, ist das für sie okay?" „Es wird mir nicht weiter auffallen, wenn Sie nicht da sind", erwidert Binder junior kalt. Tatjana spürt wie Tränen aufsteigen, schnell verlässt sie das Büro.

Sie räumt ihren Schreibtisch auf, kontrolliert noch einmal die Mails. Es sind keine neuen hinzugekommen, alle wichtigen beantwortet. Sie schließt ihren Schreibtisch ab, eine neue Angewohnheit, seit sie den Raum mit Sabine Malik teilt. Diese sitzt vertieft vor ihrem Applecomputer. Als einzige in der Firma hat sie einen Apple beim Juniorchef durchgesetzt. Als seine Assistentin arbeite sie hauptsächlich kreativ, war ihre Argumentation. Sie ist wirklich ungeheuer kreativ, aber dass sie dafür einen Apple braucht, auf die Idee wäre ich nicht gekommen, denkt Tatjana, zieht ihre Jacke an und geht grußlos.

Heute Morgen auf dem Weg zur Arbeit kam ihr der Gedanke, Binder senior im Krankenhaus zu besuchen. Eine Schande, dass sie nicht schon längst auf diese Idee gekommen ist. Sie will ihn sehen, mit ihm sprechen, sie will hören, wann er plant wiederzukommen.

Unterwegs hält sie an einem Blumengeschäft. Sie ist unschlüssig. Rote Rosen ganz sicher nicht. Soll sie die prachtvollen rosa Rosen dort nehmen – nein, die passen nicht für einen älteren Herrn. Welche Blumen passen zu Papa Binder? Efeu oder ein Gummibaum schießt es Tatjana durch den Kopf, aber das wäre etwas zu wenig Farbe für ein Krankenhauszimmer. Sie entschließt sich für einen fertig gebundenen Strauß, kunterbunt mit den verschiedensten Blumen. Er sieht ein wenig wie die Wiesenblumensträuße aus, die sie als Kind pflückte und dann ihren Eltern schenkte. Sie fährt quer durch die Stadt ins Herzzentrum. Der Pförtner nennt ihr die Zimmernummer. Sie muss zweimal fragen, bis sie vor der richtigen Türe steht. Ihr Herz klopft ein wenig. Sie hat

ihren alten Chef seit acht Wochen nicht mehr gesehen. Der typische Kranken-
hausgeruch bereitet ihr Kopfschmerzen. Sie klopft zaghaft. Keine Antwort. Sie
klopft lauter. „Gehen Sie einfach rein" ruft ihr eine junge Schwester vom Gang
her zu. „Die schalldichten Türen lassen innen kein Klopfen hören." „Danke",
murmelt Tatjana und öffnet die Tür. Sie erschrickt heftig. Es ist ein Einzel-
zimmer. Habe ich mich in der Nummer getäuscht? Sie will noch einmal kurz
hinausgehen und nachschauen, da flüstert der kleine alte Mann mit heiserer
Stimme: „Ja was für eine schöne Überraschung, die Frau Welter kommt mich
besuchen, wie mich das freut." Tatjana versucht ihr Gesicht zu kontrollieren.
Mit einem steifen Lächeln, den Blumenstrauß wie ein Banner vor sich her tra-
gend, geht sie auf das Krankenbett zu. „Guten Tag Herr Binder, es tut mir
leid, dass ich erst jetzt komme, aber..." „Schon gut, schon gut, keine langen
Erklärungen, Hauptsache Sie sind da", lächelt Papa Binder. Wie alt er geworden ist, wie gelb seine Haut aussieht, wie eingefallen die Augen sind, ob er
wirklich jemals wieder in die Firma kommen wird? Viele Bilder, viele Fragen
jagen Tatjana durch den Kopf. Sie tritt näher an das Bett und nimmt seine
knochige kühle Hand in ihre. „Geht es Ihnen wieder besser, Herr Binder?",
stottert Tatjana herum. „Nicht wirklich, wie Sie sehen können. Die Medika-
mente greifen nicht, das alte Herz kommt immer wieder ins Stolpern. Wenn
ich zum Essen aufstehe, bin ich danach für zwei Stunden erledigt." „Ich wusste nicht, dass es Ihnen so schlecht geht. Ich glaube, niemand in der Firma weiß
das. Wir hoffen alle, dass Sie wieder kommen und die Geschäfte noch für eine
Weile leiten." „Macht er´s denn nicht gut, mein Junior?" „Wir von der alten
Belegschaft, sind den neuen Arbeitsstil nicht gewohnt", weicht Tatjana aus.
Sie mag nicht erzählen, dass insbesondere sie mit seinem Sohn Schwierigkeiten hat.

Sie zieht einen Stuhl heran, setzt sich, sie schweigen beide. Sein harter,
trockener Husten durchbricht die Stille. Er ringt nach Atem. „Bitte, reichen Sie
mir die Sprühflasche her. Ich bekomme wieder keine Luft!" Herr Binder greift
wie ein Ertrinkender nach dem Fläschchen, sprüht sich zweimal in den Mund,
sinkt erschöpft in die Kissen zurück, Schweißperlen auf der Stirne. „Ich bin es
nicht mehr gewohnt mich zu unterhalten, habe nur selten Besuch. So ist das,

liebe Frau Welter, wenn man mal zum alten Eisen gehört, dann ist man schnell vergessen. Aber jetzt erzählen Sie mir doch, wie es so geht in der Firma. Laufen die Geschäfte weiter? Wurden die zwei Verträge abgeschlossen, die noch offen standen, als ich krank wurde?"

Erzählt ihm sein Sohn denn nichts, schießt es Tatjana durch den Kopf. „Oh, geschäftlich läuft alles bestens, glaube ich wenigstens. Ich bin auch nicht mehr in alle Vorgänge eingeweiht. Ihr Sohn hat für sich eine Assistentin eingestellt". Tatjana gibt ihrer Stimme einen möglichst unverfänglichen Erzählton.

„So, so, eine neue Assistentin. Ich nehme an sie ist keine dreißig Jahre, attraktiv und etwas doof."

„Nun, keine dreißig und attraktiv stimmt, doof kann ich nicht bestätigen. Sie ist jedenfalls geschickt genug, sich bei dem, was sie tut, nicht in die Karten schauen zu lassen. Ehrlich gesagt, ich weiß nicht, womit sie beschäftigt ist. Ich habe alle Hände voll zu tun, meine Arbeit zu erledigen. Ich muss mir eine neue Briefform angewöhnen, die Mails schneller erledigen und überhaupt... ihr Sohn ist nicht sehr zufrieden mit mir." Tatjanas Stimme versagt, sie versucht die Tränen hinunterzuschlucken.

Papa Binder schaut sie lange an. Seine dünnen, blauen Lippen verziehen sich zu einem kleinen Lächeln. „Ach Tatjana, altes Mädchen, ich darf das doch sagen, oder? Aber bleiben wir jetzt besser offiziell: Frau Welter, wir sind gemeinsam alt geworden in meiner Firma. Ich bin noch immer krank und ich bezweifle, dass ich jemals wieder so gesund sein werde, dass ich die Geschäfte leiten kann. Ich bin gerade dabei, mit dem Firmenanwalt die Übergabemodalitäten an meinen Sohn zu besprechen. Darin ist auch vorgesehen, dass Sie, falls mein Sohn eine Zusammenarbeit mit Ihnen nicht wünscht, eine großzügige Abfindung bekommen werden. Sie haben in den letzten fünfzehn Jahren viel geleistet für meine Firma und ich will, dass dies auch honoriert wird. Ich habe diese Firma von meinem Vater übernommen und ich kann mich noch gut erinnern, dass ich als junger Dachs auch nicht mit seiner alten Sekretärin arbeiten wollte. Mein Vater hat ihr allerdings den Arbeitsplatz bis zur Rente zugesichert. Das war ein Vertragsteil der Übergabe an mich. Die alte Schamski

blieb, bis zur letzten Minute. Zwölf Jahre haben wir uns aneinander gerieben, das will ich meinem Sohn, aber vor allem Ihnen, ersparen." Papa Binder keucht, hustet, gibt sich wieder zwei Sprühstöße aus der Flasche und bleibt dann schweigend in seinen Kissen liegen.

Tatjana wagt kaum zu atmen. Ihr Gehirn wehrt sich zu verarbeiten, was sie da hört. Soll das heißen, dass Binder senior nie mehr ins Büro kommen wird, dass sein Sohn endgültig die Firma leiten wird, der alleinige Chef sein wird, ihr Vorgesetzter? „Aber werden Sie denn nicht irgendwann auf Reha geschickt, ich meine so mit allem Schnickschnack aufgepäppelt? Meinen Sie denn nicht, dass Sie wieder kommen können, wenigstens noch für ein paar Jahre? Ich werde ihnen auch alle unangenehmen Kunden vom Leibe halten und aufpassen, dass Sie sich nicht aufregen müssen. Ihrem Sohn wird es bestimmt gut tun, wenn Sie noch für ein paar Jahre an seiner Seite arbeiten..." Tatjana redet immer schneller, als müsse sie ihr Leben verteidigen. Sie will nicht, sie kann nicht akzeptieren, dass Papa Binder nicht mehr kommen wird.

Der alte Herr lächelt sie an, seine Augen glänzen fiebrig. „Tatjana, wir sind beide alt geworden. Klar, Sie sind erst etwas über fünfzig, das ist nicht wirklich alt. Aber in der Firma steht ein Generationenwechsel an, und Sie gehören in das Lager des alten Wolfs. Tatjana, ich sage Ihnen das jetzt als väterlicher Freund: Fangen Sie an zu akzeptieren, dass die Jungen nachrutschen. Sie können noch viel in Ihrem Leben bewegen, aber verbeißen Sie sich nicht in einen Job, den der neue Chef einer Jüngeren geben will, die auch schon da ist. Lassen Sie sich nicht auf dieses Spiel ein. Als Ihr alter Chef gebe ich Ihnen den Rat: Warten Sie, bis Sie gekündigt werden und gehen Sie dann mit erhobenem Haupt und ohne zu zögern. Ich habe vorgesorgt für Sie. Alles Weitere müssen Sie für sich erledigen. Ich hoffe, auch in Ihrem Leben gibt es ein paar helfende Hände, die Ihnen über diese Hürde hinweg helfen werden. Und denken Sie daran: Sie sind noch immer jung genug, Ihrem Leben eine neue Richtung zu geben!" Wieder legt er sich schnaufend in die Kissen zurück. „Frau Welter, ich glaube, ich brauche jetzt Schlaf. Ich fühle mich erschöpft. Es war schön und es war gut, dass Sie vorbei gekommen sind. Vielleicht haben Sie ja mal wieder Zeit, den alten Binder zu besuchen."

Tatjana steckt den Schlüssel in die Haustüre. Verwundert stellt sie fest, dass nicht abgeschlossen ist. Mit gerunzelten Brauen steigt sie die Treppe zum Schlafzimmer hoch. Sollte Fritz schon zuhause sein, oder hat er vergessen, heute Morgen abzuschließen? Sie öffnet die Schlafzimmertür, das Bettzeug liegt zerwühlt am Fußende, die Fenster sind geschlossen, die Luft ist mit abgestandenem Zigarettenrauch und Kneipendunst geschwängert. Mit einem Ruck öffnet sie beide Fensterflügel, merkt erst jetzt beim tiefen Einatmen des frischen Gartenduftes, dass sie die Luft angehalten hatte. Sie holt sich einen bequemen Hausanzug aus dem Kleiderschrank und geht ins Bad, den Tag abduschen. Lange lässt sie heißes Wasser über ihren Rücken laufen, hält ihr Gesicht den dampfenden Wasserstrahlen entgegen. Dann bindet sie sich ein Handtuch um den Kopf, rubbelt sich trocken, schlüpft in den Hausanzug und geht nach unten. Auch heute will sie standhaft bleiben und nichts zu Abend essen. Sie setzt Teewasser auf, spült das Frühstücksgeschirr, spürt eine Hand auf ihrer Schulter. Erschrocken fährt sie herum und sieht in das angespannte, graue Gesicht von Fritz. „Willkommen zuhause – hab ich dich überrascht?" Fritz lächelt schief.

„Meine Güte, hast du mich erschreckt, bist du schon lange hier?"

„Ich habe mir frei genommen, es ging mir heute Morgen nicht gut."

„Kann ich sehen" Tatjana dreht sich abrupt um und spült weiter. Die Stille zwischen ihnen wird immer angespannter. „Willst du einen Kaffee?" - „Tee wäre mir ausnahmsweise lieber." „Oh, Dir muss es wirklich schlecht gehen." Tatjana gießt eine große Kanne Salbeitee auf – vielleicht hilft der auch bei männlichen Wechseljahren – denkt sie.

Auch im Wohnzimmer diese abgestandene Luft. „Hast du was dagegen, wenn ich lüfte? Bei Katzenjammer friert man leicht, habe ich gehört" der Spott in ihrer Stimme ist unüberhörbar. „Versuch doch mal, etwas gnädiger gestimmt zu sein", erwidert Fritz. Sie öffnet beide Fenstertüren, gießt Tee in die bauchigen Tassen und setzt sich mit angezogenen Beinen auf das Sofa. Minka springt hoch und rollt sich neben ihr ein.

Wieder dieses drückende Schweigen. Tatjana zupft an der Nagelhaut ihres rechten Daumens, gleich reißt sie ein, aber aufhören geht nicht. Da, der

erste Bluttropfen quillt. Schnell nimmt sie ein Tempo aus ihrer Jackentasche und drückt es dagegen.

Ich muss mit ihm sprechen, ich muss ihm endlich erzählen, was los ist im Büro...

„Sieht so aus, dass ich meinen Job verliere" - ihre Stimme klingt für sie selbst seltsam hoch.

„Wie meinst du das?"

„Na so, wie ich es sage. Der Junior will eine junge Sekretärin und der Alte scheint nicht mehr zu kommen."

„Das geht nicht, nicht jetzt, wo mein eigener Stuhl wackelt", Fritz schnauft hörbar, trinkt die ganze Tasse Tee aus.

„Glaubst du, die Firma Binder interessiert sich für die Karriere der Ehegatten?" Tatjana hat sich hoch aufgerichtet: „ Hast du jemals darüber nachgedacht, was ich seit zwei Monaten täglich mitmache? Ehrgeiziger Juniorchef mit kreativer Assistentin? Hast du Dir jemals überlegt, was es für mich bedeutet, jeden Tag, trotz schlechten Schlafs, am Morgen taufrisch im Büro zu erscheinen? Und es darf mir nichts ausmachen, dass ich von immer mehr Kollegen geschnitten werde. Bei mir ist es doch klar, dass ich als erste gehen muss: die Sekretärin vom Alten. Da haben wir mal lieber nicht so viel zu tun mit der. Könnte ja sein, dass man dann selbst in die Schusslinie gerät. Das will doch heutzutage niemand riskieren." Tatjana erschrickt selbst über ihre schrille Stimme. Minka ist verschwunden, Fritz sitzt mit grauem Gesicht da und schweigt.

„Und du bist mir auch keine Hilfe, kommst entweder spät oder besoffen nach Hause, erzählst von Firmengerüchten, malst den Teufel an die Wand, machst krank und pflegst dich und erledigst nicht mal ein Minimum im Haushalt – zum Beispiel das Schlafzimmer lüften! Du behandelst mich, als wäre ich deine Putzfrau, die zudem verpflichtet ist, Geld zu verdienen. Von wessen Geld wurden denn vor fünf Jahren die restlichen Hausschulden abbezahlt? Das war mein Erbe! Deine Mutter mag ja vermögend sein, aber haben wir davon schon jemals etwas gemerkt? Außer dünkelhafter Reden ist von dieser Seite bisher doch nichts gekommen. Du kommst aus einem guten Stall,

vergiss nicht, welche Familie wir sind, Intelligenz und Erfolg werden bei uns mit den Genen weiter gegeben... das sind doch die Sprüche, die deine Mutter unseren Kindern vorgebetet hat. Und ich, ich bin in ihren Augen auch heute noch ein Nichts, meine Eltern: kleine Handwerker! Sie spricht darüber, als ob es sich dabei um Ungeziefer im Haus handelt. Noch heute stichelt sie bei jeder Gelegenheit, dass ich vor unserer Ehe schwanger war, dass ich mir den Eintritt in ihre geheiligten Hallen durch das Kind erschwindelt habe, dass ich dich reingelegt habe, um dich zu kriegen. Und was habe ich jetzt davon? Einen Ehemann mit Katzenjammer, der schlecht riecht!"

Tatjana springt auf und rennt die Treppe nach oben, sperrt die Türe hinter sich ab und wirft sich schluchzend auf Olivers altes Kinderbett.

Fritz bleibt schweigend auf der Couch sitzen. Den ganzen Tag bin ich nicht zu Wort gekommen, geht es ihm durch den Kopf.

Wenn ich einmal groß bin...

Maria ordnet das Krankenblatt des letzten Patienten ein, geht durch die Praxisräume, prüft ob alle Fenster geschlossen sind, stapelt die Zeitschriften im Wartezimmer. Im Mai ist es abends noch hell genug für einen Spaziergang nach der Praxis. Jetzt kommen wieder die Abende, an denen ich all das tun kann, was ich meinen Patienten empfehle, denkt sie mit leisem Spott. Ich frage mal Armin, ob er mitkommen will, auf eine kleine Runde am Waldrand. Das Telefon läutet. Soll ich wirklich noch...? Es ist halb acht, kann ich nicht schon weg sein? Maria hebt trotzdem ab. „Kann ich dich heute noch sprechen? Ich brauche dich wirklich!" Tatjana – es scheint ernst zu sein. Für Maria ist es keine Frage: „Komm vorbei, gleich!"

Eine halbe Stunde später sitzt Tatjana mit verheultem Gesicht und ausgebeultem Hausanzug vor ihr. Der ganze Tag sprudelt aus ihr heraus. Maria hört zu, hört lange zu, dann schweigt Tatjana. Maria wartet eine Weile, dann fragt sie: „Bist du zu einem Entschluss gekommen, wegen unserer gemeinsamen Wanderung?"

Tatjana blickt irritiert auf: „Das geht jetzt nicht. Wie soll ich Binder junior klarmachen, dass ich eine Woche Urlaub haben will? Und überhaupt, wer passt dann auf Minka auf? Und wer wäscht Olivers Wäsche? Außerdem bin ich sicher, dass Fritz durchdrehen wird, wenn ich ihm sage, dass ich mit Dir für eine Woche wegfahren will."

Maria lacht: „Du schlägst dich ja mit einer Menge Fragen herum, gehen wir sie mal Punkt für Punkt durch:

Deinem Juniorchef wird es meiner Meinung nach nicht viel ausmachen, wenn du deine Überstunden abfeierst und den Resturlaub vom letzten Jahr nimmst. Da kommen mehr als fünf Arbeitstage zusammen – stimmt doch, oder? Außerdem sagte er heute zu Dir, dass es nicht auffällt, wenn du weg bist. Das gibt Dir eine Menge Freiheit! Und jetzt Minka: Wer versorgt sie denn, wenn ihr beide den zweiwöchigen Jahresurlaub macht? Die Nachbarin? Gut, dann bitte sie, Minka nochmals für eine Woche zu versorgen.

Und jetzt zu Oliver. Wieder die Frage: Wer wäscht seine Sachen, wenn du in Urlaub bist? Genau, er macht es selbst, und das ist auch gut so. Er soll sich ruhig daran gewöhnen, dies öfter zu tun. Das ist für ihn und für dich gut.

Und Fritz: was du mir über das letzte Gespräch mit ihm vor einer Stunde erzählt hast - vielleicht ist er froh, dich mal eine Woche nicht zu sehen. Außerdem wissen wir beide, dass er über unsere Freundschaft noch nie sehr erfreut war. Ich weiß, für ihn bin ich ein rotes Tuch. Du musst selbst entscheiden, Tatjana, wo du im Augenblick die beste Hilfe bekommst. Nur du kannst wissen, wer Dir im Augenblick gut tut."

Tatjana schweigt lange. Vor ihrem inneren Auge ziehen alte Bilder vorbei. Damals vor zwanzig Jahren, Mareike war fünf Jahre alt und immer erkältet, Oliver war drei und bekam pünktlich zu den Wochenenden Ohrenschmerzen.

Ich war verzweifelt, hatte das Gefühl, eine schlechte Mutter zu sein, weil meine Kinder immer krank waren. Jeden Monat saß ich mit ihnen in einem Wartezimmer, oft Stunden, um dann, mit einem Rezept abgespeist, nach fünf Minuten wieder auf der Straße zu stehen. Eine Mutter aus der Spielgruppe, Leidensgenossin mit einem ständig verschnupften Vierjährigen, hat mich auf den Vortrag der Volkshochschule aufmerksam gemacht, es ging um Gesundheitsvorsorge. Gemeinsam gingen wir hin und waren überrascht von dem anschaulichen, gut verständlichen Vortrag Marias.

Ich hatte damals das Gefühl, richtig durchgeschüttelt zu werden. Noch heute klingt mir in den Ohren, was jeder selbst tun kann, um gesund zu bleiben, um gesund zu werden. Das klang alles so einleuchtend für mich. Ohne Fritz zu fragen, ging ich mit beiden Kindern zu Maria. Ich hatte eigenes Geld, verdiente wieder seit zwei Jahren.

Es dauerte Monate, bis ich wirklich Vertrauen zu Marias Behandlungsmethoden fand. Sie waren keine Zauberei. Es war ein hartes Stück Arbeit, den Süßigkeiten Konsum der Kinder auf eine Kleinigkeit pro Tag zu reduzieren. Welche Kämpfe focht ich damals mit Emilia aus, die sich die Liebe der Kinder mit Schokolade erkaufte. Es war für mich nicht einfach über mehrere Wochen den Kindern morgens, mittags und abends Tröpfchen zu verabreichen. Meine Disziplin war schwer gefordert.

Fritz war keine Hilfe in dieser Zeit. Ständig mäkelte er an der Medizin herum, verwies auf Hinweise in Fachzeitungen, dass die Scharlatane unter uns sind. Als Ma-

reike nach einem Jahr fast erkältungsfrei war und Oliver keine schlaflosen Nächte mehr bereitete, kommentierte er diesen Erfolg allerdings nicht. Maria ist mir ans Herz gewachsen. Sie war immer da, auch an den Wochenenden.

So war es für mich selbstverständlich, dass ich zu ihr ging, damals, nach der Fehlgeburt. Ich fühlte mich so leer und elend und so gespalten. Einerseits war ich froh, dass kein drittes Kind mehr kam. Andererseits hätte ich mir noch einmal etwas Kleines im Arm zu halten sehr gewünscht. Fritz war froh über den Abgang, ganz unverhohlen. Er unterstellte mir, dass ich ihn wieder einmal an der Nase herumgeführt hätte, um ihn mit dem dritten Kind noch fester an mich zu binden. Ich war so wund, innen wie außen. Maria begleitete mich damals durch viele dunkle Wochen.

Und dann, oh nein, das ist, als wäre es gerade jetzt erst geschehen: meine Eltern fahren in Urlaub, lang ersehnte drei Wochen am Meer, nur sie alleine, dieses alte, verliebte Ehepaar. Wie sehr sie sich freuen, nach vier Jahren wieder einmal Ferien. Und sie kommen nicht mehr zurück - dieser schreckliche Unfall. Wer ist da für mich? Maria. Sie hält mich in den Armen, begleitet mich mit ihren Bachblütentropfen, ruft mich jeden Abend an...

Tatjana kommt aus ihren Gedanken zurück: „Ich denke, wir werden fahren. Ich will es noch einmal überschlafen. Ich gebe Dir morgen endgültig Bescheid."

Maria sieht Tatjana lange an. „Bevor du gehst, will ich Dir eine Frage stellen, nimm sie mit in deinen Schlaf. Es ist die Frage nach dem Traum, dem ganz besonderen Traum, den alle Menschen haben, wenn sie Kind sind: Was werde ich tun, wenn ich groß bin?"

Tatjana sitzt wieder auf Olivers Bett. Auch heute Nacht will sie alleine schlafen. Marias komische Frage kreist in ihrem Kopf:

Was werde ich tun, wenn ich groß bin? Stimmt es, dass alle Kinder über so etwas nachdenken? Ich kann mich nicht erinnern. Ich rufe Oliver an, vielleicht erwische ich den Burschen. So ein Plauderstündchen mit ihm wäre jetzt genau das Richtige.

„Hallo, Mutter, nein, du störst mich nicht. Keine Freundin da, kein Fußball im Fernsehen und niemand spielt Schafkopf und braucht mich als vierten Mann. Wir können ungestört reden, solange du willst."

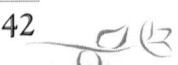

„Schön, dass ich die Aktivitätslücke schließen darf." Tatjana ärgert sich über ihre Empfindlichkeit. Heute ist sie nicht zum Scherzen aufgelegt.

„Läuft irgendetwas schräg bei Dir? Du bist ja eine echte Mimose, so kenne ich dich gar nicht." Oliver ist schlagartig hellwach. Da stimmt etwas nicht, ganz und gar nicht. „Komm, erzähle, was ist los? Hast du Ärger mit Vater?"

„Unter anderem. Außerdem werde ich meinen Job mit sehr großer Wahrscheinlichkeit verlieren. Der alte Chef dankt ab, der Junior hat schon eine fesche Assistentin eingestellt. Dein Vater kam gestern besoffen nach Hause, sein Stuhl in der Firma wackelt auch. Ich habe ihm eine Szene gemacht, da kam alles raus, was ich die letzten Jahre runtergeschluckt habe. Jetzt sitze ich in deinem Zimmer und denke darüber nach, ob ich eine Woche wandern gehe, in die Berge, zusammen mit Maria. Sie hat mir den Vorschlag gemacht."

„Geniale Idee, Mutter. Schau, dass du raus kommst aus deiner Tretmühle. Wann hast du zum letzten Mal etwas alleine unternommen? Wann hast du Dir überhaupt mal Zeit zum Nachdenken genommen? Du funktionierst wie ein Uhrwerk. Sehr bequem für uns alle, auch für mich. Aber macht dich das glücklich? Und machst du uns mit deiner Märtyrerrolle glücklich?" Oliver hält betroffen inne. Er hat das Gefühl, über das Ziel hinausgeschossen zu sein. Schweigen in der Leitung. „Hallo, bist du noch da?" - „Ja, ich höre Dir zu. Rede nur weiter, deswegen habe ich dich ja angerufen." Tatjana ist betroffen und erleichtert zugleich. Ihr kleiner Junge scheint erwachsen zu sein. Sie spürt deutlich, dass Oliver sie versteht und dass er ihr helfen will. „Und was wird mit deiner Wäsche, wenn ich weg bin?" - „Sag mal, Mutter, fragst du das im Ernst? Darüber zu reden ist die Telefongebühr nicht wert. Was willst du wirklich fragen?" Tatjana dreht nervös eine Haarsträhne immer wieder um den Zeigefinger. Was für komische Fragen ihr heute ständig gestellt werden. „Oliver, du, kannst du dich erinnern? Hast du dich als Kind gefragt, was du einmal tun wirst wenn du groß bist?" Oliver stutzt. Er spürt, dass Tatjana diese Frage wichtig ist. „Klar, kann ich Dir schon sagen. Ich hatte mehrere Träume, und zwei habe ich mir auch schon erfüllt und abgehakt." - „Magst du mit mir darüber sprechen? Ich werde es niemandem erzählen, aber für mich ist es

wichtig. Vielleicht kann ich mich dann wieder an meine Kinderträume erinnern." - „Ok, sitzt du gut? Also, ein Traum war, mir einen ganzen Ring Fleischwurst zu kaufen und ohne Brot alleine aufzuessen. Danach war mir zwei Tage schlecht und ich kann keine Fleischwurst mehr sehen. Also davon bin ich geheilt. Ein anderer Traum war, mindestens eine ganze Nacht durchzumachen, am nächsten Morgen nicht ins Bett zu gehen, die Jobs am Tag erledigen und weitermachen, solange die Kondition hält. Gehört auch zu den Träumen, die man nicht braucht. Nach der zweiten durchgefeierten Nacht bin ich buchstäblich zusammengebrochen und habe dreißig Stunden am Stück geschlafen. Bringt unter dem Strich auch nichts. An meinem dritten Traum arbeite ich noch: Ich will Geld verdienen und trotzdem frei sein, keinen meckernden Chef über mir und keinen Gierteufel in mir, der mir ständig diktiert, was ich zum Glücklich sein brauche. Einen Geschmack, wie das gehen könnte, habe ich während meiner Europatour in Portugal bekommen. Da lebte ich vier Wochen auf einem alten Gutshof mit, half bei der Weinernte, bekam mein Essen dafür, konnte in der alten Tenne mich gemütlich einrichten. Da hatte ich Zeit Gitarre zu spielen und Geschichten aufzuschreiben. Wenn es hier so richtig mies ist, mach ich die Augen zu und träume mich dahin zurück." Tatjana laufen ein paar Tränen die Wangen hinunter. So nahe hat sie sich Oliver schon lange nicht mehr gefühlt. „Danke Oliver, du hast mir sehr geholfen. Ich halte dich auf dem Laufenden und melde mich bei Dir in den nächsten Tagen." „Gute Nacht Mutter, schlaf gut und…" - „Was wolltest du noch sagen?" - „Na ja, vielleicht erinnert sich Vater ja auch mal wieder an seine Kinderträume. Ich glaube, dass er sich manchmal ganz schön alleine fühlt."

Tatjana sitzt noch eine ganze Weile betroffen mit dem Hörer in der Hand auf dem Bett. Dann schüttelt sie Olivers Worte ab. Er ist schließlich nicht ihr Eheberater. Er mag ja Recht haben, aber jetzt muss sie erst mal mit sich selbst klar kommen. Natürlich hat sie ihm nichts von ihren körperlichen Beschwerden erzählt, den Hitzewallungen, den Fressattacken, dem komischen Gefühl, im Spiegel immer neue Fältchen zu entdecken, die Fettpölsterchen am Bauch, die auch nach längeren Fastenperioden nicht mehr verschwinden wollen. Sie beschließt, ins Bad zu gehen und sich für die Nacht fertig zu machen.

Heute ist mal wieder eine Gesichtspackung fällig, sie will morgen nicht wie eine Ruine im Büro erscheinen und eine Woche Urlaub aushandeln. Sie lässt die Wanne volllaufen, gibt Rosenschaumbad dazu, streckt sich wohlig aus. *Was will ich tun, wenn ich einmal groß bin?*

Ich will frei und ungebunden sein. Niemand darf mir sagen, was ich tun soll, niemand darf mir sagen, was ich nicht tun soll. Und alle Menschen, die ich lieb habe, sollen frei sein. Ich werde allen Menschen Freiheit schenken. Ich werde auf einem Pferd reiten, über alle Hindernisse hinweg. Ich werde voran reiten. Ich will frei und ungebunden sein!

Tatjana setzt sich ruckartig auf, ist hellwach, das ist er, der Traum ihrer Kindheit. Wie oft ist sie in diesem Traum auf einem weißen Pferd geritten, das konnte fliegen. Sie spürt wieder den Wind im Gesicht. Was ist nur aus diesem Traum geworden? Wieder laufen Tränen über ihr Gesicht.

Was bin ich nur für eine sentimentale Heulsuse geworden.

Sie glaubt Marias Stimme zu hören: „Die Selbstmitleidstunde ist jetzt vorbei, und was tust du jetzt?"

Oh Maria, wie sehr ich dich liebe und zugleich hasse! Soll ich wirklich mit Dir in die Berge gehen und mir jeden Tag unbequeme Sprüche anhören?

Tatjana war in einem seltsamen Zustand, hellwach und zugleich wie in Trance. Sie hörte Marias Stimme, so als ob sie mit ihr telefonieren würde.

„Tatjana, lass uns diese Wanderung machen, lass uns wenigstens für eine Woche fort gehen. Wie willst du jemals aus deinem Trott herauskommen, wenn du immerzu in deinem häuslichen Sumpf vor dich hindümpelst? Du brauchst Tapetenwechsel, du musst dich bewegen. Tatjana, wir werden in den Bergen viele Sterne sehen, wenn die Nächte wolkenlos sind, Sterne die wir schon lange nicht mehr sahen, so nahe an der Großstadt, wie wir beide leben. Wir werden der Stille einer Bergnacht lauschen können und den Schrei des Käuzchens hören. Vielleicht sehen wir auf unseren Wanderungen Adler, die großen freien Vögel der Berge. Vielleicht begegnen wir Gämsen, die können uns den sicheren Tritt auch im steilsten Gelände lehren. Vielleicht begegnet uns der majestätische Hirsch und erinnert uns daran den Kopf hoch zu tragen. Tatjana! Entscheide dich, lass uns gehen."

„Sag mal, hast du das Bad für dich alleine gepachtet?" Fritz klopft ungeduldig an die Türe.

„Bin gleich fertig, noch fünf Minuten." Tatjana wäscht die Gesichtsmaske ab, lässt die Wanne leer laufen, beendet schnell ihre Abendtoilette, sperrt das Bad auf. Gott sei Dank, Fritz steht nicht vor der Tür. Sie hat keine Lust, mit ihm zu sprechen. Eine ganz blöde, verfahrene Situation ist das. „Bad ist frei", ruft sie die Treppe hinunter und verschwindet in Olivers Zimmer. Minka sitzt mit großer Selbstverständlichkeit auf dem Bett. Sie kann sich schnell auf Frauchens neue Gewohnheiten einstellen.

Fritz sitzt auf der Couch. Vielleicht sollte er noch ein Bierchen trinken, um besser schlafen zu können. Im Fernsehen läuft nichts, was ihn interessiert. Mareike ist nicht zuhause. Schon dreimal hat er heute im Laufe des Tages probiert bei ihr anzurufen. Sie hat das Handy abgestellt, ebenso den Anrufbeantworter. Er hatte sich so auf ein Gespräch mit ihr gefreut. Ob er Frau Schinkel anrufen soll? Er spürt, wie sein Herz deutlicher klopft, kommt sich albern vor, wie ein Schuljunge, der sich zum ersten Mal verliebt. Was soll er als Vorwand nehmen, warum er sie anruft? Sie zum Essen einladen? Das passt immer. Er hat von ihr keine private Nummer. Schinkel – Puchheim. Ob sie überhaupt in Puchheim wohnt, oder vielleicht in einem dieser kleinen Weiler außerhalb? Wie heißt sie eigentlich mit Vornamen?

Stell dich nicht so an, Fritz, du hast schon größere Probleme gelöst, versuche es doch über das Internet.

Er fährt den Computer noch einmal hoch, sucht. Hier: Puchheim bei München: Schinkel Gabriele, Schinkel Maria und Hardy, Schinkel Petra, Schinkel Siegfried.

Das scheint ja eine Großfamilie zu sein. Schinkel Maria entfällt, Maria wie Tatjanas Busenfreundin, so darf sie nicht heißen, außerdem hängt da noch ein unpassender Hardy dran. Nein, das ist sie bestimmt nicht. Also, entweder Gabriele oder Petra, welche soll ich anrufen?

Er notiert sich beide Nummern.

Ich werde sie morgen in der S-Bahn fragen, ob sie mit mir zum Essen geht und sie außerdem um ihre Telefonnummer bitten. Dann weiß ich, wie sie mit Vornamen heißt.

Fritz kommt sich reichlich albern vor. Er trinkt noch ein Bier im Stehen in der Küche, putzt sich die Zähne und geht dann in das einsame, ungemachte Ehebett. Er liegt noch lange wach, Frau Schinkel, Tatjana, Mareike, seine Mutter, die Arbeit. Die Gedanken kreisen unaufhörlich.

Am nächsten Morgen scheint ihm, dass er die langsamste S-Bahn überhaupt erwischt hat. In Buchenau bleibt der Zug glatte fünf Minuten und 42 Sekunden stehen. Sein Mund ist trocken und seine Hände feucht, als sie endlich Puchheim Bahnhof erreichen. Wo bleibt sie denn? Er steht auf, sieht nach hinten, nach vorne, kann sie nicht entdecken. Sie wird doch nicht krank sein? Da, einen Wagon weiter vorne geht sie langsam den Gang entlang und scheint ihn zu suchen. Er winkt mit der Zeitung, sie lächelt, hat ihn gesehen. Er setzt sich wieder und stellt fest, dass der Platz ihm gegenüber von einem Bier bauchigen Griesgram besetzt ist. Finster schaut dieser zum Fenster hinaus, Fritz ist empört. Das ist doch Frau Schinkels Platz, was sucht dieser grobe Klotz da? „Sie, Sie da, der Platz ist besetzt!" - „Ja, genau", brummt der Dicke und starrt ungerührt zum Fenster hinaus. Fritz fuchtelt mit der Zeitung: „Sie, das geht nicht, das ist der Platz dieser Dame da." Er deutet auf Frau Schinkel, die jetzt mit leicht geröteten Wangen im Gang neben ihm steht. „Wenn´s moana, können´s ja selber den Kavalier spielen und aufstehn." Fritz ist empört, steht aber sofort auf und bietet Frau Schinkel seinen Platz an. Sie lächelt ihn dankbar an und setzt sich. Wie soll er jetzt das Gespräch beginnen? Was für eine dumme Situation, so von oben herab mit ihr zu sprechen, das geht nicht, das missversteht sie sicher. Fritz schweigt irritiert. Am Hauptbahnhof steigt der Dicke aus, Fritz lässt sich sofort auf seinen Sitz fallen, drei Stationen hat er noch Zeit. Er räuspert sich: „Ähm - Frau Schinkel, hätten Sie heute Abend Lust und Zeit, mit mir eine Kleinigkeit essen zu gehen? Ich kenne da einen guten Griechen. Äh, wenn Sie das mögen, wir können natürlich auch zu einem Italiener gehen, oder indisch, oder…" Frau Schinkel lacht ihr ungeniertes helles Glockenlachen: „Oder chinesisch, oder… Ich bin nicht heikel, lassen sie uns doch

den Griechen nehmen, und wenn er gut ist, darf es auch etwas Größeres sein." - „Ähm - ja natürlich. Sie können essen, was Sie wollen. Ich mache Ihnen keine Vorschriften, bitte missverstehen Sie mich nicht. Das war nur so eine Redensart mit der Kleinigkeit, tut mir leid, wirklich." - „Verstehen Sie keinen Spaß, Herr Welter?" Frau Schinkel schaut ihn verdutzt an. „Spaß haben, das muss ich erst wieder lernen." Fritz schaut zur Seite. Noch eine Station, dann müssen sie aussteigen. „Wo sollen wir uns denn treffen? Soll ich Sie abholen?" - „ Besser nicht. Wo ist denn der Grieche? Wir können uns dort treffen, sagen wir um achtzehn Uhr, bis dahin bin ich sicher fertig."

Sie müssen aussteigen. Fritz steht mitten auf dem Bahnsteig, Passanten eilen um ihn herum, rempeln ihn an. Er schreibt auf einen winzigen Notizblock in feinen Druckbuchstaben die Adresse des Griechen auf. Frau Schinkel beobachtet ungläubig Fritz und seine Akribie. Jetzt kommt er strahlend auf sie zu: „Wo haben Sie Ihren Terminkalender, da können Sie den Zettel hineinkleben". Er streckt ihr den Zeigefinger hin. An der Fingerkuppe klebt die Heldentat.

Sie stehen nebeneinander auf der Rolltreppe. Frau Schinkel versucht noch immer, ihre Tasche zu schließen – wie schön ihre Haare sind. „Ich habe noch ein Anliegen", Fritz schluckt zweimal nervös. „Ja - ?" Sie blickt ihm voll in die Augen. „Falls, ich meine nur falls irgendetwas dazwischen kommen sollte, könnten Sie mir Ihre Telefonnummer geben?" - „Ich habe kein Handy - keine Sorge, wir verpassen uns schon nicht." Frau Schinkel springt leichtfüßig von der Rolltreppe und eilt davon, dreht sich noch einmal um, winkt und verschwindet im Haupteingang. Fritz steht noch eine Weile, fassungslos – „ich benehme mich wie ein frisch verliebter Vierzehnjähriger", murmelt er und geht zum Nebengebäude.

Tatjana sitzt an ihrem Schreibtisch. Nichts geht ihr von der Hand. Sie beginnt zum vierten Mal den gleichen Brief, um nach einem Absatz wieder alles zu löschen.

Wie mache ich das bloß mit der freien Woche, wie bringe ich das dem Junior bei?

 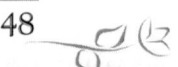

Sie versucht Ordnung in ihre Gedanken zu bringen. Die Situation mit Fritz belastet sie mehr als sie sich eingestehen mag. Warum gelingt es ihnen schon so lange nicht mehr, wie zwei erwachsene Menschen miteinander zu reden. Haben sie das schon jemals gekonnt? Tatjana versucht sich an ein gutes Gespräch mit Fritz zu erinnern. Da ist nichts, als ob sie in ein dunkles Loch greifen würde. Und Angst, doch etwas zu ertasten, zu fühlen.

„Frau Welter, darf ich Sie beim Träumen stören?" Frau Malik steht neben ihrem Schreibtisch und gönnt ihr ein professionelles Lächeln. Tatjana fühlt sich ertappt. „Ja, was ist los" fragt sie ungewollt scharf. „Herr Binder möchte sie sprechen." Frau Malik stöckelt mit sanft schwingenden Hüften zu ihrem Schreibtisch.

Tatjana spürt das Ziehen im Magen. Jetzt keine Blöße geben, denkt sie, steht auf und klopft am Chefzimmer. Ein kurzes „Herein", sie öffnet. Binder Junior steht am Fenster und schaut mit schmalem Mund und zusammengekniffenen Augen in den Hof. Sie wartet, unfähig ein Wort zu sagen, spürt die Hitze am Hals heraufkriechen, spürt die Schweißperlen auf der Oberlippe und auf der Stirne, spürt Schweiß an ihren Oberschenkeln herablaufen, die Knie zittern. Wenn er ihr doch einen Platz anbieten würde. Ihr ist schwindelig, das Blut rauscht in den Ohren. „Darf ich mich setzen?" Wie unwirklich ihre Stimme klingt, ganz hoch und piepsig. Jetzt wird ihr kalt, sie spürt Schweiß am ganzen Körper kleben. So kann das nicht weitergehen.

Maria gib mir endlich etwas Wirkungsvolleres gegen diese grässlichen Zustände!

„Ja, wollen Sie jetzt Platz nehmen oder nicht?" Binders Stimme bringt sie wieder in das Büro zurück. „Danke", Tatjana setzt sich, schlägt die Beine übereinander, macht den Rücken ganz gerade.

„Frau Binder, wie Sie wissen, geht es meinem Vater nicht gut. Sie pflegen ja ein sehr persönliches Verhältnis zu ihm und haben sich gestern wohl selbst von seinem Gesundheitszustand überzeugt. Bei meiner allabendlichen Stippvisite hat er mir von ihrem Besuch erzählt. Anscheinend setzten Sie ihn unter Druck, um für sich eine Sondervereinbarung durchzusetzen. Das ist für mich nicht akzeptabel, Frau Welter. Mein Vater ist während der Nacht ins

Koma gefallen und nicht mehr ansprechbar. Aus seinen Verfügungen geht ganz klar hervor, dass ich die Geschäfte nach meinen Vorstellungen weiterführen werde. Er hat keine Sonderregelungen getroffen. Dafür bin ich ihm dankbar. Um ein Unternehmen in der heutigen Zeit erfolgreich zu führen, bedarf es eines anderen Führungsstils, als mein Vater ihn pflegte. Dazu gehören auch Rationalisierungsmaßnahmen. Frau Welter, es tut mir sehr leid Ihnen mitteilen zu müssen, dass ich im Augenblick keinen Bedarf an zwei Sekretärinnen oder Assistentinnen habe. Sicher stimmen Sie mir zu, dass Frau Malik belastungsfähiger ist, als Sie es im Augenblick sind. Zudem hat Frau Malik eine sehr umfassende und moderne Ausbildung als Bürokauffrau und mehrmonatige Auslanderfahrungen. Sie sehen, ich spreche ganz offen mit Ihnen. Ich erkenne Ihre früheren Leistungen an und biete Ihnen deshalb eine Abfindung in Höhe eines Jahresgehaltes. Wenn Sie dem zustimmen, können Sie ab sofort den Ihnen noch zustehenden Urlaub nehmen und ihren Schreibtisch räumen. Sollten Sie dem nicht zustimmen, werde ich juristisch gegen Sie vorgehen. Der Versuch, die Krankheit meines Vaters auszunutzen, um sich Vergünstigungen zu erschleichen, ist Grund genug für eine Kündigung. Das ist alles Frau Welter. Haben Sie dazu noch etwas zu sagen?"

Tatjanas Herz jagt.

Wenn ich jetzt aufstehe, kippe ich um, gib Dir keine Blöße, reiß dich zusammen!

Sie bohrt sich die Fingernägel in die Handflächen. Der Schmerz lässt sie wieder zu sich kommen. Sie steht auf. „Aber ich habe doch bloß Ihren Vater…" - „Haben sie zu meinem Vorschlag, ihren Arbeitsvertrag aufzulösen, noch etwas zu sagen?" Binders Stimme ist kalt und scharf. „Nein, ich denke, ich meine, ich glaube nicht." - „Gut, dann gebe ich in der Personalabteilung Anweisung, Ihre Papiere fertig zu machen. Räumen Sie bitte heute noch ihren Schreibtisch. Ihr Gehalt wird entsprechend ihrem Urlaubanspruch, plus sechs Monate Kündigungszeit weiter bezahlt. Zudem erhalten Sie ein Jahresgehalt Abfindung als Anerkennung Ihrer fünfzehnjährigen Betriebszugehörigkeit. Sie sehen: eine großzügige Regelung. Sie hätten meinen Vater, vor allem in seinem augenblicklichen Gesundheitszustand, deswegen nicht belästigen brauchen. Ein Zeugnis wird Ihnen zur gegebenen Zeit zugestellt."

Binder junior dreht ihr den Rücken zu, ein unmissverständliches Zeichen, dass sie jetzt zu verschwinden hat. Sie geht wie eine Marionette hinaus, spürt weder Füße noch Beine, nur das rasende Herz spürt sie bis zum Hals klopfen. Sie schaut sich in ihrem Büro um. Gott sei Dank ist die Malik nicht im Raum. Trockenes Schluchzen schüttelt sie.

Das soll es jetzt gewesen sein? Fünfzehn Jahre und jetzt ganz einfach Schluss? Wo sind meine Tropfen, die Nerventropfen von Maria. Die habe ich doch immer in der Handtasche, wo sind sie bloß?

Mit zittrigen Händen durchwühlt sie den ganzen Tascheninhalt.

Hier, oh Gott sei Dank - hier sind sie. Schnell ein Glas Wasser, 10 Tropfen rein, in kleinen Schlucken trinken, hat Maria gesagt.

Eine Weile sitzt sie auf ihrem Stuhl, Gedankenleere – da ist nichts, gar nichts. – Sie spürt Tränen aufsteigen, legt die Arme auf den Schreibtisch, verbirgt ihr Gesicht in der Armbeuge und weint, weint. Sie weiß nicht wie lange. Die Firma um sie herum scheint ausgestorben zu sein, kein Telefon, niemand betritt den Raum. Wenn die Götter fallen, beginnen sie zu stinken und ihre Blumengirlanden welken. Dieses Bild aus einer alten buddhistischen Geschichte geht Tatjana durch den Kopf. Sie richtet sich auf.

Jetzt gehe ich mir das Gesicht abwaschen und dann: ein geordneter Rückzug, spottet sie über sich selbst. *Eigentlich wollte ich nur eine Woche Urlaub haben – jetzt bin ich Freifrau.*

Sie steht im Waschraum der Toilette vor dem Spiegel, ordnet die Haare, trägt Tagescreme auf das frischgewaschene Gesicht, noch etwas Rouge, Augenbrauen nachziehen, Lippenstift: „The show must go on!"

Sie fühlt sich ganz ruhig und heiter - unwirklich heiter. Ob sie zu viele Tropfen eingenommen hat? Egal, Hauptsache sie gibt sich beim Hinausgehen keine Blöße, das wäre schrecklich. Allerdings, wer beobachtet mich denn, wer nimmt mich hier überhaupt noch wahr? Alle sind in ihren Löchern verschwunden, und das ist bitter. Tatjana geht zurück zu ihrem Schreibtisch, überprüft Schublade um Schublade nach Persönlichem. Erstaunlich, was sich in fünfzehn Jahren alles ansammeln kann. Das meiste wirft sie weg, all die überflüssigen Kleinigkeiten, Anhängsel von Geburtstagsblumensträußen und

ähnlicher Tand. Sie hat dieses Sammelsurium an größeren und kleineren Geschmacklosigkeiten gar nicht erst mit nach Hause genommen. Schminkutensilien, Kopfschmerztabletten und einen Schokoriegel stopft sie in ihre Handtasche. Wie praktisch, dass sie schon immer große Handtaschen bevorzugt hat. Die beiden Fotos von Mareike und Oliver nicht vergessen. Erst jetzt fällt ihr auf, dass sie nie ein Bild von Fritz auf ihrem Schreibtisch hatte. Sie wird Frau Miranda im Empfang fragen, ob sie die Blumenwanne in den Empfang stellen will. Sie hat diese wechselnd nach Jahreszeiten bepflanzt und dekoriert und sich so eine bunte Insel im Büroalltag geschaffen. Nach Hause will sie die Wanne nicht nehmen, zu stark ist diese mit der Firma Binder verbunden.

„Ade Frau Miranda, jetzt habe ich es doch schneller als sie geschafft, die Firma zu verlassen. Werden Sie meine Blumenwanne in ihre Obhut nehmen? Heute bin ich gekündigt worden. Der Junior will effizienter arbeiten als sein Vater. Ich bin die erste Sparmaßnahme." Frau Miranda starrt sie ungläubig an, alle Farbe ist ihr aus dem Gesicht gewichen: „In welchen Zeiten leben wir bloß…" murmelt sie. Mehr kann sie nicht sagen. Tatjana geht durch die Drehtür, der erste Schritt in einen neuen Lebensabschnitt. Auf dem Parkplatz stehend, schaut sie noch einmal zurück. Ist das die Freiheit, die sie sich als Kind wünschte?

Zuhause sperrt sie behutsam die Haustüre auf. Es ist Mittagszeit. Wann war sie zum letzten Mal um diese Zeit an einem Wochentag zuhause? Sie horcht, schüttelt lächelnd den Kopf. Es gibt nichts zu lauschen. Die Kinder kommen nicht mehr von der Schule nach Hause. „Alte Schienen rausreißen, neue legen!", gibt sie sich selbst laut Befehl. Was soll sie jetzt tun? Sie geht in die Küche, füllt die kleine Espressokanne mit entkoffeiniertem Kaffee, stellt sie auf den Herd, eine großzügige Tasse Milch in einem hohen Topf daneben. Latte macchiato ohne Koffein, Genuss ohne Reue!

Maria, du kannst stolz auf mich sein! Ja, dich rufe ich heute auch noch an, aber erst versuche ich es bei Gisela. Vielleicht hat sie eine Stunde Zeit für mich heute Nachmittag. Ein Kosmetiktermin ist genau das Richtige im Augenblick.

Sie merkt, dass sie ständig halblaut Selbstgespräche führt.

Ich muss mich beschäftigen, bloß jetzt nicht nachdenken, sonst drehe ich durch.

„Hallo, Gisela, hast du heute Nachmittag eine Lücke? Könnte ich zu Dir kommen? Mein Gesicht braucht eine Generalüberholung." Gisela ist ganz Geschäftsfrau, lässt sich ihr Erstaunen nicht anmerken. Tatjana bestand bisher immer auf spätem Abendtermin. Seit über zwanzig Jahre leitet sie ihr kleines Kosmetikstudio und hat in dieser Zeit viele Lebensgeschichten gehört. Wundern tut sie nicht mehr oft.

„Du hast Glück, heute Morgen wurde der Termin zwischen fünfzehn und sechzehn Uhr abgesagt, willst du ihn nehmen?" „Perfekt, ich komme." Tatjana genießt in kleinen Schlucken ihren Milchkaffee, Minka schnurrt neben ihr auf der Couch. Ein fast vollkommener Tag.

Jetzt statt Essen noch eine halbe Stunde Mittagsschlaf. Hunger habe ich sowieso keinen, und dann fahre ich zu Gisela. Warum gehe ich eigentlich zu ihr? Das habe ich mich noch nie gefragt. Tatjana überlegt, lässt in Gedanken eine Kosmetikstunde an sich vorbeiziehen. Es ist einfach ein wunderbarer Luxus! Eine Stunde lang Königin sein, massiert werden, viele schöne Düfte einsaugen, während die Gesichtsmaske einzieht leise Musik hören... *Hoffentlich kann ich mir diese Stunden auch in Zukunft noch ab und an gönnen.* Gisela ist so angenehm. Ihre Hände sind leicht und zart. Sie spricht nicht viel, nur wenn sie in ein Gespräch verwickelt wird. Sie schreitet fast lautlos durch ihren Raum, ist ganz Dienerin der Schönheit. *Sie verlangt nichts von mir, erwartet nichts, keine körperliche, keine geistige Fortentwicklung. Ich darf einfach sein, die ich bin, und das ist wunderbar.*

Tatjana schreckt aus ihrem Kurzschlaf hoch. *Bin ich zu spät?* Sie schaut auf die Uhr. Sie ist nur zehn Minuten eingenickt, doch es kommt ihr viel länger vor. Sie ruft Maria an, um zu sagen, dass sie noch einmal Akupunktur braucht. Die Hitzewallungen lassen nicht nach. Bei Maria bekommt sie um fünf Uhr einen Termin. Wenn alles in ihrem Leben so klappen würde! Soll sie die Reise mit Maria machen? Irgendetwas in ihr sträubt sich, sucht nach Gegenargumenten. In ihrem tiefsten Inneren weiß Tatjana, dass diese Reise die beste Entscheidung ist, die sie im Augenblick treffen kann.

Tatjana kommt am frühen Abend nach Hause zurück. Den ersten halben Tag Arbeitslosigkeit hat sie doch sehr angenehm hinter sich gebracht. Nur Minka erwartet sie und fordert Futter. Der Anrufbeantworter blinkt, Fritz teilt

kurz mit, dass es heute sehr spät werden kann, wichtige Geschäftstermine! Wie nett von ihm, dass er mich über sein Leben auf dem Laufenden hält, denkt sie. Im Grunde ist sie froh, noch etwas Zeit alleine zu haben, bevor sie ihm von ihrer Kündigung erzählen muss. Soll sie wieder ins gemeinsame Schlafzimmer einziehen?

Also Tatjana stell dich nicht so an, nimm dein Bett und geh!

Wieder fällt ihr auf, dass sie mit sich selbst spricht.

Ich fange an komisch zu werden. Es wird wirklich Zeit, dass ich diese Reise zusammen mit Maria unternehme. Ich werde noch schrullig hier in diesem Haus.

Das Telefon läutet. Es ist Maria: „Also, es hat soweit alles geklappt. In zehn Tagen kann es losgehen. Ich habe alle Termine verlegen können und eine Woche Zeit. Mein Schwager hat die Hütte frei. Wenn du am Freitag um siebzehn Uhr hier sein kannst, besprechen wir die praktischen Dinge." - „Abgemacht, ich bin am Freitag bei Dir."

Tatjana legt auf. War es wirklich eine gute Idee auf Marias Vorschlag einzugehen? Eine Woche lang zu wandern, mit ihr tagaus, tagein zusammen zu sein? Das kann anstrengend werden. Maria ist so diszipliniert. Wenn mit ihr etwas abgemacht ist, dann führt sie es durch und reißt alle anderen mit. Sie kann so streng, so lehrerinnenhaft sein. Wäre es nicht besser gewesen, mit Gisela zusammen ein Wellnesswochenende zu buchen? Im Whirlpool kann man auch nachdenken, wahrscheinlich viel angenehmer als auf einer Berghütte. Und Gisela würde nichts von ihr verlangen, keine anstrengenden Wanderungen, kein Pläneschmieden, keine Lebensentscheidungen.

Tatjana sitzt noch immer im Wohnzimmer, starrt in den Garten hinaus, es wird langsam dunkel. Wieder geht das Telefon. „Bin also doch noch gefragt", murmelt Tatjana vor sich hin. „Hallo, hier Welter"

„Hier auch - noch." Das ist Mareikes Stimme, sie klingt seltsam gepresst.

„Mareike? Bist du es?"

„ Ich sage doch schon Welter, noch Welter."

„Was ist los, Mareike, ich verstehe deine Scherze immer nur halb. Ist was passiert?" Sie hört ein unterdrücktes Schluchzen.

„Ja, du wirst Oma… ich werde nicht abtreiben!"

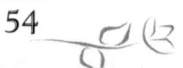

Tatjana setzt sich. Was ist das heute für ein Tag, müssen denn alle Schrecklichkeiten gleichzeitig passieren? Gibt es keine Atempause? Fieberhaft überlegt sie, was sie Mareike jetzt sagen soll. Sie fühlt sich ihrer Tochter gegenüber immer ein wenig unterlegen. Mareike hat so sehr das hochnäsige Getue ihrer Großmutter geerbt. Aber sie ist mein Mädchen, mein Gott, wie gut ich sie im Augenblick verstehen kann, aber was sind jetzt die richtigen Worte? „Mareike, seit wann weißt du denn, dass du schwanger bist? Willst du heiraten, ich meine wegen dem ‚noch Welter'. Du weißt, das ist in der heutigen Zeit nicht nötig, überleg es Dir gut. Wir helfen Dir schon. Du wirst dein Studium schon zu Ende bekomme…" Tatjana redet in einem fort. Sie will nichts mehr hören, keine neuen Katastrophen mehr zur Kenntnis nehmen.

Mareike unterbricht sie: „Ich bin in der achten Woche schwanger. Will nur fragen, ob ich mit dem Vater am Wochenende mal bei euch vorbeikommen kann. Wir wollen in drei Monaten heiraten."

Tatjana schweigt. Sie merkt, dass sie für weitere Neuigkeiten heute keinen Platz mehr hat im Kopf. Sie will nichts fragen, über nichts reden. Sie will einfach ins Bett. „Gut, komm vorbei, Sonntag passt am besten."

„Okay, dann kommen wir am Sonntag, wenn es Dir recht ist, zum Mittagessen. Wirst du mit Vater darüber sprechen?"

„Soll ich?"

„Wäre mir sehr recht. Also, bis Sonntag dann, Tschüs." Mareike hat aufgelegt.

Das ist sie, meine Tochter. Immer in Eile, immer unterwegs. Unangenehmes sollen andere für sie auslöffeln. Aber warte, ob ich mit Fritz über deine Schwangerschaft spreche, das kann ich Dir nicht versprechen Ich gehe gerade selbst mit ganz anderen Dingen schwanger!

Tatjanas Gedanken jagen, sie wird immer wütender.

Heute schlafe ich besser noch einmal alleine. Ich will kein Risiko eingehen, noch mehr Unangenehmes zu hören.

Jeder hat seinen Preis

Tatjana wacht auf – kein Wecker hat sie heute gestört, dafür trippelt Minka ungeduldig am Fußende von Olivers Bett auf und ab, versucht ihre Zehen zu fangen. Sie schaut auf die Uhr: halb acht. Um diese Zeit ist sie immer ins Auto gestiegen und zur Arbeit gefahren. Sie legt sich auf den Rücken, Gedanken kreisen:

Der erste Tag meiner Arbeitslosigkeit fängt an, stimmt gar nicht. Im Augenblick feiere ich offiziell 22 Tage Urlaub ab, das sind 4 ½ Wochen. Ich werde Großmutter. Hat Fritz seinen Wecker gehört?

Mit einem Satz ist sie aus dem Bett und geht in ihr gemeinsames Schlafzimmer. Die Betten sind unberührt. Tatjana steht wie versteinert. Ist er verunglückt? Sie geht zum Telefon hinunter, will die Polizei anrufen. Der Anrufbeantworter blinkt: „Es wurde sehr spät, jetzt geht keine S-Bahn mehr. Werde bei einem Kollegen übernachten." Gut, das hat er schon zweimal gemacht, aber da rief er früher an. Und überhaupt, das S von der S-Bahn klang so verwaschen, so verdächtig nach Alkohol. Nachdenklich geht sie ins Bad, duscht lange, heiß.

Das Frühstück richtet sie sich auf einem Tablett an. Es ist ein schöner Morgen, sie will auf der Terrasse frühstücken. Noch ist sie in Laune ihre neugewonnene Freiheit zu genießen. Mit halbem Ohr hängt sie am Telefon, wartet auf einen Anruf von Fritz. Da fällt ihr siedend heiß ein, dass er, wenn überhaupt, versuchen wird sie im Büro zu erreichen. Sie schaut auf die Uhr: acht Uhr, soll sie ihn anrufen? Wenn es gestern Abend spät wurde, kommt er wahrscheinlich erst um neun Uhr zur Arbeit. *Ach, was soll das. Jetzt genieße ich erst mal mein Frühstück.*

Warum will ich die Reise mit Maria machen? Was erwarte ich mir davon? Soll ich mir wirklich Olivers Rucksack ausleihen und mich eine Woche lang abplagen und außerdem noch unbequem wohnen? So Hütten sind doch eher etwas für junge Leute. Warum lasse ich mich immer wieder auf Dinge ein, die ich hinterher bereue? Maria

kann mich mit ihren Ideen so begeistern, bei näherem Hinschauen sind die meisten ziemlich unbequem. Mal sehen, vielleicht sage ich ihr doch noch ab.

Tatjana holt einen Liegestuhl, trägt Sonnenmilch auf, streckt sich genüsslich aus und blättert durch eine Zeitschrift. Aber ihre Gedanken lassen sie nicht los.

Was wird mit Mareike? Was wird Fritz zu ihrer Schwangerschaft sagen - und Emilia erst? Soll ich doch schon zum Arbeitsamt gehen und mich arbeitslos melden? Soll ich mich beraten lassen, damit der junge Binder mich nicht über den Tisch zieht? Ob ich noch einmal Arbeit finde? Wie bewirbt man sich heute überhaupt? Wen könnte ich fragen? Du meine Güte, was es jetzt alles zu erledigen gibt. Und dann sagt Maria, ich soll alles wie von außen betrachten. Wovon redet die eigentlich, lebt die im Elfenbeinturm?

Das Gartentor quietscht, Schritte schlurfen über den Kies. Tatjana ist aufgesprungen und hat sich den Morgenrock übergeworfen. Auch der alte Briefträger soll sie lieber nicht im Badeanzug sehen. Sie hört die Haustüre. Kommt Oliver vorbei und bringt doch seine Wäsche? Sie geht ins Wohnzimmer und sieht Fritz nach oben gehen. „Arbeitest du heute nicht?" Sie hört ihre Stimme als gehöre sie einer Fremden. „Das gleiche könnte ich dich ja auch fragen." er dreht sich weg, geht weiter. Sie eilt ihm nach, erreicht ihn auf dem Treppenabsatz, riecht das süße, fremde Parfüm. Sie bleibt stehen, geht wieder nach unten: „Ach so ist das also."

Sie stellt den Sonnenschirm auf. Ihr ist heiß. Ihr Mund ist trocken. Sie spürt eine ungeheure Wut im Bauch.

Dieser Mistkerl, Überstunden, dass ich nicht lache. Glaubt er denn, er kann mit mir alles machen? Wer bin ich eigentlich? Seine Putzfrau, Köchin, sein Mädchen-für-alles, wenn er sonst keine findet? Gehört er auch zu diesen Herren über fünfzig, die sich einen Sportwagen kaufen und sich eine langbeinige Blondine für den Beifahrersitz suchen? Hat er sich vielleicht schon einen bestellt? Bekommt er ihn von Mama finanziert, damit ihr Bubi noch ein bisschen was vom Leben hat? Lebe ich in einer Klischeeanstalt?

Tatjana ist so richtig in Fahrt.

Jetzt muss ich weg. Ich kann nicht mit ihm unter einem Dach bleiben, sonst passiert etwas, was mir hinterher Leid tut. Sie eilt nach oben, die Schlafzimmertür

steht offen. Sie hört die Dusche. Ein Sommerkleid aus dem Schrank nehmen, Unterwäsche und schnell in Olivers Zimmer, umziehen und weg hier, weg, weg.

Sie holt ihr altes Fahrrad aus der Garage und radelt los. Ein angenehm kühler Fahrtwind bläst ihr ins Gesicht. Zwischen Löwenzahnwiesen und Rapsfeldern fährt sie auf holprigen Feldwegen dahin ohne Ziel vor Augen. Fährt, wie um Abstand zu gewinnen zu ihrem bisherigen Leben.

Nach einer Stunde ist sie völlig außer Atem. Sie muss absteigen. Jetzt schiebt sie das Rad, langsam, keuchend. Sie hat Durst, nichts zu trinken dabei, kein Geld eingesteckt. Da vorn ist ein großer alter Baum! Sie lehnt sich an den dicken, glatten Stamm der riesigen Buche, Sonnenlicht fällt vereinzelt durch das hellgrüne Laub, malt goldene Kringel auf ihr Kleid. Die Umgebung ist ihr völlig fremd, hier war sie noch nie, weder mit Rad noch mit Auto.

Das wird spannend, ob ich wieder nach Hause finde.

Sie ist so müde, dass sie einnickt. Traktorengeräusch weckt sie.

Tatjana springt auf, ein alter Traktor rumpelt auf sie zu, sie winkt, seine Fahrt wird langsamer. Das Motorgeräusch erinnert an langsam schlagende Eisenhämmer. Der Traktor bleibt neben ihr stehen und eine wohlbeleibte, braungebrannte Frau beugt sich zu ihr herunter, ärmellose Kittelschürze, Gummistiefel. „Was gibt's?" Ihre Kommandostimme übertönt die tuckernden Motorkolben mit Leichtigkeit. „Ich hab mich verfahren, ich weiß nicht mehr wo ich bin. Wie heißt die nächste Ortschaft?" - „Da hinten ist Dünzelbach - da vorne ist Eismerszell. Wo wollen Sie denn hin?" - „Ich komme aus der Nähe von Grafrath." - „Sind Sie mit dem Radl unterwegs? Ich kann Sie schon ein Stück mitnehmen, bis zur großen Straße, dann werden's sich schon wieder auskennen."

Dankbar nimmt Tatjana das Angebot an, holt ihr Fahrrad unterm Baum hervor und versucht es auf die Ladefläche des Hängers zu stemmen - vergeblich. Die Bäuerin schüttelt den Kopf, steigt ab. „So wird das nix", sie kommt zu ihr nach hinten, stemmt das Fahrrad hoch und lässt es mit Schwung auf den Hänger fallen. „Keinen Saft, keine Kraft - sind's aus der Stadt?" Tatjana klettert schnaufend auf den Traktor, klemmt sich auf den schmalen Sitz über

dem rechten Rad, hält sich krampfhaft an einer Eisenstrebe fest. Immer noch besser als Radfahren, denkt sie, und versucht das Gleichgewicht zu halten.

„Sind Sie neu zugezogen?", brüllt die Bäuerin und taxiert Tatjana ungeniert. Die schüttelt den Kopf: „Nein, ich lebe schon seit über zwanzig Jahren hier, aber in diese Ecke hat es mich noch nie verschlagen." - „Und warum kommen´s jetzt?" *Ist sie neugierig oder ist ihr nur langweilig?* Tatjana sind die vielen Fragen unangenehm. Sie schweigt vor sich hin. Endlich, da vorne ist die große Straße, die kennt sie. Durch den nächsten Ort durchfahren, dann kommt die Abzweigung nach Grafrath, das wird sie schaffen.

„Hier können Sie mich runterlassen, jetzt kenne ich mich wieder aus." Die Bäuerin hält an, steigt über die Deichsel nach hinten auf den Hänger und reicht ihr das Fahrrad herunter. Dabei schaut sie ihr prüfend in die Augen: „Sie haben Ärger mit dem Mann, gell?" Tatjana nickt unangenehm berührt. „Also, danke fürs Mitnehmen..."

Sie steigt auf, will die Straße zur anderen Seite überqueren, Bremsen quietschen. „Hast du keine Augen im Kopf, du alte Kuh?" Tatjana zittert. Sie hat das Auto nicht kommen sehen. Sie steht wie angewurzelt, das Fahrrad zwischen den Beinen. „Bist du festgewachsen?" Der sportliche Blondschopf trommelt nervös mit den Fingern auf der Autotür. Schnell schiebt sie das Rad zur anderen Straßenseite auf den Radweg, steigt auf und tritt langsam und benommen in die Pedale. Du alte Kuh, du alte Kuh hämmert es in ihrem Kopf nach.

Ich muss mich zusammenreißen, sonst passiert wirklich noch was Schlimmes.

Durchgeschwitzt, ausgetrocknet und müde schiebt Tatjana ihr Fahrrad zur Garage hoch. Im Haus ist es angenehm kühl und völlig still. In der Küche trinkt sie ein großes Glas Wasser, dann geht sie auf Zehenspitzen die Treppe hoch, die Schlafzimmertüre steht offen. Fritz hat sich offensichtlich nur geduscht und umgezogen. Tatjana legt sich auf das Ehebett und schläft sofort ein.

Mit einem Bärenhunger wacht sie auf. Es ist drei Uhr und sie hat kaum etwas gegessen heute. Der Eisschrank gähnt ihr fast leer entgegen. Da ist noch eine halbe Gurke, ein Becher Joghurt, etwas Butter, Brot. Was für ein gesundes

Mittagessen! Sie setzt sich mit ihrem Teller auf die Terrasse, isst langsam, denkt nach. Ihr Kopf ist ganz klar, völlig wach. Sie holt sich einen Notizblock und beginnt aufzuschreiben, was sie alles erledigen muss.

Wie sehr ich doch hasse, Einkaufszettel zu schreiben, aber jetzt macht es Spaß, mich zu organisieren. Komisch, ob das mit der Radtour zusammenhängt?

Sie notiert eine lange Einkaufsliste, geht in Gedanken das Essen für Sonntag durch, mit Schwiegersohn in spe. Bei diesem Gedanken zuckt sie zusammen.

Ich muss mit Fritz sprechen, heute Abend. So kann das nicht weitergehen. Mein Leben mit ihm fühlt sich wie eine Nussschale auf stürmischem Meer an.

Sie nimmt einen zweiten Zettel und beginnt aufzuschreiben, was sie alles auf die Hütte mitnehmen will.

Ich werde gehen, auf jeden Fall, sehe ja, was zwei Stunden Radtour verändert haben.

Auf einem dritten Zettel notiert Tatjana alle notwendigen Ämtergänge und welche Papiere sie zurechtlegen muss, schreibt auf, wer ihr bei all dem Papierkrieg helfen kann. Sie hat rote Wangen, die Zeit fliegt dahin. Der Einkauf muss bis morgen warten.

Dann hört sie Schritte auf dem Kiesweg. Fritz kommt nach Hause. Er ist grau im Gesicht. „Hast du Lust auf einen Teller Spaghetti?" ruft sie ihm ins Haus nach. Keine Antwort. Sie geht ihm nach. „Möchte der Herr heute Abend einen Teller Spagetti mit mir essen?" - „Ich habe keinen Hunger." Fritz sucht sich frische Wäsche und ein kurzärmeliges Hemd aus dem Schrank. Tatjana steht unschlüssig da. Wie soll sie ihn zu einem Gespräch bringen, wenn nicht über das Essen?

„Können wir mal miteinander reden", fragt sie leise.

„Und was soll das bringen?"

„Ganz einfach, damit jeder von uns wieder auf dem Laufenden ist."

„Ich habe keine Lust auf dein Gekeife." - „ Ich habe auch keine Lust zu keifen. Vielleicht ist es Dir ja möglich, mir wenigstens eine halbe Stunde zuzuhören. Es ist viel passiert."

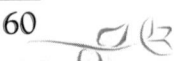

„Na, da muss aber wirklich sehr viel passiert sein, in einer halben Stunde kann man eine Menge sagen."

„Wenn es sein muss, kann ich dich auch in einer Minute informieren: Mareike ist schwanger. Sie kommt am nächsten Sonntag mit dem werdenden Vater und will ihn in drei Monaten heiraten. Ich bin gekündigt und werde in zehn Tagen mit Maria für eine Woche verreisen. Das war's."

Tatjana eilt die Treppe hinunter, geht in den Garten Blumen gießen und horcht gespannt, was hinter ihrem Rücken passiert. Das Familienauto rollt die Einfahrt hinunter und fährt mit quietschenden Reifen davon.

Viel später ruft sie Oliver an

„Ich brauche nichts, ich kaufe nichts, ich bin gar nicht mehr zuhause..." rattert er herunter.

„Eilt es Dir tatsächlich so, oder ist das nur ein dummer Spruch?" Tatjana muss lachen.

„Ach was Mutter, ich bin ganz Ohr. Was gibt es Neues auf deiner Katastrophenfarm?"

„Willst du`s wirklich wissen?"

„Na klar und zwar sofort" Oliver war in Blödelstimmung, sie fühlt sich nicht ernst genommen.

„Ich mache es kurz: Deine Schwester ist schwanger und kommt am Sonntag zum Mittagessen mit zukünftigem Ehegatten. Ich bin gekündigt und gehe mit Maria in zehn Tagen in die Berge. Dazu will ich mir deinen Rucksack ausleihen."

„Wow, bei Dir tut sich ja wirklich was. Das mit dem Rucksack geht klar. Aber warum muss Mareike jetzt schwanger werden, so kurz vor dem Abschluss? Das ist doch heutzutage wirklich nicht mehr nötig. Und so was studiert Medizin!"

„Stopp, Oliver, stopp! Ich habe keine Ahnung, ob die Schwangerschaft ein Unfall ist oder ob es sich um ein Wunschkind handelt. Ich weiß gar nichts. Du kennst deine Schwester. Sie hat sich zum Mittagessen eingeladen und mich gebeten, Vater schon mal zu unterrichten, das war alles. Willst du am Sonntag auch zum Mittagessen kommen?"

„Nein, das ist Mareikes Auftritt. Ich hab keine Lust auf Pufferzone."
Oliver hört sich wütend an. „Wie hat Vater auf die Neuigkeit reagiert, weiß
er´s schon?"

„Ja, er ist mit quietschenden Reifen weggefahren."

„Hm, kann ich verstehen. Würde ich am liebsten jetzt auch tun."

„Was ist denn jetzt los? Warum macht es dich wütend, dass deine
Schwester schwanger ist?" - „Weiß auch nicht. Im Grunde genommen ist es
ihre Angelegenheit und ihr Leben, das sie sich verpatzt."

Tatjana schweigt betroffen. Warum glauben heute so viele Menschen,
und offensichtlich auch ihr Sohn, dass ein Kind das Leben verpatzt?

Am nächsten Morgen trifft sie Fritz in der Küche an. Er kippt eine Tasse
Kaffee in sich hinein, gleich die zweite hinterher. Dann bricht es aus ihm heraus: „Also, eines kann ich Dir sagen, die Reise mit Maria kannst du Dir ab-
schminken. Hier geht die ganze Welt in Trümmer und Madam glaubt verreisen zu müssen. Bist du noch bei Trost? Wirst arbeitslos und was ist das erste
was du machst? Verreisen. Bist du Dir eigentlich im Klaren darüber, dass es
für dich nicht mehr so einfach ist wie vor fünfzehn Jahren, einen Job zu finden? Die Zeiten haben sich geändert und du mit ihnen. Du bist alt geworden
und kannst zusehen, ob du überhaupt noch mal einen Job bekommst. Ich rate
Dir dringend, setz dich an den Computer und geh die Jobbörsen durch. Un-
ternimm was. Damit meine ich nicht Radfahren, Sonnenbaden und im Garten
herumflanieren, damit meine ich, dass du dich verdammt noch mal auf deinen breiten Hintern setzt und was tust, um Arbeit zu finden!"

Tatjana sagt nichts. Sie beißt sich auf die Zunge:
Schweig! schweig! schweig! Kein Öl ins Feuer gießen.

Fritz hat sich in Fahrt geredet. „Ich war gestern bei meiner Mutter. Ihr
geht es gar nicht gut. Wenn Mareike am Sonntag kommt, muss sie hinfahren
und sich Emilia anschauen. Wozu finanzieren wir ihr denn das Medizinstudium? Dass sie schwanger wird? Dazu hätte sie kein Studium gebraucht, wie sie
an ihrer Mutter sehen kann. Und den Vater des Kindes will sie einfach so mitbringen? Verbiete ihr das, ich will den Kerl nicht sehen. Heiraten kommt nicht
in Frage. Aus was für einem Stall kommt der überhaupt? Schwängert meine

Tochter, noch bevor sie ihren Doktor gemacht hat. Das kann doch nur ein ganz primitiver Mensch sein!"

Tatjana steht angewidert auf: „Ich werde Freitag nächster Woche fahren. Schreib auf, was ich bis dahin noch einkaufen soll. Was Mareike angeht, sprich selbst mit ihr."

Diesmal fährt sie mit dem Rad zu Maria. Maria bindet im Vorgarten, Rosen auf, schneidet verwelkte Blütenköpfchen ab. „Du trainierst auf Kondition? " - „ Als werdende Großmutter kann ich nicht früh genug damit anfangen."

Maria lässt die Rosenschere fallen: „Wer macht dich zur Großmutter, Oliver oder Mareike?" - „Mareike. Morgen kommt sie mit dem werdenden Vater zum Mittagessen.

„Armer Fritz." - „Wieso armer Fritz? Der hat am allerwenigsten damit zu tun, regt sich bloß am meisten darüber auf."

„Mareike, sein Vorzeigekind. Ich hoffe, dass der junge Vater wenigstens Chefarzt der Charité ist. Aber jetzt komm endlich rein und lass uns Tee trinken."

Sie machen es sich hinter dem Haus gemütlich. Maria hatte schon alles perfekt vorbereitet, selbst Block und Stifte liegen bereit.

„Lass uns gleich mit dem ganzen Organisationskram beginnen. Am nächsten Freitag fahren wir möglichst früh los. Willst Du mit deinem Auto fahren, oder sollen wir meines nehmen?" - „ Ich glaube Fritz fällt es leichter ohne mich zu sein, wenn er zum Trost die Familienkutsche hat."

„Hier eine Liste mit allem, was sinnvoll ist mitzunehmen. Außer diesen Sachen brauchst du nichts, gar nichts. Ich sorge für die Reiseapotheke und den Proviant. Und bitte, lass dein Handy zuhause."

„Warum denn das? Gerade in den Bergen ist es wichtig, eines dabei zu haben. Wenn uns etwas passiert, wie sollen wir Hilfe holen?" Tatjana rutscht hin und her.

„Uns passiert nichts. Außerdem ist in der Nähe eine alte Sennerin, die hat Telefon. Lass deine gewohnte Welt für ein paar Tage ganz hinter Dir, das bringt dich nicht um."

Tatjana kaut nervös auf der Unterlippe: „Was kostet die Hütte pro Tag?" - „Nichts, mein Schwager vermietet nicht. Wir werden ihm eine gute Flasche Wein mitbringen und Holz hacken, darüber freut er sich am meisten."

„Und was nimmst du zum Essen mit? Ich kann doch auch was besorgen." - „Oh, habe ich vergessen Dir zu sagen, dass bei einem Rückzug in die Natur gefastet wird? Klarheit im Kopf wird durch Leere im Bauch enorm unterstützt! Ich werde für uns einmal am Tag Kitchery und etwas Gemüse kochen. Ansonsten gibt es Obst, Knäckebrot, Zwieback und Tee natürlich, soviel du willst."

„Ah, ich verstehe, ein Schlemmerretreat sozusagen", Tatjana wird es immer ungemütlicher.

Maria lehnt sich in ihrem Stuhl zurück: „Jetzt kommt der wichtigste Teil der Reisevorbereitung. Weißt du, warum du diese Reise machst, hast du ein Ziel?"

Tatjana schaut sie entgeistert an: „Ist das nicht klar? Ich sitze im dicksten Schlamassel meines Lebens und den will ich gerne für eine Woche hinter mir lassen. Allerdings habe ich mir das etwas lustvoller vorgestellt."

„Oh, das ist eine gute Motivation den Lebensschlamassel hinter sich zu lassen. Willst du das wirklich nur für eine Woche oder lieber für immer?"

„Wie meinst du das? Natürlich will ich die Schwierigkeiten ganz loswerden - kannst du zaubern?"

„Kann ich leider nicht, aber ich kann dich begleiten und Dir helfen. In dieser Bergwoche kannst du Samen für Veränderung legen. Wenn du deine alten Gewohnheiten aufgibst, werden die augenblicklichen Schwierigkeiten sich nicht in Luft auflösen, aber sie werden nicht mehr so fest an Dir kleben. Sie werden sich verändern. Vielleicht lösen sie sich auf. Vielleicht werden sie zu Herausforderungen, an denen du wachsen kannst. Vielleicht werden ein paar von ihnen zu guten Freunden. Eines ist allerdings klar: Du musst bereit sein, ausgetrampelte Wege zu verlassen."

Tatjana rutscht in ihrem Stuhl hin und her: „Du machst mir Laune, das hört sich ja richtig nach Arbeit an."

„Ist es auch. Ich verspreche Dir keinen Rosengarten. Aber höre mir jetzt gut zu: Du bist dreiundfünfzig, und du hast für neue Lebensentwürfe nicht mehr endlos Zeit. Wenn du dich nicht daran gewöhnst, mit Veränderungen zu leben, sie als Freunde zu akzeptieren, dann wirst du starr werden, unflexibel, engstirnig. Ab sechzig wird es immer schwieriger, das Leben neu zu gestalten. Ab siebzig ist es kaum mehr möglich. Die Jahre zwischen fünfzig und sechzig sind kostbare Jahre. Da hast du noch eine reelle Chance, neu zu gestalten. Verschenke diese Chance nicht, Tatjana. Ich will Dir gerne dabei helfen."

Tatjana ist es warm geworden. Trotz gekühltem Tee, trotz mehrerer Tage Kaffeeentzug spürt sie eine Hitzewallung in sich aufsteigen, ihr Puls flattert, ihr Gesicht ist schweißnass. Maria reicht ihr ein Tempo: „Das lässt du auch noch hinter Dir. Nimm es als Zeichen, dass sich gerade etwas transformiert in deinem Körper. Dann empfindest du die Hitzewallung nicht mehr als so schrecklich."

„Ist die Predigt zum Sonntag jetzt beendet?" Die Bergwanderung scheint eine Wendung zu nehmen, mit der Tatjana nicht gerechnet hat. Sie war auf einen kurzen Erholungstrip eingestellt gewesen. Maria scheint aber ganz andere Pläne für sie zu haben. Was werden die Folgen sein? Wird sie danach überhaupt noch mit Fritz zusammenleben wollen? Wird sie jemals wieder einen Bürojob finden? Tatjana lehnt sich zurück und schließt die Augen. Kann es überhaupt noch schlimmer werden, als es jetzt schon ist?

Ich will frei und ungebunden sein. Niemand darf mir sagen, was ich tun soll, niemand darf mir sagen, was ich nicht tun soll. Und alle Menschen, die ich lieb habe, sollen frei sein. Ich werde allen Menschen Freiheit schenken. Ich werde auf einem Pferd reiten, über alle Hindernisse hinweg. Ich werde voran reiten. Ich will frei und ungebunden sein...

Tatjana richtet sich auf, schaut Maria in die Augen: „Mir ist wieder eingefallen, was ich als Kind geträumt habe. Ich wünsche mir, dass unsere Reise dabei hilft, diesen Traum zu verwirklichen."

„Wunderbar, Tatjana, jetzt kann die Reise losgehen." Maria ist wie elektrisiert aufgesprungen. „Was fehlt Dir, um den Traum zu verwirklichen?"

„Ein Pferd."

„Wenn es weiter nichts ist, hier nimm dieses Blatt Papier und male Dir das Wunschpferd. Das musst du immer bei Dir tragen. In den Tagen bis zu unserer Abreise überlege Dir, was dich bisher in deinem Leben hinderte, deinen Traum Wirklichkeit werden zu lassen. Schreibe Dir alle Hindernisse auf und nehme dieses Blatt mit auf die Reise. Heute will ich noch ein kleines Ritual mit Dir machen. Hast du Zeit?"

„Ja, natürlich habe ich Zeit. Ich bin jetzt Freifrau, ich habe alle Zeit der Welt."

Maria geht ins Haus und holt ein kleines Körbchen. „Komm Tatjana, wir gehen zu meinem Ritualplatz". Sie gehen in den hintersten Gartenwinkel, dort wo der hohe, alte Apfelbaum steht. Wie zartrosa Schnee liegen die Blütenblätter am Boden. Sie winden sich zwischen zwei hohen, weit ausladenden Forsythiensträuchern hindurch. Diese geben einen guten Sichtschutz zum Haus hin. Hinter den Sträuchern ist ein kleiner, verwunschener Platz. Die dichten Schlehenbüsche am Zaun verhindern neugierige Blicke von Straßenpassanten. Tatjana hat das Gefühl, in eine andere Welt einzutreten.

Maria wischt mit bloßen Händen die Blütenblätter zur Seite, bis ein großer freier Kreis entstanden ist. Sie greift in den Korb, holt vier faustgroße Steine heraus, reicht Tatjana den roten, mit schwarzen Adern durchzogenen Marmorbrocken. „Lege ihn hierhin." Sie deutet auf eine Stelle am Kreisrand. „Noch etwas weiter rechts bitte." Tatjana schüttelt den Kopf, sagt aber nichts, legt den roten Stein ab. Maria reicht ihr einen grünen Steinbrocken, mit etwas Glimmer. „Den lege hier auf den Kreisrand, direkt unter dem Apfelbaum." Tatjana gehorcht. „ Und jetzt diesen hier. Lege ihn genau gegenüber von dem roten Stein." Tatjana nimmt den schneeweißen Quarzstein. Sie spürt, dass Maria im Augenblick sehr pingelig ist. „Passt schon, leg ihn hin", Maria lächelt ihr zu. „Und jetzt noch den braunen Stein hier. Der kommt genau gegenüber dem grünen." Die Steine bilden ein Kreuz.

Maria holt eine Schaufel, kleingeschnittene Holzspäne, ein paar größere Holzstücke und vier kleine Dosen aus dem Korb. „Ich bereite hier in der Mitte die Feuerstelle vor. Pflücke du inzwischen einen Blumenstrauß. Nimm, was Dir gefällt. Bringe auch den Zettel mit, auf den du noch das Wunschpferd ma-

len wirst. Schreibe deinen Kindertraum darauf, das Pferd kannst du zu Hause malen."

Tatjana geht durch den Garten und pflückt einen bunten Strauß. Jetzt noch etwas Ziergras vom Teich, perfekt.

Beim Blumenpflücken werde ich immer wieder zum kleinen Mädchen, egal wie alt ich bin, nur die Knie spüre ich heute deutlicher.

Mit den Blumen und ihrem „Traumzettel" geht sie zurück zum verborgenen Garten.

Maria hat inzwischen eine Mulde in die Erde gegraben und in deren Mitte die Holzstöckchen wie ein kleines Indianerzelt, ein Tipi, aufgestellt. „Lass uns die Blumen in einem Bogen um die Feuerstelle legen. Hier zum roten Stein hin soll der Bogen offen sein. Lege deinen Zettel mit dem Kindertraum unter den roten Stein. Er markiert den Beginn deiner Reise, den ersten Schritt, deinen Traum zu verwirklichen." Tatjana führt alle Anweisungen Marias aus. Sie fragt nicht nach Warum und Wieso, spürt, dass Fragen hier nur stören und nichts klären.

„Und jetzt zünde das Feuer an." Maria reicht ihr die Streichhölzer.

Tatjana kniet sich vor das kleine Holztipi, betrachtet es genau. Es hat einen Eingang, durch den das trockene Gras und die feinen Holzspäne zu sehen sind, mit denen es gefüllt ist. „Halte das Zündholz genau an den Tipieingang", hört sie Maria sagen.

Tatjana hat das merkwürdige Gefühl, etwas Altvertrautes und doch Verbotenes zu tun. Ihre Hand zittert als sie das Zündholz in das Tipi hält. Es knistert, ein kleines Rauchwölkchen steigt nach oben, das Knistern geht in ein deutliches Prasseln über – das Tipi brennt. Maria kniet neben ihr nieder und schichtet drei größere Holzstücke um den brennenden Kegel. „Das war perfekt. Mit einem Streichholz das Feuer entzünden - das nenne ich einen klaren Anfang!" Tatjana fühlt sich großartig:

Wann ist es mir das letzte Mal gelungen, eine Sache auf Anhieb gut zu machen?

Sie stehen nebeneinander. Maria schließt die Augen, wirft nach einer Weile etwas Weihrauch in die Flammen. Sie umwandert das Feuer, bleibt bei

jedem Stein stehen, holt jedes Mal aus einer anderen Schachtel Räucherwerk, konzentriert sich, vielleicht betet sie auch, schließt den Kreis. Tatjana beobachtet sie fasziniert. So hat sie ihre Freundin noch nie erlebt, weit weg und doch so präsent, streng und weich zugleich.

Maria lächelt: „Komm, wir setzen uns auf die Erde und bleiben solange hier, bis das Feuer abgebrannt ist. Jetzt ist der beste Augenblick, Dir noch einmal klar zu machen, warum du diese Reise mit mir antrittst. Denke darüber nach, was für dich das Ziel dieser Reise sein soll und wie dieses Ziel konkret in deinem Leben aussehen kann. Lass vor deinem inneren Auge auch all die Dinge aufsteigen, die deine Abreise behindern. Übergebe sie den Flammen. Bitte das Feuer um Reinigung."

Schweigend sitzen sie nebeneinander, schauen in die Flammen, lassen Gedanken vorbeiziehen. Es beginnt zu dämmern, das Feuer fällt langsam in sich zusammen. Ab und zu leckt noch ein kleines blaues Flämmchen an einem verkohlten Holzstück, Glut schimmert auf im leichten Abendwind, eine Amsel singt aus voller Brust ihr Abendlied. Maria steht auf, klopft ihre Hose ab: „Es ist Zeit, das Ritual zu beenden und aufzulösen." Tatjana fällt es schwer, diesen magischen Augenblick zu beenden. Langsam steht sie auf. Wie steif sie sich fühlt!

„Nimm als erstes den braunen Stein hier hinten, dann den weißen, den grünen und als letztes den roten Stein. Bewahre deinen Zettel gut auf und versuche in den nächsten Tagen dein Traumpferd zu malen. Stecke den Zettel auf jeden Fall in deinen Rucksack."
Maria nimmt ihr die Steine ab und legt sie in den Korb zurück.

„Und die Blumen?" fragt Tatjana.

„Die bleiben hier als Dank an Mutter Erde und auch als Bitte an sie, uns gut durch die Reise in Frauenangelegenheiten zu tragen." Maria legt ihr lachend den Arm um die Schulter. „Versinke bitte nicht in zu großer Ehrfurcht, es genügt, Respekt vor dem Leben und seinen Kreisläufen zu haben. Hast du jetzt Hunger, magst du noch eine Suppe mit uns essen? Armin hat sie bestimmt schon fertig. Er weiß, dass ich nach Ritualen immer einen riesigen Appetit habe."

Tatjana fasst sich ein Herz: „Maria, was sagt eigentlich dein Mann zu all dem, was du da machst?"

„Ich habe schon oft mit ihm alleine, aber auch mit Freunden die Jahreszeitenfeste gefeiert. In deinem Fall hält er sich zurück. Er weiß, dass du Patientin bei mir bist, dass es in diesem Fall um deine ganz private Angelegenheit geht, die du nur mit mir teilst. Aber was die Rituale angeht, haben wir viel miteinander und voneinander gelernt."

Tatjana denkt nach. „Danke, aber ich will jetzt lieber alleine sein. Holst du mich am Freitag ab? Es ist doch ein langer Fußmarsch bis zu Dir. Ich glaube nicht, dass Fritz mich fahren wird."

Maria nickt: „Kann ich gut verstehen. Ich bin um acht Uhr bei Dir. Versuche bis dahin Diskussionen aus dem Weg zu gehen. Es ist besser, die Reise ohne rauchende Trümmer im Rücken zu beginnen."

Tatjana liegt lange wach. Sie schläft immer noch in Olivers altem Zimmer. Die Schwelle zum gemeinsamen Schlafzimmer ist sehr hoch geworden.

Am nächsten Morgen ist sie schon um sechs Uhr wach, trinkt eine Tasse heißes Wasser und schwingt sich aufs Fahrrad. Sie hat richtig Lust in die Pedale zu treten und im nahe gelegenen Wald zusammen mit den Vögeln den neuen Tag zu begrüßen. Maria, du wirfst deinen Schatten schon voraus, denkt sie und lächelt.

Zurück im Haus richtet sie Frühstück für zwei. Aber aus dem Schlafzimmer dringt nur leises Schnarchen. Soll er schlafen, solange er mag, seine Sache. Tatjana ist entschlossen, diesen sonnigen Morgen zu genießen.

Sie genießt auch den Einkauf auf dem Markt, lässt sich die Taschen mit Erdbeeren, Tomaten, Zucchini, Auberginen, gelber Paprika, knackigen Salaten, jungem Spinat, frischen Kräutern und Knoblauch füllen. Jetzt noch zum Fischstand, vier Seezungenfilets. Brot fehlt noch: Ciabatta und Olivenfladen und beim Milchstand Sahne, Eier, Parmesan und Büffelmozarella. Sie schleppt alles zurück zum Auto, stellt die Taschen vorsichtig in den Kofferraum, herrlich diese Fülle.

Vergnügt trällert sie einen Schlager von Eros Ramazotti vor sich hin.

Das nenne ich Stil, und jetzt noch einen „richtigen" Cappuccino in der italienischen Eisdiele. So schön kann das Leben sein – wie halte ich nur diesen Augenblick fest?

„Gar nicht", hört sie in Gedanken Maria sagen und streckt ihr, ebenfalls in Gedanken, die Zunge heraus. Sie löffelt den letzten Milchschaum aus der Tasse, bezahlt.

Die Heimfahrt lässt sich nicht mehr weiter hinausschieben. „Komm Tatjana, stell dich nicht so an. Zuhause bereitest du das Antipasto für morgen zu und bäckst die Biskuitroulade. Es gibt so viel schöne Dinge zu tun, lass dich nicht runterziehen." Sie redet mit sich selbst wie mit einem kleinen Kind.

Fritz geht ihr mit Erfolg den ganzen Tag aus dem Weg. Wie soll sie es bloß anstellen, mit ihm über morgen Mittag zu sprechen, ohne dass verletzende Bemerkungen fallen? Ihr fällt nichts Besseres ein, als Maria anzurufen. „Schreibe ihm eine Einladung und leg sie aufs Kopfkissen", ist Marias knapper Kommentar. Geniale Idee, darauf hätte ich auch selbst kommen können. Sie sucht in ihren Schreibunterlagen nach den paar Blatt Büttenpapier, die sie für besondere Gelegenheiten aufbewahrt hat. *Jetzt ist der Augenblick, du bekommst dein Bütten, Fritz!*

Lieber Großvater,
Mama kommt zu Dir morgen und wir begegnen uns zum ersten Mal. Du kannst mich nicht sehen, weil ich in Mamas Bauch bin. Vielleicht werde ich schlafen, obwohl ich auf dich gespannt bin. Sei darüber nicht ärgerlich, ich schlafe zurzeit sehr viel, weil ich so viel wachsen muss. Das ist ganz schön anstrengend. Mama wird bei Dir essen. Gib ihr was Gutes, damit sie viel isst, denn ich bin sehr hungrig. Wirst du mit mir spielen Großvater, wenn ich groß genug bin? Ich weiß selbst noch nicht, ob ich mit Dir Fußball oder Puppenstube spielen werde. Ich hoffe, du hast mich lieb. Bis morgen Mittag.

Dein Enkelkind.

Tatjana ist erschrocken. Was hat sie da zusammengeschrieben? Soll sie diesen Brief wirklich Fritz aufs Kopfkissen legen? Ihr Bauch sagt ja, ihr Kopf hämmert dagegen. Sie steckt den Brief in den passenden Büttenumschlag, schreibt „Für Großvater" darauf und geht ins Schlafzimmer. Das Bett ist perfekt gemacht, sie stutzt, legt den Umschlag auf das Kopfkissen und schleicht

auf Zehenspitzen wie aus einem verbotenen Raum. Sie streift durch das Haus, geht in den Keller, sucht Fritz im Garten. Er ist verschwunden. In der Garage fehlt sein Fahrrad.

Tatjana setzt sich auf die Terrasse unter den Sonnenschirm und versucht ein Pferd zu malen.

Warum muss es bei mir gerade ein Pferd sein? Ich kann keine Pferde malen, Regenwurm wäre recht, wenn es ums Malen geht.

Entnervt knüllt sie das vierte Blatt Papier zusammen und schmeißt es zu den anderen unter die Liege. Ich schau mir lieber den Ferienprospekt an, damit ich weiß, was ich versäume, denkt sie grimmig und blättert durch den Katalog. Plötzlich hält sie inne, schaut wie gebannt auf die untere rechte Seite: die Camargue, die weißen Pferde der Camargue, ungezähmt mit wehenden Mähnen. Genauso war ihr Pferd im Kindertraum. Sie spürt ihr Herz klopfen.

Na klar, das schneide ich aus, malen hin, malen her, das ist es. Ich werde einen Rahmen darum malen.

Sie holt sich eine Schere aus dem Nähkorb, schneidet vorsichtig die galoppierenden Pferde am Strand aus und klebt sie auf ihren Zettel. Ja, das ist genau ihr Traumbild. Sie malt grüne und blaue Wolkengebilde darum. Stolz und zufrieden steckt sie den Zettel in die Rückentasche von Olivers Rucksack. Das Packen hat begonnen!

Sie räumt die Terrasse auf und beschließt bei Gisela noch einen Termin für Maniküre und Pediküre auszumachen. Wenn schon keine Schminke, dann wenigstens perfekte Füße und Hände! Außerdem: wie oft kann sie sich noch diese Termine leisten? Tatjana fällt auf, dass sie bei allem, was ihr Spaß macht und wofür sie bezahlen muss, fragt: wie lange noch?

Da muss ich aufpassen, das kann zu einer dummen Gewohnheit werden. Maria hat mir schon oft eingeimpft, dass alles, was ich brauche, da ist. Und alles, was ich wirklich will, kann ich mir schaffen. So, und jetzt gehe ich duschen und dann ins Bett. Morgen brauche ich gute Nerven.

Früh am nächsten Morgen steht Tatjana mit einer Tasse Tee in der Hand in der Küche und ordnet alle Zutaten fürs Mittagessen. Die Küchentüre knallt gegen die Wand, Fritz wirft ihr den Brief auf den Tisch:

„Ich verbitte mir solche manipulativen Geschmacklosigkeiten." Er dreht sich um, will gehen. Tatjana hält ihn am Arm fest. „Ich bitte dich, sei zum Essen da. Schau Dir wenigstens an, wer ihr Partner ist und urteile dann." Tatjana spricht ganz ruhig, sie ist selbst überrascht.

„Hast du ihr erzählt, dass meine Mutter krank ist und sie wenigstens so viel Anstand haben sollte, ihre Großmutter zu besuchen, die nicht unerheblich an der Finanzierung ihres Studiums beteiligt war?"

„Nein, habe ich nicht."

„Gut, ich werde es ihr heute Mittag beibiegen. Ich kann ihr nur raten, den Besuch zu machen und nicht die berühmten Unpässlichkeiten einer Schwangerschaft vorzuschieben, um ihrem Egoismus zu frönen. Das kennen wir ja, der Apfel fällt nicht weit vom Stamm."

„Bitte geh jetzt und lass mich in Ruhe das Essen vorbereiten." Tatjana hält sich an der Tischkante fest, die Fingerknöchel treten weiß hervor.

Wenn du jetzt noch ein Wort sagst, hau ich Dir links und rechts eine runter.

Sie starrt zum Fenster hinaus, will Fritz nicht sehen.

Er lässt die Türe laut knallen, nach zwei Minuten knirscht sein Fahrrad die Einfahrt hinunter. Gott sei Dank ist er weg. Tatjana öffnet alle Fenster, die Luft in den Räumen kommt ihr vergiftet vor. Sie wäscht sich gründlich die Hände, bürstet die Haare durch, bindet sich resolut die Küchenschürze um: „Jetzt bin ich Köchin und sonst gar nichts", sagt sie laut in das Haus hinein.

Minka kommt mit erhobenem Schwanz aus dem Garten hereinstolziert. Sie macht sich in letzter Zeit oft unsichtbar, scheint die dicke Luft zu meiden. Jetzt schnurrt sie Tatjana um die Beine, verlangt die morgendliche Dose ein. „Ach, mein armes Mädchen, wir werden beide noch ganz schlank bei all dem Ärger. Komm, du bekommst dein Futter."

Tatjana hat sich zum Kochen eine CD aufgelegt. Tarantella, das passt so schön zum Menüplan und stimmt heiter. Diese Musik wurde in alter Zeit zur Heilung nach dem Biss der giftigen Tarantulaspinne eingesetzt, steht auf dem Umschlag der CD.

Genau das, was ich jetzt brauche, ein Gegengift.

Tatjana fühlt sich noch immer zutiefst verletzt. Sie hat es so gut gemeint mit dem Brief. Und dann diese Unterstellung: Manipulation!

Sie kommt gut voran in der Küche, die Musik beflügelt sie. Das Wetter ist schön. Sie beschließt, auf der Terrasse unter dem großen Sonnenschirm zu decken. Sie legt die naturweiße Leinendecke auf, schneidet einen bunten Sommerstrauß im Garten und stellt ihn in einem tönernen Weinkrug mitten auf den Tisch. Dann deckt sie das rustikale, handgetöpferte Geschirr auf, das sie vor Jahren aus Gubbio in Umbrien mitgebracht hatte. Ihre Stimmung wird immer gelöster, Urlaubsbilder aus einer anderen Zeit steigen auf.

Sie hört ein Auto die Einfahrt herauffahren, öffnet die Haustüre, streckt die Arme aus: „Willkommen!"

„Du siehst aus wie im Fernsehen, mach doch nicht so ein Melodram daraus." Fritz muss durch die Hintertüre ins Haus gekommen sein, steht mit verschwitztem Hemd und hochrotem Kopf hinter ihr.

„Willst du dich nicht umziehen?" Tatjana ist irritiert.

„Nein, ich habe Hunger. Wann können wir essen?" Fritz geht zur Terrasse und überlässt es Tatjana, Mareike und Schwiegersohn in spe zu begrüßen.

„Hallo Mareike", sie umarmt ihre Tochter. „Du siehst, Vater ist von deinen Plänen nicht begeistert."

„Das wird sich schon noch legen. Er ist ein alter Brummbär. Ich habe Knut schon vorgewarnt. Also Mama, das ist Knut – meine Mutter." Formvollendet stellt sie die beiden einander vor. Keinen schlechten Geschmack, meine Tochter, denkt Tatjana und beobachtet Knut, wie er behutsam den Arm um Mareike legt.

„Ich habe auf der Terrasse gedeckt, ist euch das recht?", fragt Tatjana.

„Wunderbar, ich kann im Augenblick gar nicht genug frische Luft haben."

„War die Fahrt anstrengend?" Tatjana beobachtet besorgt ihre Tochter. Ein wenig blass sieht sie aus, weicher im Gesicht und sehr dünn, noch schlanker als sonst.

„Nein, gar nicht. Wir sind gestern bis Nürnberg gefahren, haben Freunde besucht und dort übernachtet, so waren es heute bloß zwei Stunden Fahrt." Mareike schiebt Knut durchs Wohnzimmer, Richtung Terrasse: „Komm, Knut, er sitzt draußen. Ab in die Höhle des Löwen, dann haben wir es hinter uns", Mareike lacht und geht nach draußen.

Knut nimmt Tatjana galant das Tablett ab und stellt es auf den Beistellwagen.

So sind sie alle am Anfang, schießt es Tatjana durch den Kopf, aber das genieße ich jetzt. Mareike hilft ihr mit den Tellern. Fritz gießt Rotwein aus. Zuerst sich ein volles Glas, dann Knut ein viertel Glas, betont proletenhaft. „Probieren Sie, ob er Ihnen schmeckt, wenn ja, können Sie noch was nachhaben." Mareike beobachtet irritiert ihren Vater.

Schweigend wird das Antipasto verzehrt, nur unterbrochen von ein paar höflichen Komplimenten an die Köchin. Fritz gießt sich ein zweites Glas Wein ein, Knut bittet um Wasser, Mareike stochert auf ihrem Teller herum, isst kaum etwas, Tatjana ist heilfroh, in die Küche flüchten zu können. Im Hinausgehen hört sie Fritz fragen: „Und Sie haben also meine Tochter geschwängert."

Tatjana stolpert über den Teppich, kann gerade noch die Balance halten, schließt die Küchentür hinter sich. „So schnell sehen die mich nicht mehr. Ich bleibe hier, bis die Spaghetti fertig sind. Das tue ich mir nicht an. Mareike soll die Suppe selbst mit ihrem Vater auslöffeln, die haben sich doch immer gut miteinander verstanden", murmelt Tatjana vor sich hin.

Da geht die Tür auf und Mareike kommt mit zitternder Unterlippe herein. „Sag mal, was ist denn mit Vater los? Der benimmt sich ja genau wie die Proleten, über die er immer lästert. Er scheint schon betrunken zu sein. Hat er das öfter in letzter Zeit?"

Tatjana verteilt die Spaghetti-Teller, gibt gedünsteten Spinat in Olivenöl und Knoblauch darüber, drückt Mareike zwei Portionen in die Hand: „Komm, weiter den Löwen bändigen. Du kannst deinen Schatz jetzt nicht alleine lassen."

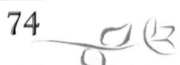

Draußen empfängt sie eisiges Schweigen. Alle beschäftigen sich intensiv mit dem Aufwickeln der Spaghetti auf die Gabel.

Tatjana schiebt ihren halbvollen Teller zurück: „Fritz, ich bin der Meinung, wir sollten die Tatsache, dass wir Großeltern werden, wie erwachsene Menschen regeln. Die Stimmung hier am Tisch ist weder für das Baby, noch für unsere Mägen gut. Lass uns akzeptieren, dass Mareike erwachsen ist und selbst ihr Leben gestaltet. Und ich finde, wir sollten Knut die Chance geben uns jetzt wenigstens erst mal kennen zu lernen."

Das junge Paar lächelt ihr verstohlen, aber dankbar zu. Fritz läuft rot an: „Mir reicht' s. Ich hab den beiden klar gemacht, dass wir nicht bereit sind, eine Kleinfamilie und ein Medizinstudium zu finanzieren."

„Und ich habe versucht, Sie darauf aufmerksam zu machen, dass finanzielle Unterstützung von Ihrer Seite weder benötigt wird, noch erwünscht ist." Knuts Stimme ist fest, lässt unterdrückte Wut ahnen.

Fritz starrt ihn mit offenem Mund an. Dann wendet er sich an Mareike: „Ich erwarte von Dir, dass du heute nach dem Essen deine Großmutter besuchst. Sie benötigt Hilfe. Ich hoffe, du hast noch nicht vergessen, was sie alles für dich getan hat."

Mareike ist blass geworden, schaut hilfesuchend zu ihrer Mutter, dann zu Knut. Dieser steht auf, geht zu ihr um den Tisch, legt wieder den Arm um ihre Schultern: „Herr Welter, ihre Tochter ist im Frühstadium der Schwangerschaft. Sie braucht Ruhe und Schonung. Dieses Kind ist ein Wunschkind. Ich akzeptiere nicht, dass es gefährdet wird. Die Reise von Berlin hierher war für Mareike anstrengend genug. Sollten sie weiterhin ihrer Tochter nur mit Vorwürfen und Drohungen begegnen, muss ich Mareike fragen, ob wir das Treffen nicht besser sofort beenden und abfahren. Für Sie…", er wendet sich Tatjana zu, „ tut es mir sehr leid, dass dieses gute Essen und der liebevoll gedeckte Tisch nicht mehr gewürdigt wird."

Tatjana schluckt, am liebsten würde sie losheulen. Was für ein wohlerzogener Mensch dieser Knut offensichtlich ist. Wann hat jemand zum letzten Mal ihre Tischdekoration zur Kenntnis genommen?

Fritz starrt Knut an, nimmt das halbvolle Glas Rotwein, kippt es in einem Zug hinunter, wischt sich mit dem Handrücken den Mund ab, fuchtelt mit dem Zeigefinger Richtung Mareike: „Du wirst schon noch erleben, was aus deinem Leben wird, wenn du mit dem zusammenbleibst. Einen Stall voll Kinder wirst du haben und die Wohnung auf Knien schrubben. Dafür hast du dann Medizin studiert, eine Doktorarbeit angeboten bekommen, unser Geld verbraten." Fritz schnauft schwer, lehnt sich zurück, fixiert Knut mit unverhohlener Ablehnung.

Knut schweigt, setzt sich wieder auf seinen Platz, lässt langsam das Glas Wasser in der Hand kreisen, schaut Fritz voll in die Augen: „Herr Welter, bei einem ersten Treffen spreche ich normalerweise nie darüber, aber für Sie scheint die Information wichtig zu sein. Ich stamme aus einer alten Kaufmannsfamilie. Geld haben wir genug. Ich verfüge nicht nur über ererbten Besitz, ich verdiene auch sehr gut. Beruhigt es Sie, wenn ich Ihnen versichern kann, dass für Ihre Tochter gesorgt ist? Wenn Mareike ihr Studium beenden und ihre Doktorarbeit schreiben will, kann sie das tun. Ich werde sie mit allem, was sie braucht, unterstützen. Ab sofort brauchen sie Mareike kein Studiengeld mehr zu schicken. Ich will, dass meine zukünftige Frau frei ist und sich bei niemandem bedanken muss für Zahlungen, die offensichtlich an Erwartungen geknüpft sind. Falls ihre Mutter mit den Entscheidungen ihrer Enkelin nicht einverstanden ist, dann soll sie doch den Betrag nennen, den sie bisher in Mareikes Ausbildung investiert hat. Er wird ihr umgehend überwiesen."

Fritz geht wortlos.

Tatjana schnappt nach Luft: „ Oh Gott, ist das alles schrecklich und peinlich. Es tut mir so leid, Kind. Mögt ihr noch Seezungenfilet? Salat, Kuchen? Bitte Knut, glauben Sie nicht, dass es hier immer so ist. Mein Mann, ich, ach im Augenblick ist alles verfahren."

Mareike schaut Knut mit großen bewundernden Augen an. Er lächelt ihr zu, wendet sich dann zu Tatjana: „Frau Welter, oder darf ich schon Tatjana sagen?" - er lächelt verschmitzt und Tatjana nickt „also, Tatjana, ich hoffe, Sie kommen am 15. August zu unserer Hochzeit nach Berlin. Vielleicht hat Ihr Mann bis dahin seine Meinung geändert, dann ist auch er herzlich eingeladen.

Ich glaube, es wäre für Mareike, so modern und selbstständig sie ist, sehr schmerzhaft, ohne Eltern zu heiraten. Aber darüber können wir ja noch in Ruhe am Telefon sprechen. Jetzt denke ich, sollten wir fahren. Sie kochen wunderbar. Ich glaube ein anderes Mal werden wir das besser zu schätzen wissen. Knut ist aufgestanden und nickt Mareike zu. Tatjana begleitet die beiden nach draußen zum Auto.

„Braucht ihr eine Flasche Wasser für die Fahrt?" Sie will so gerne den beiden etwas Gutes tun, den unmöglichen Auftritt von Fritz vergessen machen.

„Ja, Mutter, das ist eine gute Idee, du bist Klasse", Mareike umarmt sie. „Mir ist so oft schlecht. Knäckebrot essen und Wasser trinken hilft noch am besten", flüstert sie ihr ins Ohr.

„Ach mein Mädchen…" Tatjana streichelt Mareikes Rücken, „in vier Wochen ist das sicher vorbei, vielleicht sogar schneller. Ich wünsche euch eine gute Fahrt und wenn du etwas brauchst, ruf an. Nur ab Freitag bin ich für eine Woche weg."

Mareike zieht erstaunt eine Augenbraue hoch: „Alleine, ohne Vater?"

„Ohne Vater, mit Maria, ich brauche eine Auszeit."

„Kann ich verstehen. Also tschüs, Mutter, lass dich nicht unterkriegen. Und danke für alles."

Tatjana fühlt sich wie ausgebrannt. Mechanisch räumt sie den Tisch ab, wirft die Spaghetti in den Mülleimer, füllt die Geschirrspülmaschine. Der Fisch wird abgewaschen und kleingeschnitten. Er lag den ganzen Vormittag über in einer Zitronensaftbeize, jetzt soll wenigstens Minka ihr Fest haben. Nach zwei Stunden sind die Spuren des misslungenen Antrittsbesuches verwischt.

Tatjana geht zum Telefon, überlegt, wen sie jetzt am frühen Sonntagnachmittag anrufen kann. Oliver entfällt. Der arme Bursche musste in den letzten Tagen oft genug dafür herhalten, dass sie mit Fritz zurzeit nicht sprechen will. Maria will sie nur in Notfällen stören. Gisela hat Familie, die Töchter kommen meist am Wochenende zum Mittagessen. Alle anderen Mütter, die sie seit den Schultagen der Kinder kennt, werden gerade dabei sein, für

ihre Liebsten den Kaffeetisch zu decken. Tatjana erlebt sich als Singlefrau. Was machen die an Sonntagnachmittagen? Radfahren, Schwimmen, Kaffeetrinken gehen, Kino.

Tatjana nimmt ihr Fahrrad und schlägt den Weg Richtung See ein. Sie überlegt: unterwegs Kaffee trinken und vielleicht noch einen Film anschauen, dann ist dieser schreckliche Sonntag totgeschlagen. Es sind noch vier Tage bis zur Abreise, was tue ich bis dahin?

Montagmorgen wartet Tatjana unter der Bettdecke ab, bis Fritz das Haus verlässt. Sie will ihn nicht sehen. Sie hat einen Plan aufgestellt: Heute will sie im Speicher aufräumen, viele Säcke für den Wertstoffhof füllen. Wenn es unter dem Dach zu heiß wird, will sie im Garten Unkraut jäten und Blumen hochbinden. Morgen ist Verschönerungstermin bei Gisela, danach kann sie weiter im Speicher räumen. In zwanzig Jahren sammelt sich viel Gerümpel an, das braucht Zeit zum Ausmisten. Am liebsten würde sie Oliver anrufen und fragen, ob er sein Zimmer mit dem von Mareike tauschen will. Sie würde gerne sein Zimmer fest beziehen. Sie stellt sich vor, wie sie es dann umgestalten wird. Aber Maria bat sie, keine Entscheidungen bezüglich Partnerschaft und Beruf vor der Reise zu treffen.

Bis in die späten Abendstunden wühlt Tatjana auf dem Speicher. Sie hört Fritz nicht mehr nach Hause kommen.

Wie jeden Morgen sitzt er in der S-Bahn. Petra Schinkel hat sich ganz selbstverständlich neben ihn gesetzt. Das ist ihr in den letzten Tagen zur Gewohnheit geworden. So scherzt es sich kurzweilig bis zum Arbeitsplatz. Fritz Welter, Abteilungschef, studiert, kulturell interessiert, witzig, charmant, hat in ihren Augen nur einen Schönheitsfehler: er ist verheiratet. Das lässt sich ändern, hat sie beschlossen und strahlt ihn mit ihren großen Augen an.

Fritz lächelt gequält und müde. Er fühlt sich scheußlich. Die halbe Nacht hat er sich im Bett hin und her gewälzt und in Gedanken mit Knut Geelsen gerungen. Dieser arrogante Schnösel, meint, er braucht bloß mit dem Scheckheft zu winken und alle liegen ihm zu Füßen, so wie Mareike es offensichtlich tut. Was für eine Enttäuschung! Mareike, selbstbewusst, intelligent, ein echter

Spross seiner Familie, und jetzt: das schwangere Anhängsel dieses großkotzigen Menschen! Wie soll er das seiner Mutter sagen. Im Augenblick wohl gar nicht, ihr Blutdruck ist viel zu hoch.

„Fritz, hörst du mir überhaupt zu?" Petra Schinkels Stimme klingt irritiert.

Fritz fährt hoch. „Ich habe heute Nacht sehr schlecht geschlafen, tut mir leid, Petra, was hast du gesagt?" - Jetzt bloß keinen Ärger auch noch mit ihr, denkt Fritz müde.

„Ich habe gefragt, ob du Zeit hast, heute Abend nach der Arbeit zu dem neuen Italiener am Rosenheimer Platz zu gehen." Petra legt einen leisen Schmollton in die Stimme.

„Genügt es Dir, wenn ich Dir am frühen Nachmittag Bescheid gebe? Für mich stehen ein paar Entscheidungen an. Ich kann jetzt noch nicht sagen, ab wann ich heute Abend Zeit habe."

„Klar. Wir können auch morgen gehen, wenn du heute keine Zeit hast."

„Ich glaube, ich werde sehr gerne heute Abend mit Dir essen gehen. Ich ruf dich auf jeden Fall an." Fritz versinkt wieder in sein brütendes Schweigen.

Petra Schinkel schweigt mit ihm. Sie spürt, dass er nicht gestört sein will. Vielleicht trifft er gerade Entscheidungen, die für mich von Vorteil sind, denkt sie, und lächelt zum Fenster hinaus.

Im Büro gibt Fritz seiner Sekretärin Anweisung, für die nächste Stunde keine Besucher oder Anrufe vorzulassen. Er fährt seinen Computer hoch und sucht nach Pensionen oder einem kleinen Hotel hier in der Nähe. Er hat beschlossen, ein paar Tage von zuhause wegzubleiben. Allein Tatjanas Anblick macht ihn wütend. Er will ihr im Augenblick nicht begegnen, vor allem nach dem gestrigen, unsäglichen Auftritt des Herrn Geelsen. Wie sie sich an den hingeschmissen hat. Alle Frauen reagieren doch gleich, wenn ein voller Geldbeutel winkt!

Er findet eine kleine Familienpension, gleich um die Ecke, mit Zimmern nach hinten zur Grünanlage, Dusche auf dem Gang, mit Frühstück 45 Euro die Nacht, bei Buchungen über sieben Tage 35 Euro. Na, das ist doch was. Falls sich der Ärger noch länger hinzieht, sind das tausend Euro Mehrbelas-

tung im Monat. Genau das Geld, das Mareike bisher bekam, aber gut angelegt zu seiner Nervenschonung. Er ruft an, ja es sind noch Zimmer frei, auch für einen längeren Zeitraum. Fritz legt vergnügt den Hörer auf. Soll er noch mal kurz nach Hause fahren und Koffer packen? Nein, er beschließt in der Mittagspause einen Trolli zu kaufen und etwas Kleidung, sowie Toilettenartikel für eine Woche, das muss drin sein. Wann hat er sich überhaupt zum letzten Mal etwas zum Anziehen gekauft? Tatjana schmeißt das Geld ja auch für Reisen zum Fenster hinaus, jetzt ist er mal dran. Wann will er sich mit Petra treffen? Sieben Uhr? Es kann ruhig spät werden. Er jedenfalls wird heute Abend nicht mehr mit der S-Bahn fahren.

Am nächsten Tag empfängt Gisela Tatjana strahlend wie immer. Tatjana kann sich nicht daran erinnern, sie jemals ungeschminkt oder schlecht frisiert gesehen zu haben. Gisela ist immer perfekt und scheinbar alterslos. „Fährst du in Urlaub Tatjana, dass du dich so hübsch machen lässt?"

„Ja, am Freitag geht es für eine Woche in die Berge." Tatjana will nicht mehr erzählen.

„Habt ihr ein Hotel mit Wellnessanlage? Es soll ja traumhafte Verwöhnparadiese geben, habe ich gelesen." Gisela ist heute ungewöhnlich gesprächig.

„Wie kommst du darauf, dass ich in eine Wellnessoase gehe?"

„Wer lässt sich schon die Zehennägel lackieren, um sie anschließend in Bergstiefeln zu verstecken." Gisela lacht über ihren eigenen Scharfsinn.

„Ich zum Beispiel. Soweit ich weiß, gibt es in dem Haus, das ich besuche, keinen Wellnessbereich."

„Wie schade." Gisela verstummt. Sie spürt, dass Tatjana heute nicht zu einem Schwätzchen aufgelegt ist.

Nach einer Stunde steht Tatjana auf. Finger- und Zehennägel sind wohlgeformt, frisch lackiert, die Hände und Füße von den anregenden Ölen gut durchblutet. Sie geht mit Gisela in den Vorraum, holt die Geldbörse aus der Handtasche, da wird die Türe aufgerissen und Amelie stürmt herein. Goldblonde Kringellocken kleben im schweißnassen Gesicht, leuchtend blaue Augen strahlen Gisela an. „Mama, hast du was dagegen, wenn wir noch mal

wegreiten? Ich verspreche Dir ganz fest, dass ich heute Abend die Küche aufräumen werde, bitte!"

Tatjana steht reglos. Im Bruchteil einer Sekunde nimmt sie das Bild einer Wandlung wahr. Amelie, ungeschminkt, erhitzt vom Sport, straffe Figur mit ausgeprägten weiblichen Rundungen, Lockenkopf, dunkelrote, stark durchblutete volle Lippen. Gisela, hager, faltiger Hals, faltige Hände, perfekt geschminkt, Föhnfrisur. Mutter und Tochter, zwei Welten, zwei Bilder derselben Frau. Dazwischen: dreißig Jahre.

Sie hört Giselas Stimme: „Vierzig Euro, Tatjana. Und ich wünsche Dir einen schönen, erholsamen Urlaub." Tatjana bezahlt, geht wie in Trance zum Auto, blickt Amelie, die hinter ihr aus dem Haus stürmt, noch lange nach.

Jugend ist nicht käuflich. Nicht mit Schminke, nicht mit Lifting, nicht mit ausgetüftelten Antiagingmethoden. Jugend strahlt von innen, und dieses Strahlen wie Amelie es hat, sehe ich auch bei jungen Leuten nur noch selten.

Nachdenklich fährt Tatjana nach Hause, blickt auf ihre Hände – der Nagellack leuchtet ihr grell entgegen.

Weggehen um anzukommen

Maria steht um acht Uhr mit dem Auto in der Einfahrt. Heute ist Tatjana dankbar für ihre Pünktlichkeit, die Höflichkeit der Könige, wie Maria immer sagt. Seit sieben Uhr wartet sie am Küchenfenster mit gepacktem Rucksack, Flattern im Bauch und einer schnurrenden Katze auf dem Schoß. Frühstücken war heute nicht möglich, eine Tasse Tee hat sie getrunken. Ihr Magen rebelliert seit Fritz weg ist.

Was für schreckliche Bilder ihr durch den Kopf gegangen sind: Ein S-Bahn-Unfall. Aber das hätte sie in den Nachrichten gehört. Störung mit Personenschaden nennen sie das. Aber das hätte ihr die Polizei mitgeteilt. Er hat eine andere, das kommt nicht im Radio und die Polizei hält sich da raus. Gestern Nachmittag kam ihr der Gedanke, bei ihm im Büro anzurufen, direkt auf seiner Nummer. Tatjana hat eingehängt, als sie seine Stimme hörte. „Bleib wo der Pfeffer wächst, du Mistkerl!" hat sie das Telefon angeschrien. Seither hat sie nichts gegessen.

Sie öffnet Maria die Haustüre. Die scheint gut aufgelegt zu sein: „Hey, jetzt geht es los, freust du dich?"

Tatjana lächelt gequält: „Wird Zeit, dass ich hier wegkomme", ist ihr einziger Kommentar. Sie drückt Minka an sich: „Mach´ s gut, Alte. Frau Möckel wird dich versorgen. Geh nicht so um die Häuser wie dein Herrchen. Ich bin bald wieder da."

Maria zieht hörbar den Atem ein. Ja, es wird höchste Zeit hier loszufahren.

Zwei Schlafsäcke und zwei dickgepackte Rucksäcke, die Bergstiefel außen festgebunden, liegen im Kofferraum. Zwei Handtaschen, weibliches Accessoire für persönliche Geheimnisse, liegen auf der Rückbank.

Maria und Tatjana fahren durch eine blühende Frühsommerlandschaft. Über ihnen ein bayrischer Himmel, tiefdunkles Blau mit weißen Federwölkchen. Vor ihnen sattgrüne Hügel, die Lindenbaumallee in hellem Maiengrün. Hinter ihnen ein verständnisvoller und ein grollender Ehegatte.

Nach einer Stunde knurrt Tatjanas Magen unüberhörbar. „Hast du nichts gegessen?", fragt Maria überrascht.

„Ich übe schon mal für den Retreat."

„Oh, verstehe. Im nächsten Ort suche ich eine Bäckerei. Kräutertee und Butterbrezel sei Dir erlaubt. Ich entbinde dich hiermit vom strengen Fastengelöbnis." Maria lacht.

Tatjana und Maria balancieren ihr Frühstück in den Hinterraum der Bäckerei. Maria reißt ein Fester auf. „Du meine Güte, ist hier eine dicke Luft", stöhnt sie. „Bayrisches Dorfleben ist immer wieder gut für Abenteuer." Sie genießen die großzügig gebutterte, halbwarme Brezel, schlürfen vorsichtig den heißen Tee.

Tatjana erzählt, dass Fritz seit vergangenem Sonntag verschwunden ist, beschreibt ausführlich Mareikes Besuch. Maria hört ihr aufmerksam zu.

„Hast du gut gemacht, Tatjana. Ich bin froh, dass du Streit aus dem Weg gegangen bist. Das macht es Dir jetzt leichter abzuschalten. Jetzt denkst du eine Woche lang über nichts nach, was deine Familie anbelangt. In dieser Woche bist du die Hauptperson. Die nächsten Tage geht es nur um dich und wie du dein zukünftiges Leben heilsamer meisterst. Glaubst du, du kannst es aushalten, eine Woche lang Minka, Oliver, Mareike und Fritz - und ich meine es genau in dieser Reihenfolge - hinter Dir zu lassen?"

„Ich will's versuchen." Tatjana rührt nervös mit ihrem Löffel in der leeren Tasse herum.

„Lass uns weiterfahren", sagt Maria. „Bei dem Schneckentempo auf Bayerns Dorfstraßen brauchen wir noch ungefähr zwei Stunden. Dann kommen wir genau recht zum Mittagessen. Ich weiß, dass meine Schwägerin uns nicht gehen lässt, bevor wir bei ihr etwas gegessen haben. Also lass uns in die vollen Töpfe springen. Du musst noch nicht fasten, verstanden?" Maria schließt das Fenster, nimmt mit spitzen Fingern die vergilbten Stores und schiebt sie zurecht.

Punkt Zwölf fahren sie auf dem Hof von Marias Schwager Gregor vor.

Gregor und Babette leben auf einem weitläufigen Hof, etwas außerhalb des Dorfes, oben auf einem Hügel. Der ehemalige Stall ist zu einer Elekt-

rowerkstatt ausgebaut worden. Der Geräteschuppen daneben wurde zu einem kleinen Hofladen umfunktioniert, in dem Babette jeden Freitag und Samstag Kartoffeln, Salat, Saisongemüse und selbstgemachte Marmeladen verkauft. Ihre vier Kinder helfen neben der Schule in der kleinen Landwirtschaft mit.

Gregor kommt aus seiner Werkstatt, geht mit ausgebreiteten Armen auf Maria zu: „Ja, da sind ja die Bergsteigerinnen! Ist die Reise gut gegangen? Jetzt kommt mit rein. Die Kinder sind sicher schon da, und du weißt ja, Maria, Babette wartet nicht gerne mit ihren heißen Schüsseln."

Für Tatjana öffnet sich die Türe in eine andere Welt: großer Familientisch, viel Lachen, Reden, Schüsseln reichen, neugierige Blicke der Kinder in ihre Richtung, aber keines stellt Fragen.

Nach der Suppe lehnt sich Gregor zurück, schaut Maria an: „Und was wollt ihr jetzt die ganze Woche lang da oben machen?"

„Wandern, ausschlafen, einfach ausspannen. Wir haben beide eine anstrengende Zeit hinter uns." weicht Maria aus.

Gregor reibt sich nachdenklich die Nase: „Der Mensch ist schon komisch. Erst schiebt er die Arbeit mit dem Hirn an, und dann braucht er eine Woche Ausspannen. Könnte man doch gleich alles gemütlich erledigen, oder? Aber das geht mich nichts an. Wann wollt ihr denn rauffahren?"

„Gleich nach dem Mittagessen, wenn es bei Dir geht." Maria schaut ihn fragend an.

„Können wir schon machen." Gregor schaufelt sich einen Berg Bratkartoffeln auf den Teller, dazu eine dicke Scheibe Leberkäse mit Spiegelei.

Maria und Tatjana teilen sich eine Scheibe Leberkäse unter Protest der Hausfrau: „Ihr müsst doch eine anständige Unterlage haben, wenn ihr in die Berge geht." Jede bekommt ein Spiegelei von ihr auf den Teller gelegt. „Greift zu, in der Küche ist noch genug."

Dunkler Fichtenwald umgibt sie. Das schmale Sträßchen windet sich den Berghang hinauf, der Wagen wird immer langsamer, grünende Himbeersträucher streifen die Scheiben. Jetzt kommt ihnen auch noch ein Traktor entgegen. Gregor weicht in den Wald aus, kurbelt sein Fenster herunter, redet eine Weile im breitesten Bayrisch mit dem Bauern auf dem Traktor. Als dieser

seinen Filzhut in den Nacken schiebt, geben beide Gas und fahren weiter. Es stinkt nach Diesel. Tatjana spürt Übelkeit in der Magengegend, aber sie sagt nichts.

Gregor schreit zu Maria hinüber: „Der Sepp hat gesagt, dass die Agatha mit dem Vieh wieder oben ist. Da habt ihr Ansprache, wenn ihr wollt." Dann fährt er schweigend weiter, konzentriert sich auf den immer schmäler werdenden Weg. Das letzte Stück ist so steil, dass sie wie festgeklebt in ihren Sitzen liegen. Dann ist der Wald abrupt zu Ende. Sie fahren auf eine Bergwiese voller Blumen. Tatjana kann keinen Weg erkennen. Jetzt geht es in einer scharfen Kurve um einen einsamen Fels herum. Am Waldrand unter drei hohen Lärchen steht eine kleine Berghütte. „Das ist sie", sagt Gregor stolz. Ohne zu zögern, als sei es eine breit geteerte Hofeinfahrt, hält er darauf zu und bremst hart vor der Haustüre. Tatjana steigt benommen aus. Sechshundert Höhenmeter in einer Viertelstunde, ihr reicht es!

Gregor stellt ihre Rucksäcke vor die Eingangstüre und die Proviantkiste dazu. Die Damen halten ihre Handtaschen noch immer fest, in dieser Umgebung ein komischer Anblick. Er grinst verstohlen: „Darf ich den Damen das Feriendomizil zeigen?" Er weiß, dass Maria sich auskennt, dennoch ist es ihm wichtig, Tatjana in das Familienjuwel einzuführen. Sie trottet hinter ihm her, lässt sich den großen offenen Kamin mit der selbstgefertigten Heißwasseraufbereitung zeigen, nimmt die winzige Dusche mit Toilette und Puppenhandwaschbecken zur Kenntnis, kann über fließend Wasser in der Küche und zweiflammigen Gasherd nicht gebührend jubeln, ihr Magen registriert nur die abgestandene Luft. Sie will raus! Tief ein- und ausatmend setzt sie sich auf die Hüttenbank und versucht ihr Innenleben unter Kontrolle zu halten.

Gregor klopft auf den Holztisch: „Macht es gut, morgen in einer Woche hol ich euch wieder ab", steigt in seine Blechkiste und ruckelt davon.

Tatjana sitzt im Schatten, hört dem Summen der vielen Insekten zu. Die Fahrt mit dem Jeep und das schwere Mittagessen haben ihr zugesetzt. Maria kocht Tee für sie beide, kommt mit einer großen Kanne und zwei bauchigen Tassen aus der Hütte. Der Melissentee dampft, sie trinken in kleinen Schlucken. Tatjanas Gesicht bekommt wieder Farbe.

„Sag mal, Maria, kannst du mir erklären, warum ich in letzter Zeit so labil und empfindlich geworden bin? Ich weiß, ich bin in den Wechseljahren. Aber warum habe ich diese Beschwerden und andere Frauen, die ich kenne nicht?"

Maria wird jäh aus ihren eigenen Gedanken gerissen: „Hast du Dir schon mal die Frage gestellt, was sich wechselt in den Wechseljahren?" Tatjana schüttelt den Kopf.

„Wechseljahre sind eine ganz besondere Zeit", fährt Maria fort. „Auch Männer durchleben sie, allerdings nicht so auffällig wie wir Frauen. Ich erzähle Dir, wenn du willst, meine Gedanken dazu, nicht die wissenschaftlichen Erklärungen. Die kannst du im Internet oder in einem der vielen Bücher dazu nachlesen." Tatjana schaut Maria neugierig an.

„Ich finde, Wechseljahre helfen uns heiler, buchstäblich runder zu werden. Hast du schon mal alte Frauen und Männer beobachten können, die relativ unberührt von unserer jugendvernarrten Zeit leben? Menschen, die mit großer Wahrscheinlichkeit keine Hormone einnehmen und ihren Platz im Leben kennen? Ist Dir aufgefallen, dass alte Frauen oft ein härteres, männlicheres Gesicht bekommen und Männer dafür weicher werden? Sind Dir auch schon alte Männer begegnet, die nicht nur weniger Haare auf dem Kopf haben, sondern auch weniger Bartwuchs und wenn sie zu Übergewicht neigen auch einen Brustansatz bekommen? Und bei den älteren Frauen wird die Brust flacher und der Taillenumfang nimmt zu, die Oberschenkel werden schmaler und der Bauch steht weiter vor. Eine Horrorvorstellung für alle genormten Gemüter, nicht wahr? Leben ist Veränderung, Tatjana. In den Wechseljahren verändert sich die Relation der männlichen und weiblichen Hormone bei uns Frauen und ebenso bei den Männern. Es ist ein über Jahre dauernder Prozess, der bei den meisten von uns kaum merklich mit Anfang vierzig beginnt und mit Anfang sechzig abgeschlossen sein sollte. Im Idealfall hat sich in dieser langen Zeit der körperlichen Umstellung auch der Geist weiter entwickelt. Frauen sind dann meist selbstbewusster, lassen sich keine Vorschriften mehr machen, setzen ihre Ansichten rigoroser durch. In unserem Kulturbereich wird das immer noch belächelt oder auch schlichtweg verunglimpft

wie: die Alte hat Haare auf den Zähnen, oder: er ist ja ganz nett, aber sie! Es ist das klassische Bild der alten Hexe. Männer hingegen haben im Alter die Chance, mehr ihren weiblichen Anteil zu leben. Idealerweise sollten sie jetzt Gelegenheit haben, sich aus dem harten Berufsalltag zurückzunehmen. In der heutigen Zeit stehen sie zu diesem Zeitpunkt entweder auf der Höhe ihrer Karriere oder werden als zu alt aussortiert. Kaum einer hat Gelegenheit, seine Erfahrungen mit der Jugend zu teilen. Ich weiß aber auch, dass viele alte Menschen verbittert und vergesslich sind und junge Menschen keinerlei Interesse haben sich ihre starren Ansichten anzuhören. Das liegt aber nicht am Fluss des Lebens selbst, die Ursache sind wir und was wir aus unserem Leben machen."

Maria hat sich in Fahrt geredet: „Und jetzt zu deiner Frage: Warum spürst du die Wechseljahre mehr als andere Frauen, die du kennst? Zunächst rate ich Dir, glaube nicht alles was gesagt wird. Für viele Frauen ist es wichtig, so zu tun, als ob sie keine Wechseljahre hätten. Oft sind sie dafür bereit, einen sehr hohen Preis zu bezahlen, seien es langjährige Hormoneinnahmen, die ein erhöhtes Brustkrebsrisiko mit sich bringen, seien es Schönheitsoperationen, die aus einem individuellen Gesicht eine mehr oder minder gelungene Maske machen. Immer steht dahinter die Angst, nicht mehr anerkannt, geliebt und gebraucht zu werden. Und es stimmt, mindestens die Hälfte aller Frauen über fünfzig haben keine Wechseljahrbeschwerden. Nimm Dir die Zeit, Tatjana, und unterhalte dich mit diesen Frauen. Lass Dir erzählen von ihrem Leben, ihrer Arbeit, ihrer Partnerschaft. Ich habe festgestellt, dass die meisten Frauen, die keine Beschwerden haben, zufriedene Frauen sind. Sie haben für sich eine Lebensform gefunden, mit der sie im Einklang sind."

Tatjana schenkt für beide Tee nach: "Und warum glaubst du, dass ich in den letzten Wochen so viel Beschwerden habe? Ist es Fritz, die Arbeit, die Angst vor dem Altwerden oder alles zusammen?"

„Ich glaube die Ursache für Wechseljahrbeschwerden lässt sich bei keiner Frau an einem Grund festmachen. Eines haben diese Frauen aber meiner Erfahrung nach alle gemeinsam: Sie haben sich selbst bisher nicht ernst genug genommen. Immer stehen die Familie, die Arbeit oder andere Verpflichtungen und Sorgen im Vordergrund. Diese Frauen nennen immer triftige Gründe,

warum sie gerade jetzt keine Zeit oder keine Möglichkeit haben, ihr Leben zu verändern. Sie halten sich an Laborparametern fest. Sie wollen ein Zaubermittelchen. Sie wollen den schnellen Heilerfolg, nur einen eigenen Beitrag dazu, den wollen sie nicht leisten."

Tatjana rutscht auf dem Stuhl unruhig hin und her. Fange jetzt bloß nicht mit deinen Ernährungsratschlägen an, denkt sie.

Maria trinkt ihre Tasse aus: "Tatjana, ich schätze es sehr, dass du dich auf diese Reise eingelassen hast. Damit hast du die Tür für eine heilende Veränderung geöffnet. Ich freue mich, dich dabei begleiten zu dürfen und Dir zu helfen, bewusst den Übergang in deinem Leben zu vollziehen. Wenn es Dir gelingt mit der Zeit der Fruchtbarkeit vollkommen abzuschließen, innerlich wie äußerlich, dann wird viel Energie frei für das, was danach kommt. Und sei Dir bewusst, es kommt noch ganz viel danach. Das lustvolle Leben geht nicht mit den grauen Haaren zu Ende. Wenn es Dir gelingt, zu deiner körperlichen Umstellung zu stehen, wenn du nicht ständig versuchst, ein paar Jahre jünger auszusehen, stattdessen aber deinem Körper seinen natürlichen Rhythmus gönnst, ihn gut ernährst und für Freude in deinem Leben sorgst, dann kommst du wieder an deine Kraft, die dich zeitlos jung sein lässt."

Tatjana schaut nachdenklich vor sich hin: „Ich habe da noch eine Frage: du meinst tatsächlich, Frauen werden im Alter mehr zum Mann und Männer mehr zu Frauen?"

Maria lacht: „Das erschreckt dich? Du brauchst keine Angst zu haben. Ich meine nicht, dass du dich ab sechzig rasieren musst. Aber schau einfach mal hin. Übersehe nicht wie gewohnt die alten Menschen, sondern halte nach Vorbildern Ausschau. Es gibt sie noch, - wenige, zugegeben -, aber es gibt sie. Mein großes Vorbild ist Alexandra David-Neel. Sie hat sich zu ihrem hundertsten Geburtstag einen neuen Pass ausstellen lassen - ich will bereit sein, wenn eine neue Reise auf mich wartet -, hat sie gesagt. Ja, es ist traurig, dass viele Menschen im Alter starrsinnig, vergesslich und dumpf werden. Aber das hast du in der Hand, Tatjana. So wie du deinen Lebensweg jetzt gestaltest, bestimmst du, wie dein Alter sein wird."

Maria steht auf. „Komm, lass uns unsere Rucksäcke auspacken. Wir haben genug philosophiert." Sie gehen in die Hütte. Kurz darauf schreit Tatjana gellend auf, lässt ihren Rucksack fallen und rennt zur Hütte hinaus. Maria folgt ihr besorgt nach, die Notfalltropfen schon in der Hand.

„Eine Spinne, wie eklig, eine riesige Spinne, so groß!" Tatjana deutet auf ihre Handfläche. „Glatter Fall von Vogelspinne. Die sind hier oben nicht so giftig, es ist ihnen zu kalt." Maria lacht erleichtert auf: „Nimm trotzdem die Notfalltropfen, du scheinst ja ganz schön mitgenommen zu sein." Sie holt ein Glas Wasser, zählt vier Tropfen ab und reicht es Tatjana. Die sitzt bleich auf der Hüttenbank und nimmt mit zitternder Hand das Glas. „Glaubst du, es sind noch mehr in der Hütte? Ich kann da nicht schlafen."

„Wenn du dich beruhigt hast, gehen wir hoch und untersuchen unser Schlafzimmer genau. Normalerweise sind im Sommer die Spinnen lieber draußen als drinnen." Maria wartet geduldig, bis die Tropfen ihre Wirkung tun und Tatjana bereit ist, den Schlafraum zu inspizieren. Sie gehen die schmale Treppe hoch. In einem hellen, komplett holzvertäfelten Raum stehen zwei Stockbetten, ein alter Kleiderschrank, zwei wackelige Holzstühle um einen ebenso alten Tisch - mehr nicht. Sie hängen ihre Sachen in den Schrank, legen die Rucksäcke auf den oberen Betten ab. Die Bergstiefel werden hinter die Türe gestellt. Tatjana hebt vorsichtig die Decke ihres Bettes hoch, das Kopfkissen, ebenso den kleinen Fleckerlteppich vor dem Bett, keine Spinnen. Sie fühlt sich immer noch zittrig. Sie holt ihr Blatt mit dem aufgeschriebenen Kindertraum aus dem Rucksack und legt es unter das Kopfkissen.

„Stört es dich, wenn ich meinen Toilettenbeutel auf dem Tisch ausbreite? Unten in der Dusche ist kein Platz dafür."

Maria schmunzelt: „Ich weiß, mit zwei Zahnbürsten ist sie gerammelt voll. Aber sag mal, was sehe ich da? Du hast tatsächlich einen Fön mitgenommen?"

„Ja sicher, ich will mir auch hier oben die Haare waschen."

„Da muss ich dich enttäuschen, mit dem wenigen Solarzellenstrom können wir die Energiesparlampen anknipsen und das auch nicht allzu lange, vor

allem, wenn das Wetter schlecht ist. Abgesehen davon: es ist Gleichstrom, 12 Volt. Dein Fön weiß nichts damit anzufangen."

Tatjana schaut Maria entgeistert an: „Du meinst, ich kann meine Haare nicht föhnen?" Sie sucht eine Steckdose. Es gibt nur zwei im Raum für die kleinen Nachttischlampen. Mit fahrigen Händen zieht sie den Stecker, schließt ihren Fön an – nichts. Sie ist den Tränen nahe. „ Wie soll ich denn dann meine Haare waschen?", schreit sie hysterisch.

„Du kannst deine Haare in der Dusche waschen und dann lässt du sie an der Luft trockenen, wo ist das Problem?", fragt Maria ungeduldig.

„Aber dann liegen sie nicht richtig, dann hängen sie bloß runter, so kann ich nicht vor die Hütte gehen." Tatjana probiert hektisch die Steckdose an Marias Bett aus - wieder nichts.

„Ich kann nicht hier bleiben, ich will sofort nach Haus". Sie ist völlig außer sich. Die Anspannung der letzten Tage entlädt sich in einem Heulkrampf.

Maria geht nach unten und setzt sich vor die Hütte. War es wirklich eine gute Idee, mit Tatjana zusammen hierher zu fahren?

Sie ist zickiger als ich dachte, das kann ja noch heiter werden.

Als sie das Holz für das abendliche Feuer im Kamin aufschichtet, hört sie Tatjana die Treppe herunter kommen und hinter ihr stehen bleiben.

„Kann ich helfen?", fragt sie mit völlig normaler Stimme.

„Geht es wieder?", fragt Maria zurück.

„Ja, ist schon okay. Tut mir Leid wegen vorhin, aber ich war noch nie ohne Fön unterwegs."

„Du musst hier nicht das liebe Mädchen sein, Tatjana. Wenn du wütend bist, dann sei wütend. Ich kann damit leben. Für mich war es im Augenblick nur schwer nachzuvollziehen, was daran so schlimm ist. Wenn du innerlich noch kochst, dann komm mit mir hinter die Hütte. Ich zeige Dir, wie Holz gehackt wird. Vielleicht brauchst du das die Woche noch häufiger. Mein Schwager wird sich freuen."

Tatjana winkt ab: „Mir geht es wirklich wieder gut. Das war gerade typisch für die Achterbahn-Fahrten der letzten Zeit."

„Dann lass uns noch einen kleinen Spaziergang machen, bevor es dunkel wird. Bewegung tut gut, wenn neue Erfahrungen anstehen." Sie wandern den ausgetrampelten Pfad durch die Bergsommerwiese zu einem Hang, der noch voll in der Abendsonne liegt.

Ein Stück weiter oben finden sie zuckersüße Walderdbeeren. „Ich hoffe, es ist für dich kein Problem, wenn die Beeren heute unser Abendessen sind. Das Mittagessen war mehr als ausreichend, findest du nicht auch?" Maria schaut zu Tatjana. Die verzieht mürrisch das Gesicht, sagt aber nichts.

Oben angelangt, setzen sie sich auf einen sonnenwarmen, flachen Stein, bewundern die Bergketten, angestrahlt von der untergehenden Sonne. Sie lauschen schweigend dem vielstimmigen Vogelkonzert. Tatjanas Reise hat begonnen.

Angst ist hohl, nichts umgibt sie

Tatjana taucht ganz langsam aus tiefem Schlaf auf. Kein einziges Mal wurde sie heute Nacht wach, keine Hitzewallung, kein Herzrasen. Sie spürt einen kühlen Luftzug auf ihrer Wange, blinzelt, sieht das Fenster weit geöffnet. Maria muss schon wach sein. Sie hört aus der Küche unten Geschirr klappern. Mit einem Satz springt sie aus dem Bett. Was für ein ungewohntes Gefühl - jemand ist vor ihr in der Küche! Sie geht ans Fenster, sieht den klaren blauen Himmel. Die ersten Sonnenstrahlen kommen über den Bergrücken und kriechen über die Wiese auf die Hütte zu. Tatjana fröstelt. Sie zieht sich einen dicken Pullover über den Schlafanzug, sucht die nötigen Toilettenartikel zusammen, die sie für die Dusche braucht, und klettert die schmale Treppe hinunter.

„Guten Morgen, Maria, erschrick nicht, ich bin schon wach", ruft sie vor der angelehnten Küchentüre. „Guten Morgen, du bist eine echte Überraschung!" Maria öffnet die Tür, strahlt Tatjana an: „Ist das nicht ein schöner Morgen? Wir werden heute einen wunderbaren Wandertag haben. Beeil dich, ich bin mit dem Frühstück gleich fertig."

„Sag bloß, es gibt ein Frühstück. Hast du mir mit der Fastendrohung nur Angst machen wollen?"

„Ich habe nicht behauptet, dass du hungern musst. Lass dich einfach überraschen."

Tatjana geht in die Dusche. Die Duschkabine ist winzig. Sie zieht den Bauch ein, um nicht am türkisgrünen Duschvorhang festzukleben - Duschvorhänge sind eklig! Heißes Wasser kommt dampfend aus dem kleinen Duschkopf über ihr. Was für ein Luxus: fließend heißes Wasser auf einer Berghütte, geht es ihr durch den Kopf. Sie weicht geschickt mit ihren Haaren dem Wasserstrahl aus. Heute geht es noch mal ohne Haarwäsche. Sie rubbelt sich schnell trocken. Es ist trotz warmen Dampfes immer noch ungewohnt kühl in der Dusche. Sie zieht den Schlafanzug über, putzt sich die Zähne, fertig. Fritz wäre sehr erstaunt, könnte er jetzt mit einer Stoppuhr vor der Tür

stehen! Sie geht nach oben, zieht sich schnell an, springt wie ein junges Mädchen die Treppe hinunter, freut sich auf das Frühstück.

Der Tisch vor der Hütte ist gedeckt, die Sonnenstrahlen haben die Hausbank fast schon erreicht. Tatjana behält dennoch ihren dicken Pulli an. Sie geht in die Küche, hilft Maria das Essen vor die Hütte zutragen. Sie sitzen nebeneinander auf der Bank. Maria schenkt Tee ein. Tatjana muss den Deckel der kleinen weißen Schüssel lüften, sie ist neugierig. Zwei große Bratäpfel duften ihr entgegen. Auf einer Platte sind Reiswaffeln mit Mandelmus angerichtet, Knäckebrot, Butter und Honig stehen auf dem Tablett.

„Das ist ja ein Festessen!", ruft sie aus „ bekomme ich tatsächlich einen Bratapfel oder sind die beide für dich?"

„ Was denkst du eigentlich über mich, Tatjana. Hältst du mich für eine fiese Hexe, die dich foltern will? Versuche doch mal, in dieser Woche nicht so viel ans Essen zu denken. Wenn es Dir schwer fällt, dann bemerke zumindest, dass du ans Essen denkst. Es ist ganz erstaunlich, wie viele Gedanken sich Menschen über das Essen machen. Eine große Zeitverschwendung. Wir könnten so viele schöne Dinge tun, für die wir uns sonst keine Zeit nehmen. Sicher, essen ist wichtig und kochen ist kreativ und kann sehr heilsam sein. Dennoch vergeuden wir viel zu viele Gedanken daran, was wir einkaufen werden, was wir essen möchten, was wir nicht essen dürfen, wonach uns ganz besonders gelüstet, was wir schon lange nicht mehr gekocht haben, was wir noch im Eisschrank haben, was wir gestern zu viel gegessen haben, was für eine neue Diät wir schon längst ausprobieren wollten." Maria hält abrupt inne. „Entschuldige, ich wollte Dir nicht schon in aller Herrgottsfrühe einen Vortrag halten.

Tatjana lächelt milde: „ Schon gut, der Bratapfel ist einfach zu köstlich, ich kann Dir nicht böse sein. Trotz deines Vortrages. Kann ich das Rezept haben? Ich verspreche Dir, dass ich dann heute nicht mehr übers Essen sprechen werde."

Maria senkt die Stimme: „Tatjana, eigentlich wollte ich Dir das erst am Ende unserer Reise verraten: Du bekommst zu allen Gerichten dieser Woche die Rezepte, aber wirklich erst am Ende unserer Reise. Ich habe ein kleines

Heft für dich zusammengestellt. So kannst du jederzeit zuhause eine Entlastungswoche machen und dabei an all unsere gemeinsamen Wanderungen denken."

Sie trinken gemütlich noch mehrere Tassen Tee. Babette hat die Kräuter selbst gesammelt. Sie ist stolz auf ihre ganz persönlichen Kräutermischungen. Drei große Blechdosen stehen auf dem Wandbrett in der Küche. Wenn sie geöffnet werden, entströmt ihnen der würzige Duft von Almsommerwiesen.

„Was unternehmen wir heute?", fragt Tatjana und scharrt ungeduldig mit den Füssen.

„Prima, du hast Lust, aktiv zu sein! Allerdings sollten wir es heute am ersten Tag nicht übertreiben. Wir sind auf 1200 m Höhe, das ist zwar nicht viel, aber für unseren Kreislauf als Schreibtischtäterinnen über fünfzig doch gewöhnungsbedürftig!" Maria denkt eben immer an die Gesundheit, das ist bei ihr ein Reflex. Tatjana möchte am liebsten auf die nächste, möglichst hohe, Bergspitze klettern. Aber sie lässt sich von Maria überreden, heute nur zur Nachbaralm zu wandern. Ein vierstündiger Marsch, hin und zurück, dazwischen eine Pause bei Agatha, der alten Sennerin, auf der Alm -, genau das Richtige zum Eingewöhnen, meint Maria. Sie füllt einen Umhängebeutel mit zwei Wasserflaschen und etwas Trockenobst. Die Sonne wärmt wohltuend. Sie beschließen, ihre Pullis in der Hütte zurückzulassen. In T-Shirt, Hut, Sonnenbrille, die Bergstiefel fest geschnürt, so marschieren sie los: die erste Etappe.

Der Weg führt durch dunklen Fichtenwald, dazwischen kleine Lichtungen, überwuchert von Himbeersträuchern und Holunderbüschen. Im Wald ist es kühl, aber der Weg führt immer steiler bergan, die ersten Schweißtropfen perlen. Maria geht voran, bleibt immer wieder stehen, wartet ab, bis sich Tatjanas keuchender Atem beruhigt. „Keine Kondition mehr", stößt diese zwischen zwei pfeifenden Atemzügen entschuldigend hervor. „Macht nichts, am Ende der Woche wirst du eine ganze Menge davon haben", beruhigt sie Maria. Sie wandern schweigend weiter, langsam gewinnen sie an Höhe.

Tatjana wischt sich immer wieder mit einem Taschentuch den Schweiß von der Stirne und der Oberlippe. Sie bleibt abrupt stehen: „Verdammt noch

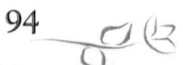

mal, ich kann es einfach nicht mehr, das Bergsteigen. Ich habe es schon viel zu lange nicht mehr gemacht. Ich habe das Gefühl mir springt das Herz aus dem Hals." Maria geht zu ihr zurück, gibt ihr die Wasserflasche: „Hier, trink erst mal einen Schluck. Wir machen eine kleine Pause. Der Anstieg ist bald zu Ende, dann wandern wir nur noch auf einer Ebene entlang. Hab etwas Geduld mit Dir, was hast du denn erwartet?" Tatjanas Rücken ist schweißnass. Maria gibt ihr eine Wolljacke. „Hier, binde sie Dir um die Taille, relativ hoch, damit deine Nieren geschützt sind."

„Ich brauche nichts für meine Nieren, eher etwas für meine Knie."

„Oh, jetzt schon?" Maria kramt in ihrem Beutel und zieht eine Salbentube hervor. „Reib sie gleich ein, damit es nicht schlimmer wird. Wir haben noch einige Wanderungen vor uns."

„Sag mal, bist du ein wanderndes Lazarett?" Tatjana ist irritiert. Was hat diese Heilpraktikerfreundin denn noch alles mitgenommen? Was denkt sie eigentlich von ihr? Traut sie ihr gar nichts zu? Wird sie von ihr jetzt ständig bemuttert werden? Das kann ja lustig werden! Dennoch krempelt sie die Hose hoch und reibt das Gelenk ein. Sie hat keine Lust, den Rest der Woche zu humpeln und sollte sie es dennoch tun, dann ist ab jetzt Maria schuld!

Sie gehen weiter, langsam, stetig bergan. Endlich ist der Wald zu Ende, gibt den Blick auf eine weite Hochebene, umgeben von schroffen Bergkämmen frei. Sie wandern am Waldrand entlang, schneeweiß blühende Schlehenbüsche säumen den Weg, Bienen um summen sie. Von einem hohen Ameisenhügel unter einer schlanken Kiefer strömen fleißige Arbeiterinnen und Krieger weit über den Pfad hin aus. Hie und da leuchtet ein dunkelblauer Enzian aus dem Gras, in feuchten Mulden strahlen Sumpfdotterblumen in leuchtendem Gelb. Der Pfad schlängelt sich durch die Hochebene wie ein Spazierweg für den Sonntagnachmittag mit Kostüm und Pumps. Sie hören das durchdringende „kjack" der Dohlen, dann umfängt sie wieder Stille. Eine Stille, die Tatjana unruhig macht.

Gedanken an Minka, Oliver und Mareike ziehen ihr durch den Kopf, Fritz versucht sie auszublenden.

Was wird sein, wenn ich wieder zuhause bin?

Sie versucht sich abzulenken, beginnt Enzianblüten zu zählen.

Wie viele werden mir noch begegnen, bis wir auf Agathas Alm sind? Was ist mit Minka? Ob sie mich vermisst? Ob sie auch pünktlich ihr Futter bekommt? Oh, jetzt habe ich vergessen, wie viele Enzianblüten es waren.

Missmutig kickt Tatjana einen Stein vom Weg.

„Au", schreit Maria auf und reibt sich die Wade.

Tatjana ist erschrocken stehen geblieben. Hat sie Maria getroffen - offensichtlich. Wenn sie bewusst gezielt hätte, es wäre ihr nicht gelungen. „Oh Maria, es tut mir leid, ich wollte dich natürlich nicht treffen. Ich war nur so in Gedanken versunken und …"

„Nicht so schlimm, mein Bein ist noch dran. Aber du hast ganz ordentlich gekickt. Was macht dich denn so wütend?"

„Ach nichts, ich vergesse es lieber. Die Familie hat mich gerade eingeholt."

„Ist das nicht verrückt? Du bist in einer der schönsten Gegenden der Alpen und wanderst in Gedanken in dein häusliches Elend zurück. Komm, wir machen eine kleine Pause, legen uns hier auf die Wiese und schauen den Wolken am Himmel zu." Maria öffnet ihren Beutel, holt eine zweite Jacke heraus, legt sie ins Gras. „Komm leg deine Jacke auch dazu, der Boden ist warm genug. Und jetzt lass uns Wolken gucken."

„Was meinst du damit?" Tatjana hat sich schon hingelegt. Ein wunderbares Gefühl, in einer weichen Frühsommerbergwiese zu liegen, roter Klee und Butterblumen in Augenhöhe.

„Hast du als Kind nie Wolken geguckt? Wenn du den Blick ganz weich und locker machst, nicht unbedingt etwas entdecken willst, dann beginnst du in den Wolken Bilder zu sehen, Gestalten, Gesichter, Tiere, Blumen … komm, versuch es einfach." Maria legt sich neben sie. Sie schweigen, schauen beide in den Himmel. Maria hebt den Arm: „Da schau mal, direkt über uns beginnt sich ein Blumenkohl zu bilden und oben sitzt ein kleiner Zwerg drauf!" Tatjana verfolgt Marias Arm - richtig, den Blumenkohl kann sie auch sehen, aber den Zwerg? Doch da sitzt etwas, das trägt eine Zipfelmütze, verrückt...

Tatjana wird es nicht müde, neue Bilder zu entdecken. Der Himmel über ihr ist zu einem großen Bilderbuch geworden, ein Buch, das sich ständig verändert, immer neue Seiten gebiert. Die Familie ist vergessen.

Der Pfad führt quer über die Hochebene und steigt dabei stetig und langsam an. Die Bergzüge links und rechts wachsen aufeinander zu, die Hochebene endet, der Pfad windet sich in Serpentinen an der linken Bergkette hoch. Sie gewinnen rasch an Höhe. Tatjana atmet wieder keuchend, läuft aber tapfer weiter. Dann endet der Anstieg plötzlich. Sie betreten einen weitläufigen Kessel. Hier ist Agathas Alm seit mehr als fünfzig Sommern. Die Hütte liegt auf der anderen Seite des Kessels auf einer kleinen Anhöhe. Agatha kann jeden sehen, der ihr Reich betritt. Die Kühe liegen in Gruppen im Gras, gemächlich wiederkäuend.

Sie halten auf die Hütte zu, umgehen weiträumig die Herde. Tatjana hat ein flaues Gefühl im Magen, große Tiere sind ihr unheimlich. Jetzt noch der kleine Anstieg zur Alm. Agatha sitzt auf der Hüttenbank. Sie begrüßt Maria mit einer Umarmung, wendet sich dann zu Tatjana, schaut sie lange an. „Hast noch viel Stadt im Blut!" Tatjana versteht nichts. „Also, ich bin die Agatha. Du bist eine Freundin von Maria, soviel hab ich schon mitbekommen, und wie heißt du?"

„Tatjana." Es beginnt ihr ungemütlich zu werden. Will die Alte etwas von ihr? Wird sie geprüft? Maria hat sie nicht vorbereitet, ist in die Hütte gegangen, lässt sie einfach alleine mit dieser fremden, alten Frau. Agatha lächelt, die beiden unteren Schneidezähne fehlen. Die weißen Haare liegen, zu einem Knoten geschlungen, in ihrem Nacken. Sie trägt eine dunkelblaue Kittelschürze mit kleinen weißen Blümchen und trotz des Sonnenscheins eine lange graue Strickjacke. Ihre Füße stecken in Bergstiefeln.

„Komm, setz dich auf die Bank, ich beiß dich schon nicht." Tatjana setzt sich, dreht nervös an den Ärmeln der umgebundenen Jacke.

Sie schweigen eine Weile nebeneinander, dann steht die Alte auf „Magst du Buttermilch?" Dabei schaut sie Tatjana immer noch prüfend an.

„Ich weiß nicht, ob Buttermilch in meine Diät passt", stottert Tatjana herum.

„Wie, was Diät?" faucht Agatha. „Hier heroben wird nicht rumgehungert. Den Schmarren könnt ihr in der Stadt machen. Hier sind wir dankbar für alles, was uns der Herrgott schenkt." Knurrend geht sie in die Hütte und kommt mit drei Bechern in der Hand und einer grinsenden Maria, die den Krug mit Buttermilch trägt, wieder heraus.

„Ich habe dein Bild bei Agatha wieder zurecht gerückt, Tatjana. Sie weiß jetzt, dass du unter meiner Obhut eine innere Reinigungskur machst. Das ist in ihren Augen erlaubt. Die Buttermilch kannst du ruhig trinken. So etwas Gutes bekommst du nur bei ihr."

Die drei Frauen sitzen nebeneinander auf der Hüttenbank, ab und an sieht Agatha Tatjana an, dann wandern ihre alten Augen wieder zu den Kühen, zum Himmel, zu ihren Händen, die im Schoß gefaltet liegen. „ Du hast Ärger mit deinem Mann, nicht wahr?", fragt sie plötzlich.

Tatjana zuckt zusammen, schaut Maria strafend an. „Woher wissen Sie das?", fragt sie scharf zurück.

„Du kannst ruhig du zu mir sagen." Agathas Mund verzieht sich, deutet ein kleines Lächeln an. „Sei doch nicht so misstrauisch. Hier will Dir keiner was. Maria hat mir nichts erzählt. Ich kann das einfach in deinem Gesicht sehen."

„Wie, wo ist das denn in meinem Gesicht zu sehen?" Tatjana schaut Agatha entgeistert an.

„Du bist für die kleinen Falten auf deiner Oberlippe zu jung. Wenn ich die habe, ist das was anderes. Ich bin dreißig Jahre älter als du. Du aber lachst zu wenig. Die Art von Falten werden verschwinden, wenn du fröhlich bist, wenn du lachen kannst. Maria hat mir erzählt, dass heutzutage die Falten für viel Geld weggespritzt werden. Ich verspreche Dir, die kommen wieder, wenn du nicht lachst."

„In meinem Leben gab es in der letzten Zeit nicht viel zu lachen", flüstert Tatjana.

Agatha nimmt ihre Hand: „Wir kennen uns zwar erst seit einer halben Stunde, aber ich nehme trotzdem kein Blatt vor den Mund. Du bist eine

Freundin von Maria, das genügt mir. Ich werde diesen Sommer vierundachtzig. Ich habe keine Zeit mehr, um den Brei herumzureden. Wenn ich dich anschaue, wirklich anschaue, dann ist da Unzufriedenheit, Angst und Bequemlichkeit. Nutze die Zeit mit Maria hier heroben. In deinem Alter habe ich beschlossen, ganz alleine zu leben, auch im Winter. Die zwanzig Bergsommer davor haben mich geformt, haben aus der schüchternen Agatha eine furchtlose Frau gemacht. Ich hab meinem versoffenen Alten den Laufpass gegeben. Die Kinder waren groß genug, für sich selbst zu sorgen. Alle im Dorf waren überzeugt, ich sei übergeschnappt. Das war mir egal. Es war die beste Entscheidung meines Lebens."

Agatha ist aufgestanden: „Ich mach euch noch Butterbrote, dann könnt ihr wieder weiterwandern." Agatha hält sich nicht lange mit Besuch auf, wenn sie wieder alleine sein will. Auch das hat sie über die Jahre gelernt.

Tatjana geht grübelnd neben Maria. „ Wie kommt es, dass Agatha so viel im Gesicht sehen kann?"

„Sie hat schon viele Menschen gesehen und sie hat immer hingeschaut. Wenn du wirklich einen Menschen ansiehst, wenn dich der Mensch gegenüber wirklich interessiert, dann erzählt sein Gesicht alles." Maria ist ernst geworden: „Aber du kannst nur dann wirklich im Gesicht der anderen lesen, wenn du nicht neugierig bist. Es geht nur, wenn du nicht urteilst. Ich könnte auch sagen: wenn du es in Liebe tust. Was das Gesicht eines Menschen erzählt oder sein Körper, wie er sich bewegt, wie er redet, der Klang der Stimme, all diese Informationen sollten nur dazu dienen, dem anderen weiterzuhelfen. Das ist wichtig, Tatjana. Agatha hat eine raue Schale und einen goldenen Kern. Sie hilft immer, und in ihrer einfachen Art findet sie oft überraschende Lösungsmöglichkeiten. Es wundert mich, wie viel sie heute mit Dir gesprochen hat. Du musst ihr sympathisch sein, und das hat nichts damit zu tun, dass wir beide befreundet sind. Sie war zu vielen meiner Freunde schon maulfaul oder mürrisch."

Tatjana wandert schweigend, denkt nach. „Sag mal, Maria, wann hast du Agatha kennen gelernt?"

Maria hält abrupt inne. „ Das ist lange her, ungefähr dreißig Jahre."

„War sie da auch schon auf dieser Alm? Hast du damals in den Bergen Urlaub gemacht?"

Maria antwortet nicht. Sie setzt sich neben den Weg ins Gras, zupft Grashalme. „Warum ist das wichtig? Du weißt jetzt, dass ich sie schon lange kenne und Vertrauen zu ihr habe. Genügt Dir das nicht?"

„Nein, erzähl mir doch die Geschichte."

Maria schweigt lange, hört aus weiter Ferne ihre eigene Stimme, eine Stimme aus einer anderen Zeit.

Montagmorgen, der Klinikalltag beginnt. Kurz vor acht Uhr huschen wir alle herein, an unsere Arbeitsplätze Labor, Röntgen, EKG. Gleich wird der Bus mit den Neuzugängen kommen, Reha Patienten, nervös, neugierig, angespannt. Drei lange Wochen Kur in den Bergen, Erholung vom ersten Herzinfarkt, der chronischen Bronchitis, dem Schlaganfall. Jede Woche dreißig, vierzig Patienten, in zwei Tagen untersucht von den Ärzten, im Labor zur Ader gelassen, geröntgt, Herzströme gemessen, nur heute nicht. Heute kein Neuzugang! Verschiebt sich um zwei Tage. Ich sitze herum, rauche, erledige ungeliebte Schreibarbeiten, Statistiken, genieße mit den Kolleginnen eine lange Mittagspause, koche wieder Kaffee.

„Ich habe noch Kuchen von gestern zuhause. Ich hole ihn, hat jemand Lust mich zu fahren?" Monika holt den Schlüssel, wir ruckeln mit ihrem alten VW los, Ortsende, weiter zu dem schmalen Taleinschnitt. Hier lebe ich seit acht Jahren, viel Schatten, innen wie außen, aber Eigentum.

Wir kommen über die Brücke, ich halte die Luft an, mein Herz beginnt zu rasen. Sein Auto steht vor dem Haus. Montagnachmittag - warum?

"Warte hier im Auto auf mich, ich bin gleich wieder da." Ich warte keinen Kommentar von Monika ab, schlage die Autotür hinter mir zu, laufe durch den Hof, die Außentreppe hoch. Das Blut rauscht mir in den Ohren, meine Hände zittern, als ich den Schlüssel ins Schloss stecke. Unschlüssig stehe ich in der Diele, horche, völlige Stille. Warum steht sein Auto im Hof? Seit Wochen macht er Überstunden, kommt spät nachts nach Hause. Warum sagt er nichts, wenn er die Überstunden abfeiert, wir hätten doch gemeinsam...

Ich gehe nicht in die Küche, ich hole den Kuchen nicht. Ich öffne die Türe zum Wohnzimmer. Sie sitzen beide nackt vor dem Kamin, sie mit weit aufgerissenen Augen, die Arme vor den Brüsten. Er glotzt dümmlich. Ich stehe eine Ewigkeit in der Türe. So ist das also „in flagranti." Ich spüre Scham, fühle mich irrsinniger Weise schuldig, wofür? Das darf niemand erfahren! Maria, reiß dich zusammen, das darf niemand erfahren! Was für eine Schande und das passiert tatsächlich Dir! Wortlos schließe ich die Wohnzimmertüre, stürze in die Küche, hole das Kuchentablett, eile wie blind die Treppe hinunter, setze mich neben Monika ins Auto, atme schnell. „Ist was passiert? Du bist ja weiß wie die Wand." Monika schaut mich besorgt von der Seite an. „Hans war es nicht recht, dass ich den Kuchen mitgenommen habe, wir haben uns gestritten." Meine Stimme hört sich völlig fremd an, ich bin ganz kalt innen, tot. Monika fährt schweigend los, sie hat auch später nie nachgefragt. Die Mauer um mich ist perfekt. Zurück in der Klinik, habe ich das Zittern meiner Hände unter Kontrolle. Ich esse keinen Kuchen, rauche dafür mehr. Ich gehe in die Verwaltung und bitte um Urlaub für den Rest der Woche, aus familiären Gründen. Ich habe keinen Plan, ich will nur weg, weg, weg.

Am späten Nachmittag gehe ich zu Fuß nachhause. Monika bietet mir an, mich noch mal zu fahren. Ich will nicht alleine mit ihr sein, will keine Fragen hören, keinen Menschen sehen.

Sein Auto ist weg. Ich öffne die Haustür, die Wohnung fühlt sich anders an. Ich öffne die Wohnzimmertür, wieder rast mein Herz, bilde mir fremden Geruch ein, reiße alle Fenster auf. Ich eile ins Schlafzimmer, er wird doch nicht, unser Bett? Wie angewurzelt bleibe ich in der Türe stehen. Sein Schrank steht offen, ein Großteil seiner Kleider ist weg.

Erst unten im Hof komme ich wieder zu mir, höre wie ein Echo meinen Schrei. Weg hier, bloß weg! Ich renne, renne um mein Leben, den Taleinschnitt weiter, dann den Berg hoch. Heute kann ich mich an den Weg nicht mehr erinnern. Ich komme erst richtig zu mir, als mich Atemnot zwingt, stehen zu bleiben. Ich weiß nicht wo ich bin. Es beginnt zu dämmern, ich habe nur eine Wolljacke über, die Bergnächte sind Ende Mai noch recht kühl. Zurücklaufen, nein, aber wohin? Ich gehe weiter bergauf, komme in ein Hochtal,

rieche Rauch. Ich sehe eine feine Rauchfahne in den Abendhimmel steigen, halte darauf zu, komme zu Agathas Alm.

Sie fragt nicht, lässt mich einfach bei ihr schlafen. Am nächsten Morgen nimmt sie mich zu den Kühen mit, teilt den ganzen Tag ihr Leben mit mir, bis ich weinen kann. Da nimmt sie mich in den Arm, wiegt mich wie ein kleines Kind, lacht Scham- und Schuldgefühle weg. Sie schüttelt mich, erinnert mich an meinen Kindertraum. Nach drei Tagen steigt sie mit mir ab, zeigt mir den Weg.

Maria wacht auf, wie aus einem Traum, zupft noch immer Gras.

Danach bin ich zum Anwalt gegangen, habe das getan, wovor ich mich die letzten zwei Jahre scheute, habe die Scheidung eingereicht. Es ging alles ganz schnell.

Tatjana wagt kaum zu atmen. Ihre perfekte Freundin Maria. Nie hat sie erzählt, dass sie schon einmal verheiratet war, nie, dass sie geraucht hat.

„Wie kommt es, dass du noch immer hier wanderst, dass dein Schwager hier lebt? Wie passt das alles zusammen?"

„Ja, da habe ich auch gestaunt, als Armin mir erzählte, dass seine Schwester hier verheiratet ist. Ich bin seiner Familie nie begegnet, in all den Jahren, die ich hier lebte. Und heute begegne ich niemand Bekanntem mehr aus meinem früheren Leben. Es ist tatsächlich so, als wäre ich dazwischen gestorben. Das einzige Bindeglied zwischen dieser und jener Maria ist Agatha. Ihre Existenz erinnert mich immer wieder daran, dass es auch eine andere, ein sehr dunkle Zeit in meinem Leben gab."

Tatjana legt ihren Arm um Maria. Im Gleichschritt laufen sie los.

Maria schreitet kräftig aus, und da es leicht bergab geht, kann Tatjana ganz gut mithalten.

„Ich möchte gern Frauenmantel sammeln", sagt Maria. „In diesem Hochtal gibt es den Silberfrauenmantel, der nur in den Bergen wächst. Er ist besonders heilkräftig. Da drüben an dem Hang ist ein guter Platz." Maria hält darauf zu, steigt leichtfüßig nach oben, Tatjana keucht hinter ihr her. Maria bückt sich, zupft ein kleines Blättchen, zeigt es Tatjana. „Ist das nicht ein wunderschönes Blatt? Wie eine Pelerine, die mit einem silbernen Bändchen

eingefasst ist. Du kannst ruhig mitsammeln. Ein Tee daraus ist auch für dich gut. Frauenmantel hilft in allen Phasen unseres Frauenlebens." Beide zupfen kleine Blättchen ab. „Nimm nicht zu viele Blätter von einer Pflanze, immer nur eins oder zwei. Es gibt ein alte Regel: Du kannst nie sehen, wo eine echte Kräuterfrau gesammelt hat." Maria hat aus ihrem Umhängebeutel ein Geschirrtuch genommen und legt die abgezupften Blättchen darauf. Tatjana überlegt, was noch alles in diesem Beutel verborgen sein mag.

Die Sonne steht hoch, Mittag muss längst vorbei sein, Tatjanas Magen knurrt unüberhörbar.

„Willst du einen Schluck Wasser?" Maria hält ihr die Flasche hin. Tatjana bezweifelt, dass Wasser das flaue Gefühl aus dem Magen nehmen kann. Ihr Körper ist um diese Zeit gewohnt, mit einer warmen Mahlzeit versorgt zu werden. Brot und Buttermilch haben nicht lange vorgehalten. Maria hat leicht reden, nicht ans essen zu denken. Seit einer Stunde kann sie nichts anderes tun. Frauenmantel sammeln macht keinen Spaß mehr. Sie legt sich auf den Rücken, Wolken gucken, solange bis Maria fertig ist. Das funktioniert wunderbar. Sie sieht einen großen Bären, der an einer Mauer gelehnt sitzt und mit beiden Pfoten seinen Bauch hält. Selbst am Himmel wird gehungert.

Verschwitzt und müde kommen beide Frauen zur Hütte zurück. Maria geht gleich nach oben und kommt nach einer Weile mit zwei Hängematten zurück. „Hilf mir, die spannen wir zwischen den Lärchen hinter der Hütte auf. Das ist jetzt genau das Richtige: Ein kleiner Erholungsschlaf bevor wir essen." Sie zurren die Hängematten an den Baumstämmen fest. „Leg dich schon mal rein, ich komme gleich. Ich setze nur das Kitchery auf, wenn wir aufstehen ist das Essen fertig." Maria verschwindet in der Hütte, Tatjana schaukelt sanft – Kitchery, was das wohl sein mag? Maria ist tatsächlich bald wieder da, klettert in ihre Hängematte und verfällt sofort in einen tiefen Kurzschlaf. Kitchery kann nichts Kompliziertes sein, denkt Tatjana. Ihr Magen knurrt immer noch.

Wenn ich wieder zuhause bin...

In Gedanken kocht sie herrliche Menüs.

Es mag eine halbe Stunde vergangen sein, Maria rollt sich aus ihrer Hängematte. „Komm, jetzt gibt es etwas für das Raubtier in deinem Bauch." Tatjana deckt den Tisch vor der Hütte, Maria kommt mit dem Topf. Sie häuft beiden gelben Brei auf die Teller. Er riecht ungewohnt, und die erste Gabel hinterlässt zunächst mal ein pappiges Gefühl im Mund. Es schmeckt nicht schlecht, aber Jubeln wäre übertrieben. Tatjana hat Hunger, sie schaufelt das ungewohnte Gericht ohne Kommentar in sich hinein, nimmt sogar noch eine zweite Portion, dann ist sie satt, angenehm satt und warm von innen. „ Was war das nun?" „Reis und Linsen, mit vielen Gewürzen, angebraten in etwas Butterfett." Maria nimmt sich ebenfalls eine zweite Portion. „Das hält gut vor und belastet trotzdem nicht. In Indien wird Kitchery vor allem von Menschen geschätzt, die viel arbeiten müssen. Wenn sie die Mittel haben, essen sie es sogar zweimal täglich. Es nährt den Körper mit allem was er braucht, ohne müde zu machen. Ganz wichtig sind dabei allerdings die Gewürze, die machen eine langweilige Reispampe zu einem guten Essen." Tatjana bezweifelt sehr, dass sie dieses Rezept zuhause nachkochen wird. Aber immerhin: sie ist satt und fühlt sich überhaupt nicht voll.

Am Nachmittag darf gefaulenzt werden: Hängematte schaukeln, Wolken gucken, dösen, Tee trinken. Maria besteht allerdings auf ein paar Dehnübungen. Ab morgen will sie vor dem Frühstück jeden Tag mit Tatjana Yoga machen. „Ich will mit Dir hier so viel üben, dass du den Sonnengruß auch zuhause machen kannst. Wenn du es jeden Tag konzentriert acht bis zehn Mal übst, bleibst du nicht nur beweglich sondern auch gesund." Marias Stimme duldet keinen Widerspruch.

Am Abend macht Maria, genau wie gestern, Feuer im Kamin. „Es ist doch gar nicht so kalt, dass wir ein Feuer brauchen, warum dieser Luxus?", fragt Tatjana. Maria deutet auf die Rohre an der Kaminwand. Wie eine enge Serpentinenstraße winden sie sich über die gesamte Wand. „Ich bin sicher, dass du zum Duschen gern heißes Wasser hast. Das ist der Wärmetauscher dafür. Das Wasser in den Rohren wird durch das Feuer erhitzt und steigt nach oben. Vielleicht hast du in unserem Schlafzimmer oben den Isoliertank bemerkt. Dort sammelt sich das heiße Wasser zum Duschen und für den Ab-

wasch in der Küche. Mein Schwager ist mächtig stolz auf seinen Hüttenkomfort." Maria geht in die Küche, kommt mit einem Bund Karotten, Gemüseschäler und einer Schüssel wieder, gibt alles Tatjana: „ Hier, du kannst schon mal Karotten putzen. Heute Abend gibt es eine Suppe." Sie selbst breitet auf einem sauberen Küchentuch die Frauenmantelblätter aus und legt sie oben auf die Anrichte.

Tatjana fühlt sich zufrieden wie seit langem nicht mehr. Die einfachen Handgriffe machen sie glücklich. Wenn Maria duscht, werde ich Oliver anrufen und ihm erzählen wie gut es mir geht. Sie muss mich nicht mit dem Handy sehen...

Tatjana wacht ohne Wecker vor Sonnenaufgang auf. Heute Nacht hat sie wieder durchgeschlafen, tief und erholsam. Genüsslich dreht sie sich auf den Rücken, lauscht dem morgendlichen Vogelkonzert, ab und an unterbrochen durch Geschirrklappern aus der Küche. Wann steht diese Frau eigentlich auf - und was noch viel interessanter ist: Wie wird sie so früh ohne Wecker wach? Tatjana schwingt mit beiden Beinen aus dem Bett - oh nein, das fühlt sich nach einem dicken Muskelkater an. Humpelnd sucht sie alles Nötige für die morgendliche Dusche zusammen und ächzt die Treppe hinab. Maria steht unter der Küchentüre: „Du bist um Jahrzehnte gealtert heute Nacht", meint sie, ohne den Spott in ihrer Stimme zu unterdrücken. „Hier, nimm dieses Öl und reib Dir die Beine und vor allem den Rücken nach dem Duschen ein. Du wirst sehen, das hilft schnell. Komm dann vor die Hütte, wir fangen den Tag mit Yoga an." Das kann ja heiter werden, wo nimmt Maria bloß die ganze Energie her?

Die herzhaften Griesschnitten mit lauwarmen Karottensalat, bestreut mit gerösteten Sonnenblumenkernen, findet sie traumhaft. Sie vergisst, das Ungewohnte erst mal abzulehnen und freut sich auf den längeren Ausflug, den sie heute unternehmen wollen.

Lass uns eine Brotzeit für mittags zusammenstellen, wir werden heute keiner Agatha und wahrscheinlich auch sonst niemandem begegnen", sagt Maria. „Zum Trinken nehmen wir nur eine Thermoskanne Tee mit, Wasser,

und zwar bestes Quellwasser, gibt es da oben genug, das brauchen wir nicht zu schleppen."

Nach einer guten Stunde sind sie fertig bepackt, dick eingecremt, Tatjana zusätzlich mit „Wadenöl", wie Maria die Antimuskelkatermischung nennt. Sie nehmen den gleichen Weg wie am Vortag. Tatjana kämpft und keucht beim Aufsteigen, benötigt aber nicht mehr so viele Pausen. Am Kamm angelangt, schlagen sie heute die andere Richtung ein. Nach kurzer Zeit führt sie der Weg weiter steil nach oben. Tatjana hört das Blut in den Ohren rauschen. Wut steigt in ihr auf.

Warum tue ich mir das bloß an? Was habe ich davon, wenn ich mich so fertig mache? Wieso renne ich wie ein kleines Mädchen hinter Maria her? Ich setze mich jetzt hin und gehe keinen Schritt mehr weiter, mal sehen was sie dann macht.

Aber Tatjana läuft weiter, langsam und stöhnend. Bilder steigen in ihr auf: Eine kleine Tatjana läuft hinter ihren Eltern her. Es ist einer dieser fürchterlichen Sonntagnachmittag Spaziergänge. Die Eltern machen große Schritte, drehen sich immer wieder ungeduldig um, - wenn du jetzt nicht nachkommst, gibt es kein Eis. - Ich will kein Eis, ich will nach Hause, esst euer Eis selber. Das kleine Mädchen schweigt, rennt so gut es kann hinter den Großen her - wenn ich einmal groß bin, werde ich mir von niemandem etwas sagen lassen, von niemandem!

Tatjana bleibt abrupt stehen. Maria läuft mit Rucksack zehn Schritte vor ihr, hält immer noch ein gleichmäßiges langsames Tempo. Tatjana setzt sich auf einen Baumstamm am Wegrand. Ihr ist zum Heulen. Nichts hat sie verändert in ihrem Leben, gar nichts. Immer noch trabt sie hinterher und hält den Mund. Wie lange will sie das noch machen?

Maria ist stehen geblieben, wartet, kommt zu ihr zurück. „ Pause notwendig?" Tatjana nickt wortlos. Maria setzt sich neben sie und packt den Tee aus, reicht Tatjana einen dampfenden Becher. „Das Schlimmste hast du schon hinter Dir. Du hast dich erstaunlich gut gehalten, kannst stolz auf dich sein."

Tatjana bleibt mürrisch. „Ich will aber nicht mehr weiter. Ständig treibt mich jemand an. Ich will nicht mehr!"

„Was willst du dann?" Maria nimmt auch einen Schluck Tee aus dem Becher, wartet.

Tatjana schweigt, zuckt die Schultern: „ Weiß nicht, auf jeden Fall will ich gemütlicher leben als du mit deiner ganzen Disziplin. Ich bin nicht so wie du. Ich brauche eben länger, bis ich ans Ziel komme, und das ist mein gutes Recht. Ich muss nicht Weltbeste in Krisenmanagement sein. Ich werde Groß-mutter, und ich will mich zurücklehnen dürfen, nicht immer weiter, weiter, weiter..."

„Kannst du Dir vorstellen, dass es dich glücklich und zufrieden macht eine Großmutter im Lehnstuhl zu sein? Es kann durchaus ein lohnenswertes Ziel sein, das Enkelkind zu betreuen, während deine Tochter ihren Doktor macht. Vielleicht bieten Dir die beiden einen Platz als Nanny bei sich an. Kannst du Dir das vorstellen?" Maria schaut Tatjana von der Seite an. Tatjanas Miene ist noch finsterer geworden, sie brütet schweigend vor sich hin, springt auf: „Oh wie ich dich hasse, hasse, hasse mit all deinen vernünftigen Argu-menten. Was hast du Dir eigentlich in den Kopf gesetzt? Soll ich deine Vorzei-gepatientin werden? Willst du all den anderen Frauen sagen können - da schaut, macht es wie Tatjana, die ist all meinen Ratschlägen gefolgt, brav wie ein Schaf, dafür ist sie jetzt glücklich, hat alle Krisen beigelegt, lebt zufrieden und wenn sie nicht gestorben ist ... Ach, lass mich in Ruhe!" Tatjana legt sich auf den Rücken, schaut in den Himmel, verliert sich in den Wolken.

Maria flicht kleine Zöpfchen aus Gras, schweigt, wartet. „Hast du schon mal Mantren rezitiert?" Tatjana gibt keine Antwort. „ Wenn ich sehr müde bin und glaube ich kann nicht mehr weiter, dann rezitiere ich Mantren. Das hat mir auch beim Bergwandern schon oft geholfen. Es beruhigt die Gedanken genauso wie das Wolken gucken."

„Ich kenne keine Mantren." Tatjana hält es nicht lange aus, die störrische Eselin abzugeben. Wenn die Wut verflogen ist, bleibt ihr nur das schale Ge-fühl, sich daneben benommen zu haben.

„Ich bin mir sicher, dass du welche kennst. In unserer christlichen Tradi-tion haben wir viele. Wir nennen es nur anders, Rosenkranz beten, Fürbitten, all das sind Mantren. Worte die durch die Jahrhunderte hindurch von vielen

Menschen gesprochen wurden in Not, aus Dankbarkeit, aus Freude und Angst. Diese Worte sind mit Kraft geladen und du kannst dich der langen Reihe Betender vor Dir anschließen. Du kannst von dieser Kraft tanken und selbst mit deiner Wut, deinem Schmerz, deiner Trauer Kraft hineingeben, für die, die nach Dir beten werden." Tatjana richtet sich mit einem Ruck auf. Ihr mürrisches Gesicht ist weggeblasen, sie strahlt Maria an: „Natürlich kenn ich so ein Mantra - Oh Maria hilf!"

„Ja, genau, spotte nur..." Maria ist aus ihrem Konzept gerissen, sie ist irritiert. Beide schweigen, lehnen sich zurück ins Gras, schauen in den Himmel.

Plötzlich springt Maria auf, deutet nach oben: „Da schau mal, das könnten zwei Adler sein, kannst du sie erkennen?" Tatjana folgt Marias ausgestreckten Arm, sieht zwei große Vögel hoch über ihnen, die Federn an den Flügelspitzen gespreizt wie die Finger an einer Hand. „Lass uns weitergehen, Tatjana. Du wirst für diese Plage belohnt werden, das verspreche ich Dir. Wir singen jetzt `Om Shanti Om`, das Friedensmantra, einverstanden?" Tatjana steht leise stöhnend auf.

Nach kurzer Zeit finden sie einen gemeinsamen Gehrhythmus, singen, steigen weiter bergan. Tatjana hört der eigenen Stimme zu, etwas rau zunächst, sie hat schon lange nicht mehr laut gesungen, dann wird sie immer klarer, ergänzt sich schön mit Marias dunkler Stimme. Der Aufstieg fühlt sich viel leichter an, nach einigen Verschnaufpausen erreichen sie ein weiteres Hochtal. Wasserrauschen ist zu hören. „Das klingt nach mehr als einer Quelle." Tatjana schaut sich suchend um, kann keinen Bach erkennen. „Da drüben ist er." Maria schlägt den Pfad dahin ein, Tatjana trottet leise singend hinter ihr her.

Der Pfad verliert sich, sie rascheln durch altes Laub über eine Bergwiese, gehen auf eine knorrige, windzerzauste Fichte zu. Maria bleibt stehen, hinter der Fichte fällt ein steiler, felsiger Hang zu einer kleinen Schlucht hin ab. Tatjana kann jetzt den Bach erkennen, der sich durch die sonnige Wiese schlängelt und in der Schlucht verschwindet.

„Das ist unser heutiges Ziel." Maria klettert vorsichtig das kurze schlüpfrige Stück zum Bach hinab, stellt den Rucksack auf einen flachen Fels,

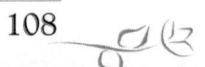

beugt sich zum Wasser hinab und wäscht Gesicht, Nacken und Hände. Tatjana rutscht ihr auf dem Hosenboden nach, schöpft Wasser und trinkt es in großen Schlucken. „Das schmeckt!" Ihre Augen leuchten, aller Ärger ist verflogen.

„Wo sind wir hier?"

„Das ist „die Gumpen", mehr weiß ich auch nicht. Gumpen ist kein Name. So werden hier kleine Wasserfälle, die unten ein tiefes Wasserloch bilden, genannt. Diese Gumpen hier ist etwas Besonderes – du kannst sie hinunterrutschen."

„Hast du das schon mal gemacht?" Tatjana betrachtet Maria misstrauisch.

Erwartet sie von mir in einer gottverlassenen Gegend einen Wasserfall hinunter zu rutschen? Sie kann sich auf den Kopf stellen und die Yogameisterschaft damit erringen, ich werde nicht rutschen!

„Ja, schon oft. Es ist das beste Badeerlebnis, das ich kenne. Ich freue mich schon seit Wochen darauf." Maria hat einen passenden Lagerplatz am Bach gefunden, flach, trocken und groß genug für sie beide zum Liegen. „Komm mit, ich zeig Dir erst mal die Gumpen von der anderen Seite, damit du den ganzen Wasserfall bewundern kannst. Es ist nicht schwierig neben dem Wasserfall hinunterzuklettern."

Tatjana hält sich dicht hinter Maria, setzt vorsichtig die Fersen in die kleinen natürlichen Stufen, schaut immer wieder zum Bach, sieht wie er über die Felskante ins dunkle Nichts stürzt, schaudert. Maria, das werde ich nie und nimmer tun, das kannst du nicht von mir erwarten.

Sie gelangen in eine schmale, steinige Schlucht. Der Bach ist in einem tiefen Felsloch zu einem kleinen See angestaut, wie ein nachtblaues Auge, läuft über, wird wieder zum Bach, umspült viele Felsen, die herabgestürzt sind, im Winter oder bei Unwetter.

„Dreh dich um, hier kannst du den Wasserfall am besten sehen."

Tatjana steht lange, beobachtet das schäumend stürzende Wasser, hört das gleichmäßige dunkle Rauschen, sieht den Fels, ausgewaschen zu einer

glatten Röhre. „Jetzt verstehe ich", murmelt sie „ das sieht aus wie ein riesiger steinerner Geburtskanal. Wie tief ist denn das Wasserloch?"

„Das Becken ist ganz voll. Das Wasser ist dann ungefähr drei Meter tief. Später im Sommer, wenn der Bach nicht mehr so viel Wasser führt, sinkt der Spiegel deutlich ab. Aber man kann immer hineinrutschen. Warte hier, ich mach es Dir vor. Du brauchst wirklich keine Angst zu haben." Maria klettert wieder nach oben.

Es dauert nicht lange, da watet sie im Bach zur Felskante hin, setzt sich in den Bach und gleitet mit dem schäumenden Wasser in das dunkle Auge. Für Tatjana dauert es eine Ewigkeit, bis Maria auftaucht, sich an der Felskante hochstemmt, krebsrot und Tatjana bespritzt. „Das ist wirklich noch sehr erfrischend – aber schööön." Schnell klettert sie hoch, setzt sich in den Bach, rutscht ein zweites Mal. Sie schwimmt sogar eine Runde in der Gumpen, klettert zähneklappernd heraus. „Jetzt reicht´ s mir erst mal. Ich brauche Sonne." Sie klettern gemeinsam hoch. Maria rubbelt sich trocken, streckt sich auf einem sonnenwarmen Felsen aus, ist vollkommen eingetaucht in den Bergsommer.

Tatjana wandert ein Stück bachaufwärts. Das flache Wasser ist sonnenbeschienen, erwärmt sich im Laufe des Tages. Sie zieht ihre Schuhe aus, greift die langen Bänder, hängt die Stiefel über die Schulter, springt barfuß von Stein zu Stein.

Pass auf, mach dich nicht schmutzig! Ich habe kein zweites Paar Schuhe für dich dabei und auch kein Kleid. Sei nicht so wild, benimm dich, du bist schließlich kein Junge! Tu das nicht, das ist zu gefährlich! Du kannst das nicht ... Tatjana hört deutlich die Stimme ihrer Mutter. Mit beiden Füßen springt sie in den Bach, wieder und wieder, kleine Wasserfontänen spritzen hoch, ihre Hose ist nass – bis zu den Knien.

Maria liegt auf dem Bauch, den Kopf unter dem Sonnenhut versteckt, das Handtuch über sich und döst. Tatjana will noch einmal zum Wasserfall, klettert hinab, sitzt lange an der Gumpen, beobachtet das Wasser, lauscht.

„Ich tu es, jetzt!" Kein Zögern mehr. Sie klettert hoch, legt ihre Kleider an der Böschung ab, schliddert über glitschige Steine zur Felskante, setzt sich

in den Bach, lässt die Beine über den Fels baumeln, jetzt nicht innehalten, gib Dir den kleinen Stoß, den Kick – rutsche! Sie spürt den marmorglatten Fels im Rücken, spürt sich fallen, fließt mit dem Wasser, taucht ein, tief hinab in das Dunkel, öffnet die Augen unter Wasser, sieht grünen Fels im schwachen Licht, taucht auf, schnappt nach Luft, rudert wie ein schwimmender Hund zum Gumpenrand, zieht sich daran hoch: überlebt! Sie wirft die Arme hoch, jauchzt, klettert hoch, stellt sich an die Felskante, springt ins Wasser, erhält eine kräftige Spülung von Stirn- und Nebenhöhlen mit Bergwasser. Puh, das reicht fürs erste! Maria steht oben und klatscht Beifall. „Du bist großartig, Tatjana." Oben angelangt, reicht ihr Maria ein Handtuch. „Rubbele dich trocken und wärm dich auf. Ich decke uns dort drüben den Mittagstisch im Schatten. Die Sonne sticht schon ganz schön."

Sie genießen kalte Grießschnitten, Datteln und frische Äpfel. Tatjana findet alles köstlich. Sie streckt sich aus im sonnenwarmen Gras unter der verkrüppelten Kiefer, deckt sich mit dem Handtuch zu.

„Tatjana, jetzt erzähle ich Dir die ganze Wahrheit." Maria hat sich neben sie gelegt, schaut in den wolkenlosen Himmel, scheint dort oben einen alten Film zu sehen. Tatjana ist kein bisschen müde, nur neugierig.

„Vor ungefähr dreißig Jahren habe ich die Gumpen kennen gelernt. Wir waren ein wilder Haufen junger Leute, hatten noch ziemlich viel Restalkohol im Kopf. Die Party dauerte bis sechs Uhr morgens. Es war ein strahlender Sonntagmorgen und wir hatten keine Lust nach Hause und ins Bett zu gehen. Ein junger Kerl aus dieser Gegend, schleppte uns herauf. Was habe ich damals gekeucht und die nächtliche Packung Zigaretten ausgehustet! Alle Jungs sind mit Hurra und ohne zu zögern in die Gumpen gesprungen. Wir Damen blieben wie versteinert sitzen und betrachteten das Schauspiel von hier oben aus. Eine einzige von uns, die auch bei sportlichen Aktivitäten nie fehlte, rutschte dann hinein, mit BH und Slip! Ich war mir ganz sicher, dass ich das nie machen würde. Meine Haare waren zu dieser Zeit kunstvoll auf toupiert und mit viel Haarspray lackiert. Ich war nicht bereit, dieses Kunstwerk einem feucht-kalten Naturerlebnis zu opfern. Zwei Jahre später erst, als sich in meinem Leben viel verändert hatte und ich alleine hier oben war, hatte ich den Mut zu

rutschen. Du hast es innerhalb von zwei Stunden geschafft Tatjana. Ich bewundere dich." Tatjana ist mit sich zufrieden, ein neues, ein gutes Gefühl.

Wieder wird Tatjana von Vogelgezwitscher und Geschirrklappern geweckt. Es muss noch sehr früher Morgen sein. Der Himmel ist klar, aber von keinem Sonnenstrahl beschienen. Morgendämmerung liegt über der Hütte. Gestern Abend ist sie sofort ins Bett gegangen, kein Gedanke an Duschen, Haare waschen, Handy oder Abendessen. Sie ist sofort in einen tiefen Schlaf geglitten, wie ein kleines Mädchen, ausgetobt vom Spielen. Sie ist weggetaucht, obwohl draußen erst die Abenddämmerung heraufzog.

Und jetzt ist sie hellwach, obwohl die Sonne noch nicht scheint.

Maria, was machst du bloß mit mir? Nach den paar Tagen hier mit Dir zusammen, beginne ich schon, deine komischen Einschlaf- und Aufstehzeiten zu übernehmen.

Tatjana schwingt sich aus dem Bett, wartet auf den Muskelkater - da ist nichts. „Heute Haare waschen", sagt sie laut vor sich hin und stellt fest, dass es gar kein Großereignis mehr ist.

Maria erwartet sie unten vor der Küchentüre. „Lass uns erst Yoga machen, bevor du Dir die Haare wäschst, dann hast du die Morgensonne zum Trocknen."

Yoga macht ihr heute richtig Spaß. Durch das sanfte Dehnen der Muskeln, verbunden mit bewusstem Atmen, spürt Tatjana die Beweglichkeit ihrer Gelenke immer intensiver werden. Die Sonne zu begrüßen mit den ineinander fließenden Übungen des Yoga, dem Surya Namaskar, macht sie heiter, gelöst und ruhig.

Beim Frühstücken verrät ihr Maria, dass sie heute mit ihr auf einen schönen Aussichtsberg steigen will. „Kein schwieriger Aufstieg, nur relativ lange. Wir können auch umdrehen, falls es Dir zu viel wird. Wir werden nichts erzwingen, du gewinnst hier keine Medaille." Wieder packt sie den großen Rucksack.

Tatjana wundert sich über sich selbst. Sie wandert neben Maria her, spürt die Feuchtigkeit der Haare noch für eine kleine Weile kühlend im Na-

cken, hat kein Bedürfnis, in irgendeinen Spiegel zu schauen, ist neugierig, was der Tag heute bringen wird.

Ein langsam ansteigender Pfad führt sie zunächst durch dichten Fichtenwald, dann über weite Matten, durchbrochen von einzelnen Felsen und kleinen Kiefergruppen. Tatjana spürt, dass sie wieder an die Grenzen ihrer Belastbarkeit stößt. Sie beginnt das Friedensmantra zu summen. In Gedanken ist sie bei Mareike. Läuft alles so glatt, wie es die beiden vorgeben? War es wirklich Mareikes Wunsch Mutter zu werden? Wie wird es Mareike in zwanzig Jahren gehen? Heute Abend, wenn Maria duscht, werde ich sie anrufen.

Abseits vom Weg sieht Tatjana etwas Schwarzes liegen. Neugierde treibt sie hin. Da liegt ein Vogel auf dem Bauch, die Flügel ausgebreitet, den Kopf wie schlafend zur Seite geneigt. Unschlüssig steht sie davor. Das gibt es doch nicht, dass ein Vogel einfach so ruhig liegen bleibt. Tatjana dreht den Vogel um, weicht entsetzt zurück: keine Federn mehr am Bauch, das Fleisch von Würmern zerfressen, der kleine Kopf fällt nach vorne auf die Brust.

Tatjana schreit auf, Ekel schüttelt sie. Maria eilt in ein paar großen Sprüngen zu ihr. „Was ist passiert?" Sie sieht den Vogel, schluckt, legt ihren Arm um Tatjanas Schulter. „Schau jetzt nicht weg, Tatjana. Es ist hart, aber schau nicht weg. Das ist der Lauf des Lebens: kommen und gehen. Wenn du willst, begraben wir die Dohle."

„Wir haben keine Schaufel dabei", sagt Tatjana tonlos.

„Schau, da vorne sind ein paar Sträucher, da finden wir sicher den passenden Platz für sie. Nimm du eine Flügelspitze, ich die andere, komm, mach schon, dort hat sie einen ruhigen Platz, zur Erde zurückzugehen."

Sie tragen die Dohle zur Strauchgruppe, biegen diese auseinander, zupfen in der Mitte Gras und Moos weg, legen den Vogel wieder mit dem Bauch zur Erde hin und bedecken ihn mit dem abgezupften Grün. Tatjana bleibt noch lange stehen, starrt auf das Vogelgrab. Maria weiß, dass sie jetzt nicht weitergehen können.

„Es ist nicht leicht, sich das anzusehen ..." versucht Maria die Mauer des Schweigens zu durchbrechen. Tatjana reagiert nicht. „ Tatjana, ich will Dir nicht zu nahe treten, aber die Natur schenkt Dir hier eine Gelegenheit, dich

mit der Vergänglichkeit auseinander zu setzen. Du kannst das Sterben nicht aus deinem Leben ausblenden. Viel wichtiger noch: Du kannst kein wirklich glückliches Leben führen, wenn du nicht auch dem Tod einen Platz darin einräumst." Maria beobachtet Tatjana, sieht, dass ihr Tränen über das Gesicht laufen. Sie nimmt Tatjana an der Hand, zieht sie zu sich herab, legt wieder den Arm um ihre Schultern. Tatjana hat hemmungslos zu weinen begonnen. Schmerz und Wut der letzten fünf Jahre, seit dem Unfalltod ihrer Eltern, bahnen sich einen Weg, wollen befreit werden. Sie schluchzt immer heftiger, rollt sich ein wie ein kleines Kind, schlägt mit den Händen auf die Erde, schreit immer wieder: „Nein, nein, nein - ihr könnt euch nicht einfach so verpissen ... das ist nicht fair, ihr könnt nicht einfach so wegbleiben ..." Maria streichelt Tatjanas Rücken, sie schweigt, wartet, lange...

Tatjana wird still, ab und an schüttelt sie noch ein Schluchzen, dann schläft sie ein. Maria sitzt neben ihr, behütet ihren Heilschlaf, legt ein Handtuch über ihren Kopf. Dohlen kreisen um die beiden Frauen, schreien ihr durchdringendes „kjack", die Sonne steigt höher. Lange schläft Tatjana, lässt die Erschöpfung der letzten Wochen zu, versucht nicht mehr die Form zu wahren.

Als sie aufwacht, ist sie schnell entschieden: Sie steigen weiter auf. Tatjana eilt jetzt voraus. Sie will Abstand bringen zwischen sich und dem Vogelgrab.

Lange kann Tatjana das Tempo nicht halten. Sie atmet immer lauter, wird langsamer, läuft jetzt neben Maria her, versucht mit ihr Schritt zu halten, sich ihrem gleichmäßigen Rhythmus anzupassen. Sie umwandern den Berg, kommen auf seine Nordseite. Hier umfängt sie noch einmal Wald, Niedrigwald mit verkrüppelten Kiefern und Fichten, überragt von einzelnen hohen Weißtannen.

„Tatjana, hier kommen wir zu einem ganz besonderen Platz. Dort vorne, wo die hohe Tanne steht, entspringt eine Quelle, direkt an ihren Wurzeln, ein ganz märchenhaftes Bild. Ich trinke immer von dem Wasser, wenn ich hier vorbei komme. Manchmal warte ich darauf, dass etwas passiert, wie im Märchen, dass ich zu einem Vogel oder einer Katze werde, oder dass die

Quellnymphe vor mir steht." Maria lacht und zieht Tatjana zur Quelle. Sie knien beide nieder, trinken aus der hohlen Hand klares Quellwasser. Tatjana wäscht sich das Gesicht ab, tupft Kühlung auf die heißen Augen. Farne wachsen zwischen grauen Felssteinen, Wurzeln winden sich wie Schlangen über den Weg. Sie setzen sich auf eine flache Felsplatte.

Maria beobachtet Tatjana aus den Augenwinkeln - ob die Freundin bereit ist, ihr weiter zuzuhören? „Tatjana, du kannst jederzeit Stopp sagen, aber es ist mir wichtig, dass wir noch einmal über Tod und Sterben sprechen. Es ist der Schlüssel zu deiner Heilung. Also, kann ich noch einmal darauf zurückkommen?"

Tatjana sehnt sich danach, ihre Angst vor dem Vergehen, dem Verschwinden endlich loszuwerden. Aber die Angst vor der Angst ist fast genau so groß. Sie zögert, denkt an das Rutschen im Wasserfall, gibt sich den letzten kleinen Ruck und nickt.

Maria überlegt eine Weile, nimmt Tatjanas kalte, verkrampfte Hand in ihre beiden Hände, streichelt sie: „Schau, Tatjana, was ich Dir jetzt sage, ist keine Neuigkeit, aber wichtig, sich immer wieder vor Augen zu halten: Wer geboren wird, wird auch sterben. Trotzdem verhalten sich viele Menschen so, als würde das für sie selbst nicht zutreffen.

Dabei zeigt die Natur uns Jahr für Jahr den großen Kreislauf von Kommen und Gehen. Tag um Tag durchleben wir den kleinen Tod, indem wir schlafen. Kannst du jetzt besser verstehen, warum so viele Menschen Schlafprobleme haben? Je weiter wir uns von natürlichen Rhythmen entfernen, je mehr wir versuchen, diese zu manipulieren oder zu negieren, desto mehr werden wir in unserem eigenen Körper den Verlust von Rhythmus spüren.

Du bist jetzt in den Wechseljahren, ein Zeitabschnitt, indem du bisherige Rhythmen aufgeben musst, um neue zu finden. Du durchlebst im Augenblick den Tod deiner fruchtbaren Lebenszeit und du bist dabei, die weise Alte zu gebären. Du kannst dich sicher noch an die Stunden der Wehen erinnern. Jetzt durchlebst du einen anderen Schmerz über Monate, Jahre. Es ist ein leiser Schmerz, nicht so heftig wie im Kreißsaal, dafür dauert er länger. Das sind kleine Tode. Sie bereiten uns auf das große Finale vor. Wenn wir diese Ab-

schiede bewusst durchleben, dann wird uns der große Abschied vom Leben leichter fallen. Das zu erkennen ist Teil der Weisheit im Alter."

„Mir ist kalt", sagt Tatjana, „ können wir wieder an die Sonne gehen?" Maria steht auf. „Bis zum Gipfel wird es noch eine gute halbe Stunde dauern, sollen wir oben Brotzeit machen?" Tatjana nickt, sie will sich bewegen, laufen, weglaufen.

Maria lässt nicht locker: „Sag mal Tatjana, habt ihr - du und Fritz - eigentlich eine Patientenverfügung oder habt ihr dieses Thema schon mal bei Emilia angesprochen? Habt ihr schon mal über ein Testament nachgedacht?"

Tatjana bleibt stehen, schaut Maria verständnislos an: „Du glaubst doch nicht im Ernst, dass Tod und Sterben ein Thema in unserer Familie sind. Die Zeit nach dem Tod meiner Eltern war für Fritz und seine Mutter schon schlimm genug. Ich war allein mit all dem Schreibkram, der Haushaltsauflösung, den Ämtergängen und den Bankgeschäften. Fritz nahm nur wohlwollend zur Kenntnis, dass wir die Schulden unseres Hauses vorzeitig abzahlen konnten. Er wollte nichts aus dem Haushalt meiner Eltern bei uns im Haus sehen. Schließlich habe ich die ganze Haushaltsauflösung einer Firma übergeben. Ich konnte nicht anders. Ich wollte nicht mehr jeden Tag durch die Trauer gehen. Ich wollte es so schnell wie möglich hinter mich bringen und dann vergessen. Aber es ist alles noch da, das habe ich jetzt gerade erlebt."

Sie wandern weiter, Tatjana ist tief in Gedanken: „ Sag mal, das mit der Patientenverfügung, glaubst du, dass so etwas notwendig ist?" Zu lange hat sie das Thema Alter, Krankheit und Tod vor sich hergeschoben. Jetzt spürt sie, dass Klarheit darüber sie von vielen Ängsten befreien könnte.

„Ich finde", antwortet Maria, „wenn du eine Vorstellung davon hast, wie du die letzten Wochen oder Tage deines Lebens gestalten willst, dann ist es wichtig, das schriftlich festzuhalten. Die Anweisungen, die die Ärzte oder das Pflegepersonal in den Krankenhäusern haben, stimmen oft nicht mit den persönlichen Wünschen zum eigenen Tod und Sterben überein. Außerdem ist es sinnvoll, dass du Dir Gedanken machst, was geschehen soll, falls du dich selbst nicht mehr verständlich machen kannst. Wer soll dann für dich Sorge tragen? Wäre es in deinem Fall wirklich Fritz, der dann darüber bestimmen

soll, was mit Dir geschieht? Um das zu regeln, brauchst du neben der Patientenverfügung auch eine Betreuungsvollmacht.

Wenn du mit diesen Stichworten im Internet suchst, findest du viele Informationen, Beispiele und Kontakte. Es ist auch sehr sinnvoll, sich mit der Idee der Hospizbewegung auseinander zu setzen. Dort geht es darum, die Schmerzen schwerstkranker Menschen zu lindern, aber sie werden nicht mehr lebensverlängernd behandelt, wenn keine Hoffnung mehr besteht. Dafür werden sie und ihre Angehörigen in all ihren Ängsten begleitet und betreut.

Es ist gut sich mit solchen Fragen zu beschäftigen. Es nimmt einem viel Angst vor solchen Situationen. Je genauer man sie anschaut, umso weniger hängen sie über einem wie ein Damoklesschwert. Und jetzt" - Maria ist stehen geblieben und hat den Rucksack abgenommen - „habe ich Hunger". Sie packt ein großes Einmachglas mit Reissalat aus, ein Glas mit Apfelkompott, zwei tiefe Plastikteller, Gabeln und Löffel, Thermoskanne und Wasserflasche - fertig ist der Mittagstisch. Tatjana ist überzeugt, keinen Bissen hinunter zu bekommen, aber nach zwei Gabeln Reissalat, dem herrlichen Geschmack von Basmati, fein geraspelten Karotten, gerösteten Sonnenblumenkernen, Zitronensaft und dunkelgrünem Kürbiskernöl, erwacht die hungrige Wölfin in ihr. Sie häuft sich einen zweiten Teller auf, bringt auch Apfelkompott mit Zimt und Honig noch im Magen unter, trinkt grünen Tee und lässt sich satt und zufrieden nach hinten in das duftende Berggras sinken. Lange sieht sie in den blauen Himmel. Wie schnell sich die Welt verändern kann, denkt sie, manchmal blicke ich nur in das Schwarze und manchmal durch die klaren Fenster daneben, geht es ihr durch den Kopf.

„Wenn wir heute noch bis zum Gipfel wollen, müssen wir los." Maria ist aufgestanden und packt die Reste in den Rucksack. Tatjana fühlt sich wie neu geboren. „Lass mich den Rucksack weitertragen. Er ist jetzt bestimmt viel leichter, und ich will nicht immer von Dir bedient werden." - „Olala, Tatjanas Lebensgeister sind wieder erwacht!" Maria lässt sich ohne weitere Diskussionen den Rucksack abnehmen.

Das letzte Stück zum Gipfel ist steil. Tatjana keucht, aber sie zwingt sich mit aufrechtem Oberkörper zu steigen und tief zu atmen. Langsam, Schritt für

Schritt, kommt sie voran, klammert sich an kleinen Kiefern fest, zieht sich ein Stück an ihnen hoch. Ihre Füße finden einen Vorsprung im Fels, suchen Halt, Trittsicherheit. Ihre Hände greifen in kantige, raue Auswaschungen. Sie zieht sich hoch, wieder ein Stück näher zum Ziel, summt Om Shanti Om, Maria fällt ein, beginnt das Mantra zu singen. Gemeinsam singen sie, langsam, leise, dann immer voller. Die letzte steile Biegung ist durchwandert, das Gipfelkreuz steht vor ihnen.

Schweiß rinnt Tatjana von der Stirn, steht auf der Oberlippe, rinnt Hals und Nacken hinab. Sie bemerkt es nicht. Sie setzt den Rucksack nicht ab. Sie steht da, sieht majestätische Gipfel, immer noch schneebedeckt, dunkelgrüne Talsohlen dazwischen, sieht Bergkette hinter Bergkette über den gesamten südlichen Horizont ausgebreitet. Langsam dreht sie sich um, sieht nach Norden in das Voralpenland, kann im Dunst die Seen erkennen, die weißen Riesenantennen von Raisting. Sie ist stolz. Seit Jahren ist sie zum ersten Mal wieder auf einen Berg gestiegen, 1800 Meter hoch, nichts Großartiges, aber jetzt kann sie deutlich fühlen:

Ich kann alles erreichen, was ich will! Mein Kopf muss sich nur meinen Füßen anpassen. Großartige Ziele sind so leicht gedacht und schwer erwandert. Wenn es mir in Zukunft gelingt, mich nicht sofort auf einem Achttausender zu sehen, sondern Schritt für Schritt bergan zu gehen, dann werde ich irgendwann auch auf einem Achttausender stehen.

Tatjana ist nicht müde. Sie fühlt sich wie unter Strom. Viele Bilder wandern durch ihren Kopf, all die Erlebnisse der letzten Tage. Sie denkt an den Nachmittag in Marias Garten, an das Ritual in der hintersten Gartenecke, unter dem Apfelbaum. Hier liegen viele Steine um sie her. Sie beginnt ein paar davon zu sammeln, legt einen Kreis. Wie beim Muscheln sammeln, geht es ihr durch den Kopf. In den Steinkreis baut sie eine kleine Pyramide, ist ganz vertieft in ihr Spiel, merkt nicht, wie sich Maria neben sie setzt. Tatjana zögert, dann fragt sie die Freundin doch: „Maria, kann ich dich zu dem Ritual in deinem Garten noch etwas fragen?"

„Natürlich, was willst du wissen?"

„Warum machst du solche Rituale überhaupt?

„ … es gibt eine Welt da draußen und eine in uns drinnen. Ob die innere Welt ein Abbild von der äußeren ist oder umgekehrt, darüber sind sich die klugen Köpfe nicht einig. Aber das spielt nicht wirklich eine Rolle. Für mich stehen diese beiden Welten in ständiger Wechselwirkung. Wer Rituale macht, möchte in seiner inneren Welt etwas ordnen, damit sich in der äußeren etwas verändert."

„So eine Art Zauberei?"

Maria lacht: „Ich weiß nicht, was du unter Zauberei verstehst, aber die Hexe, die Männer in kleine Schweinchen verwandelt, gibt's nur im Märchen, soll ich sagen: leider? Ich stell es mir eher so vor: Eine Saite wird angeschlagen, gerät in Schwingung. Die Luft im Körper des Instrumentes nimmt die Schwingung auf und dann erst hörst du den Ton. Was du hörst, ist ein Zusammenspiel verschiedener Teile. Es spielt eine Rolle, wie die Saite gespannt ist, wie das Instrument geformt ist und vieles mehr. Der Ton hat aber auch eine Auswirkung auf das Instrument. Wenn ich in diesem Bild bleibe, ist ein Ritual also das Stimmen einer Saite und das Anschlagen. Das passiert in meiner Innenwelt. Wenn ich es richtig gemacht habe, höre ich dann als Resonanz den Ton in der Außenwelt, was wiederum Auswirkungen auf mich hat."

„Und deshalb wolltest du die Steine an einer bestimmten Stelle haben?"

„Ja. Wir arbeiten mit Symbolen und es geht um eine Reise. Wer sich auf die Reise begibt, sollte wissen, wo vorne und hinten, wo links und rechts ist. Daher die Himmelsrichtungen. Wenn du die Himmelsrichtungen kennst, kannst du feststellen, ob du deinem Ziel näher kommst oder dich von ihm entfernst. Mir ging es darum, dass die Steine genau in den Himmelsrichtungen liegen."

„Ich sehe noch nicht den Zusammenhang."

„Also: wir machen eine Reise und wollen dabei immer wissen, wo vorne und hinten, wo rechts und links ist. Um dieser Absicht die nötige Kraft zu geben, konzentrieren wir uns darauf und bekräftigen das, indem wir eine symbolische Handlung ausführen. Wir machen uns ganz konkret klar: da ist Norden, da Süden und so fort. Das ist der Grundgedanke aller Rituale: wir

tun das stellvertretend im Kleinen, was wir im Großen erreichen wollen. So eine Art mentale Generalprobe, wenn du willst."

„Wieso mental, das ist doch alles ziemlich konkret? Steine, Blumen, Feuer ..."

„Richtig! Aber das sind nur Äußerlichkeiten, Anschauungsmaterial für den geistigen Prozess, der damit einhergehen muss. Wenn der nicht stattfindet, ist das aufwändigste Ritual umsonst."

„Gut, die vier Steine markieren also die Himmelsrichtungen, aber was war der ganze Rest?"

„Denk Dir das so: Wenn du die real existierende Welt als Instrument wählst, um darauf deine Lebensmelodie zu spielen, brauchst du ein paar Dinge mehr als nur die klare Vorstellung der vier Himmelsrichtungen. Es gibt ja auch noch oben und unten. Mit den sechs Richtungen hast du erst den Raum beschrieben. Aber da ist noch nichts drin. Du willst ja etwas bewegen, formen, irgendwelche Dinge entstehen lassen. Du brauchst für alles, was sich in der Außenwelt verändern soll, in deiner Innenwelt ein entsprechendes Symbol."

„Ja du lieber Himmel, das wird ja ganz schön kompliziert!"

„Halb so wild. Wenn du in der Außenwelt etwas wahrnehmen kannst, dann hast du ja schon ein Bild davon in Dir. Es ist alles schon da, und du gehst jeden Tag wie selbstverständlich damit um. Du kannst ja auch laufen, ohne dass du darüber nachdenkst, wie das eigentlich funktioniert. Es geht nicht darum, etwas Neues zu erfinden. Es geht nur darum, bewusst damit umzugehen."

„Aber dazu brauche ich doch keine Rituale?"

„Wir alle haben welche, ob wir es wissen oder nicht. Hunderte, Tausende davon - und sie sind äußerst praktisch. Jede Angewohnheit, jede Verhaltensweise hat Elemente eines Rituals. Sie laufen ab, ohne dass wir darüber nachdenken müssen. Das ist ihr großer Vorteil und gleichzeitig der riesige Nachteil. Das merken wir dann, wenn uns diese automatisch ablaufenden Verhaltensmuster schaden, wir aber nicht wissen, wie sie abzustellen sind."

„Okay, aber das Feuer, Räucherwerk und all diese Dinge wirken auf mich nicht gerade wie etwas Alltägliches."

„Eben, das ist der Trick dabei: etwas, was normalerweise unbemerkt abläuft, vor einen Hintergrund zu stellen, der es klar hervortreten lässt und damit ins Bewusstsein hebt. Denk an die Himmelsrichtungen. Natürlich kommst du heute gut über die Runden, ohne Dir immer wieder vor Augen zu führen wo Norden und Süden ist. Du setzt dich in den Zug nach Hamburg und der bringt dich ans Ziel. Wenn du nicht weißt, wo Norden ist, und dass Hamburg in dieser Richtung liegt, merkst du nicht, wenn du im falschen Zug sitzt, der gerade Richtung Süden braust. Nach einer Weile siehst du das Meer und die Gondeln auf den Kanälen und denkst Dir: Hamburg habe ich mir aber ganz anders vorgestellt.

Aber schau, die Sonne steht schon weit im Westen. Es ist allerhöchste Zeit für den Abstieg." Maria will rasch absteigen – vielleicht noch eine Stunde, dann wird es dämmern.

Konzentriert steigen sie durch das steil abfallende Gelände, erreichen bald den Pfad, der sie durch den schon dämmrigen Wald führt. Noch ein Schluck aus der magischen Quelle, dann wandern sie mit großen Schritten schweigend weiter, in perfekt aufeinander abgestimmten Rhythmus. Es ist fast dunkel, als sie die Berghütte erreichen. Maria zündet den Kamin an. Jetzt versteht Tatjana, warum Maria die Feuerstelle morgens immer reinigt und das Holz zum Anzünden aufschichtet. Der Gedanke an heißes Wasser zum Duschen ist sehr verlockend.

„Ich gehe heute gleich ins Bett. Ich bin für alles zu müde." Maria hat dunkle Ränder um die Augen. Tatjana hat sie noch nie so erschöpft gesehen. Was hat Maria nur? Sie fragt nicht nach. „Ich bleibe noch auf und werde duschen. Gute Nacht Maria, erhole dich gut." - „Gute Nacht." Maria schleppt sich die Treppe hoch. Tatjana hört die Dielenbretter knarren, dann ist es still - ganz still. Sie wartet noch einen Augenblick, dann holt sie aus den Tiefen ihrer Handtasche das Handy und ruft Mareike an.

„Mareike, wie geht es Dir? Störe ich dich gerade? - Nein? Du bist allein zuhause? Ist Dir immer noch übel? Bist du schon dabei die Hochzeit vorzubereiten?"

Zunächst ist Tatjana glücklich, mit Mareike zu sprechen. Das Bergabenteuer ist vergessen, jetzt existiert für sie nur Mareike, ihr kleines Mädchen, schwanger, so wie sie damals.

Die beiden Frauen telefonieren lange, genießen die neue Nähe, planen gemeinsames Zusammensein.

„Mutter, eine Bitte habe ich noch, - rufe Vater an. Er klang gestern abends ganz komisch, aber er wollte nicht mit mir sprechen. Er ist wohl immer noch beleidigt. Ich habe ihn über seine Handynummer erreicht, zuhause geht er nicht ans Telefon. Ich habe das Gefühl, da ist noch mehr als nur die Wut auf mich."

Nach dem Gespräch mit Mareike fühlt sich Tatjana leer. Die vergangenen Wochen greifen nach ihr, nehmen ihr fast die Luft zum Atmen. Müde stolpert sie in die Dusche. Vielleicht hatte Maria doch Recht, keine Telefonate mit der Familie in dieser Bergwoche zu führen.

Sie schläft unruhig, träumt von dunklen Monstern mit meterlangen Tentakelarmen.

Nichts passt mehr

Die Sonne scheint schon über die Berge, als Tatjana erwacht. Kein Geschirrklappern aus der Küche - was ist mit Maria los? Tatjana ist mit einem Satz aus dem Bett, schaut zu Maria hinüber - tatsächlich, sie liegt noch eingerollt unter ihrer Decke und schläft tief. Nachdenklich geht Tatjana die Treppe hinunter. Es war für sie in den letzten Tagen selbstverständlich, dass Maria immer vor ihr aufstand, das Frühstück richtete, sie bemutterte. Jetzt ist ein Rollentausch fällig.

Sie öffnet die Hüttentür. Es ist ungewöhnlich warm, drückend, stickig, nicht der leiseste Lufthauch regt sich. Sie stellt den Sonnenschirm auf, deckt den Tisch, lauscht immer wieder nach oben, Maria regt sich nicht. Nun wird Tatjana doch unruhig. Sie eilt die Treppe nach oben. Maria sitzt auf der Bettkante, hält den gebeugten Kopf mit beiden Händen, atmet ruhig und tief, Gott sei Dank, sie lebt.

Ich bin albern, immer mache ich mir gleich die schlimmsten Gedanken, wenn nicht alles in der gewohnten Schiene verläuft.

„ Hallo! Guten Morgen, geht es Dir nicht gut?"

„Warum? Weil ich länger geschlafen habe als sonst? Manchmal brauche ich mehr Schlaf und den nehme ich mir dann auch. Aber ich glaube das Wetter schlägt um, oder es kommt ein Gewitter, so gerädert wie ich mich heute fühle." Maria steht auf, geht nach unten, duscht ausgiebig, kommt mit nassen Haaren und strahlenden Augen, nur ein Handtuch umgebunden, kurz in die Küche: „Spiegeleier mit Speck und einen großen Milchkaffee, bitte."

Tatjana blickt ihr verdutzt nach. Ihr fällt keine passende Antwort ein. Sie kocht Tee, durchsucht den Vorratsschrank, hat das Gefühl, sie haben gar nichts mehr zum Essen da. Knäckebrot, Zwieback, Reiswaffeln, Butter, Marmelade, Honig. Sie stellt alles auf das Tablett und trägt es nach draußen, setzt sich auf die sonnenwarme Holzbank und wartet auf Maria. Ihre Gedanken schweifen wieder zu Mareike. Offensichtlich sorgt sie sich um ihren Vater. Sollte es ihm tatsächlich schlecht gehen? Heute Abend werde ich anrufen,

überlegt sie. Jetzt lasse ich mir nicht den Tag verderben mit trüben Gedanken. Selbst hier kann er mich nicht in Ruhe lassen.

Tatjana schreckt auf, Maria hat sich neben sie gesetzt, erholt und gut gelaunt. „Hast du schlecht geschlafen? Du schaust so zerknittert und abwesend aus. Hängst du noch deinen Träumen nach?"

Tatjana schüttelt den Kopf. „Nein, ich dachte gerade an die Familie."

„Wie das, gibt es einen besonderen Grund?"

„Nein, eigentlich nicht. Vielleicht erinnert mich das Frühstückmachen an zuhause." Tatjanas Stimme klingt gepresst. Sie war schon immer eine ungeschickte Lügnerin. Maria schaut sie kurz an, sagt nichts. Drückende Hitze, drückendes Schweigen. Beide Frauen hängen ihren eigenen Gedanken nach.

Abrupt beginnt Maria, das Geschirr zusammenzuräumen: „Was machen wir heute? Einen faulen Tag? Oder sollen wir uns in der Gumpen oben abkühlen?"

„Gumpen klingt gut, ja, ich habe Lust, in kaltes Wasser zu springen."

„Du erinnerst dich, zwei Stunden Aufstieg. Glaubst du, das geht bei dieser Hitze heute?"

„Ich bin nicht mehr so untrainiert wie am ersten Tag, das schaffe ich leicht." Tatjana ist im Schmollton. Sie hat ihre alte Rolle wiedergefunden, aber Maria spielt nicht mit:

„Dann pack mal Obst, Wasser und die Handtücher in den Rucksack, ich komme gleich."

Tatjana trägt das restliche Geschirr zurück in die Küche. Obst? Welches Obst, bitte, meint Maria? Da sind noch ein paar Äpfel, zwei Kiwis, das ist alles an Obst, oder zählt sie den Bund Karotten auch dazu? Sie schätzt es gar nicht, mit so wenigen Vorräten haushalten zu müssen. Ihr Magen beginnt zu knurren. Dieser Tag scheint ein wirklicher Fastentag zu werden. Missmutig packt sie alles zusammen, was sie sich für eine Bergbrotzeit vorstellen kann. Der Rucksack wird davon nicht voll.

Maria ist noch immer oben, wozu braucht sie so lange? Draußen wird es immer heißer, der Aufstieg zur Gumpen verspricht beschwerlich zu werden. Warum beeilt sie sich nicht? Tatjana geht betont laut die Treppe hoch, bleibt

wie vom Donner gerührt im Türrahmen stehen. Maria sitzt auf dem Bett und feilt ihre Fingernägel.

„Sag mal, ist das dein Ernst? Kannst du Dir die Nägel nicht heute Abend feilen? Müssen wir wirklich in der Mittagshitze zur Gumpen aufsteigen?"

„Wir müssen gar nichts. Das Fingernagelrichten war mir ein Bedürfnis. Aber jetzt können wir gehen. Willst du heute mal den Rucksack tragen?"

Das ist ja eine tolle Freundin. Wenn es so richtig beschwerlich zu werden verspricht, ist sie schnell dabei, Aufgaben zu verteilen. Tatjana ist jetzt richtig wütend. Schweigend setzt sie den Rucksack auf und stapft los, Maria kommt im gleichmäßigen Schritt nach. Nach einer guten halben Stunde bleibt Tatjana stehen, sie keucht, ihr Gesicht ist krebsrot, Schweiß rinnt ihr in den Nacken.

„Ich brauche einen Schluck Wasser. Was für eine verrückte Idee, um diese Tageszeit aufzusteigen. Wenn du nicht so getrödelt hättest, könnten wir schon längst oben sein."

„Wir können immer noch umkehren, wir haben noch längst nicht die halbe Strecke. Ich nehme Dir auch gerne den Rucksack ab."

„Ich brauche keine Hilfe und ich kehre nicht um. Ich kehre niemals um, ich gehe immer nach vorne, auch wenn es Dir vielleicht nicht auffallen sollte." Tatjana kommt so richtig in Schwung. Auf dem Weg zur Gumpen scheint es ihr - wie beim letzten Mal - leichter zu fallen, Maria die Meinung zu sagen. Maria, die immer alles so gut weiß, und kann, die immer eine Lösung findet, die sich und ihr Leben so perfekt im Griff hat!

Aber jetzt ist Schluss damit. „Das nenne ich Freundschaft, erst nicht aufstehen, dann herumtrödeln und zuletzt den Rucksack abgeben. Die perfekte Planung für einen Aufstieg an einem heißen Tag! Willst du mir beweisen, dass ich es nicht schaffen werde?" Tatjanas Stimme wird immer lauter und schriller, bricht abrupt ab. Sie schnallt sich den Rucksack wieder um und stapft los.

Wut macht stark – zumindest vorübergehend. Wieder fällt ihr Fritz ein. Wie weit sie sich in den letzten Wochen voneinander entfernt haben.

Er igelt sich ein, reagiert scharf und zynisch, trägt nur noch für seine Mutter Sorge. Mich scheint er nicht mehr wahrzunehmen oder nur mit Spott und Verachtung. Warum habe ich mir das alles wie ein Schaf gefallen lassen? Warum hab ich mir nicht schon viel früher Zeit zum Nachdenken genommen und Raum für meine Wut, so wie jetzt? Überhaupt: Wut! Wann durfte ich jemals wütend sein, wann hatte ich den Mut zur Wut? Immer war da die Angst, nicht mehr geliebt zu werden oder verachtet oder bestraft zu werden. Und jetzt, was passiert jetzt?

Tatjana bleibt stehen und schaut zurück. Maria holt auf: „Und, ausgeraucht?"

„Du nimmst mich nicht ernst. Ich bin noch wütend und ich will auch nicht so tun, als ob ich es nicht wäre!"

„Okay, willst du Wut und Rucksack gleichzeitig tragen, oder soll ich Dir nicht wenigstens den Rucksack abnehmen?"

„Ich bin kein Weichei und du bist nicht die einzige hier, die Kraft hat. Ich trage ihn weiter." Tatjana steigt bergan, Maria bleibt hinter ihr. Sie hört Maria summen: Om Shanti Om.

Ich habe keine Lust auf Mantren, ich will endlich mal solange wütend sein, wie ich will!

Tatjana lässt Bilder in sich aufsteigen, die ihre Wut nähren, und sie trägt viele dieser Bilder in sich: Binder junior, der Abschied von der Firma, die Unterstellung, Papa Binder unter Druck gesetzt, sein Koma verschuldet zu haben, Sabine Malik, die boshafte Assistentin, Emilia mit all ihren Ansprüchen und Herumzickereien. Tatjana stapft immer schneller voran, der Abstand zu Maria wird größer. Sie erreicht die Bergwiese, die zerzauste Fichte am Abhang zur Gumpen. Sie hat das Ziel erreicht und den Rucksack ganz alleine heraufgeschleppt! Sie ist stolz, nur in keiner Weise glücklich. Die Wut macht sie hohl und ausgebrannt. Sie stellt den Rucksack neben dem Bachlauf ab, kniet nieder, wäscht sich das erhitzte Gesicht ab und trinkt Wasser aus der Hand. Und jetzt?

Maria kommt gemächlich herangeschlendert, betont gemächlich kommt es Tatjana vor. „Lass uns erst mal die Füße kühlen, bevor wir hineinspringen."

Maria schnürt die Bergstiefel auf und streckt die Füße ins Wasser. „Auf die Idee wäre ich allein nicht gekommen." Tatjana hat ihre Stiefel schon abgestreift, sie platscht durch den Bach zur anderen Uferseite, schliddert über glitschige Steine, fängt sich wieder, geht vor zum Wasserfall und bleibt wie versteinert im Wasser stehen. Langsam dreht sie sich zu Maria um: „Schau mal, was da ist", flüstert sie heiser. Maria kommt ihr vorsichtig durch den Bach nach, folgt mit den Augen dem ausgestreckten Finger.

Unter den Wurzeln der zerzausten Kiefer windet sich langsam eine schwarze Kreuzotter hervor, schlängelt sich über den sonnenwarmen Fels zum Wasserfall hin, hält immer wieder inne, die kleine Zunge tastet rasch über den Fels. Jetzt rutscht die Schlange ab, droht in den Wasserfall, in die Gumpen zu fallen, fängt sich wieder, windet sich weiter, den schmalen Kopf leicht erhoben, hin und her bewegend.

Maria geht zum Fels an der anderen Bachseite, - der Fels, an dem sie immer hinauf und hinunterkletterten beim Baden und beobachtet die Schlange fasziniert. Tatjana rutscht hinter ihr den Felsabstieg hinab, lässt die Kreuzotter nicht aus den Augen. Wird sie abstürzen, in den Bach fallen? Kann sie schwimmen? Gibt es noch mehr Schlangen hier, vielleicht auch auf ihrer Bachseite?

Die Kreuzotter hat ihren Weg gefunden, verschwindet im aufgetürmten Geröll. Tatjana atmet laut hörbar aus, überprüft den Abhang, an dem sie steht, erwartet, die nächste Schlange zu sehen. Aber da ist keine. Ihre Knie zittern. Sie ist kaum fähig, den Fels wieder hochzuklettern. Sie schaut in die Gumpen, lange, genau, versucht im schäumenden Wasser abgestürzte Schlangen zu erkennen. Sie sieht keine, traut aber ihrer Wahrnehmung nicht. Vorsichtig, Schritt für Schritt, zieht sie sich hoch, jede dunkle Wurzel erschreckt sie. Endlich erreicht sie wieder den oberen Bachlauf, schliddert durch das Wasser zum abgestellten Rucksack zurück.

„Hast du schon mal eine Schlange hier gesehen?"

Maria schüttelt den Kopf. „Nein, noch nie. Und diese war wirklich groß. Faszinierend, wie sie da über den Fels kroch."

„Sag mal, machen Dir Schlangen keine Angst?"

„Du meinst, weil sie giftig sind? Wenn wir uns langsam und geräusch-voll bewegen - was soll passieren? Schlangen beißen meines Wissens nur dann, wenn wir sie erschrecken und sie uns als Bedrohung empfinden. Von sich aus greifen sie normalerweise nicht an."

„Mich ekelt so. Der Platz ist mir unheimlich. Jetzt vermute ich hinter je-dem Stein eine Schlange. Warum gehst du mit mir an so abgelegene Plätze, wenn du weißt, dass es hier Schlangen gibt?"

„Tatjana, dann dürftest du überhaupt nicht in die Alpen, weil es in den Alpen nun mal Kreuzottern gibt. Aber sie sind selten. Wie gesagt, ich habe bisher in dieser Gegend noch keine gesehen." Maria kramt in der Außentasche des Rucksacks, holt ein kleines Fläschchen hervor, schraubt den Becher von der Thermoskanne, füllt ihn mit Bachwasser, gibt ein paar Tropfen aus dem Fläschchen in den Becher und reicht ihn Tatjana: „Hier, trink das in kleinen Schlucken, nicht auf einmal, mach kleine Pausen dazwischen. Das wird dich wieder zur Ruhe kommen lassen. Du stehst ja richtig unter Schock, deine Lip-pen sind ganz weiß."

Tatjana trinkt gehorsam, ihre Wut auf Maria ist verflogen. Nach einer Weile beginnen ihre Lippen zu zittern, sie weint, lässt die Tränen laufen, schaut in das fließende Wasser, stochert mit den Fingern darin herum, wühlt Schlamm auf, beobachtet, wie er davon gespült wird, der Bach sich wieder klärt. Sie trinkt abermals aus dem Becher und immer wieder, langsam versie-gen die Tränen, sie wäscht sich das Gesicht im Bach, putzt die Nase.

„Ich habe einen Bärenhunger."

„Schön, das ist ein gutes Zeichen! Was hast du uns eingepackt?"

„Wir haben keine Vorräte mehr, nur die Karotten, Knäckebrot, Reiswaf-feln und Mandelmus. Sozusagen ein zweites Frühstück."

„Ich beschwere mich nicht. Schließlich haben wir uns bisher für meine Fastenkochrezepte noch keine Zeit genommen. Morgen zeige ich Dir, was mit Getreide alles gezaubert werden kann: Polentaschnitten, Bulgur mal herzhaft, mal süß. Und heute Abend mache ich uns wieder Kitchery. Du wirst sehen Tatjana, bis Samstag bist du nicht verhungert."

Sie essen schweigend, hängen beide ihren Gedanken nach. Maria breitet ihr Handtuch aus, legt sich hin, schlummert ein. Tatjana hat keine Ruhe sich hinzulegen, bei jedem Rascheln in den Blättern fährt sie hoch und versucht, die Umgebung förmlich mit ihren Blicken zu durchbohren, immer darauf gefasst, der nächsten Schlange zu begegnen. Seit sie mit Mareike telefoniert hat, ist ihre Stimmung gedrückt, ihr Bergausflug hat seine Leichtigkeit verloren. Schade, sie hat sich selbst um drei unbeschwerte Ferientage gebracht. Den Anruf kann sie nicht mehr ungeschehen machen. Und sie muss heute Abend Fritz anrufen.

Die Sommerhitze wird immer drückender. Selbst hier am Bach ist es schwül. Maria ist aufgewacht. „Kommst du mit baden?"

Tatjana schüttelt den Kopf: „ Das packe ich heute nicht. Die Kreuzotter will erst mal verdaut sein."

„Schade, ich hüpfe jedenfalls rein. Das Wasser ist erstaunlich warm, du lässt Dir was entgehen. In der Gumpen unten kannst du bei dieser Temperatur richtig ausgiebig tauchen und herumpaddeln."

Tatjana schüttelt heftiger den Kopf: „Nein!"

Maria schlüpft aus den Kleidern, schliddert auf den schlüpfrigen Steinen bis zum Wasserfall und springt mit einem lauten Jauchzen hinein. Lange bleibt sie weg. Wieder hat Tatjana das flaue Gefühl in der Magengegend. Es wird Maria doch nichts passiert sein? Ist die Schlange vielleicht doch? Entschlossen steht sie auf, watet durch den Bach, bis sie hinabsehen kann. Maria sitzt unten auf einem Stein, die Beine in der Gumpen, die nassen Haare von der Sonne beschienen - ein friedliches Bergsommerbild.

Wann werde ich mein ständiges Besorgt sein, meine Unglücksphantasien endlich mal los sein?

Unwillig schüttelt Tatjana den Kopf und geht zu ihrem Ruheplatz am Bachrand zurück. Sie merkt selbst, dass sie immer noch aus den Augenwinkeln den Boden nach schlängelnden Bewegungen absucht. Wieder streckt sie ihre Füße ins Wasser, beugt sich vor, spielt mit kleinen Steinchen, ist ärgerlich mit sich selbst, auf ihre Ängstlichkeit, die Unfähigkeit heute, den Wasserfall hinabzurutschen oder hineinzuspringen. Sie wird müde, lässt ihren Oberkör-

per nach hinten sinken ins Gras. Da - ein scharfer, stechender Schmerz an ihrer Hand. Mit einem lauten Schrei springt sie auf, sieht die Wespe taumelnd davonfliegen. Schmerz und Erleichterung lassen sie aufschluchzen. Sie hält die Hand ins Wasser - heute ist wirklich nicht ihr Tag!

Maria steht neben ihr: „Was ist geschehen? Bist du verletzt?"

„Eine Wespe hat mich gestochen. Ich dachte zunächst, es sei ein Schlangenbiss." Tatjana lacht und weint gleichzeitig. Maria sucht wieder in der Außentasche des Rucksacks und kommt mit einem Fläschchen Lavendelöl. „Zeig her, ich tropfe Dir das Öl auf den Stich. Verteile es vorsichtig, der Schmerz wird bald nachlassen. Ich gebe Dir noch mal die Notfalltropfen und außerdem noch ein homöopathisches Mittel. Heute bist du wirklich Großnutzerin der Reiseapotheke. Bist du allergisch auf Wespenstiche? Nein? Gott sei Dank. Dann wird in einer Stunde alles vergessen sein." Tatjana ist erstaunt, wie schnell der Schmerz nachlässt, es bildet sich keine Schwellung. Sie ist ihrer Freundin von Herzen dankbar, aller Groll ist vergessen. Vorsichtig breitet sie ihr Handtuch im Schatten aus, legt sich hin und fällt sofort in einen leichten Schlaf.

Traumbilder steigen auf: Sie will einen Bach überqueren, der Weg geht über eine schwankende Hängebrücke. Sie erreicht die Mitte der Brücke und schaut hinab. Da sieht sie, dass der Bach kein Wasser führt, dass die schnellen, gleitenden Bewegungen unendlich viele Schlangenkörper sind. Sie züngeln an ihr hoch, wollen ihre Hand fassen, sie hinabziehen in den Schlangenfluss...

Mit einem gellenden Schrei wacht Tatjana auf. Sie ist nassgeschwitzt, zittert. Maria ist nicht da. Wahrscheinlich badet sie noch einmal. Sie kommt sich reichlich albern vor, hofft, dass Maria ihren Schrei nicht gehört hat. Was ist bloß los mit ihr? Dreht sie jetzt durch, sieht sie Gespenster?

Maria taucht hinter der Felskante auf: „ Bist du noch mal von einer Wespe gestochen worden?"

„Nein, ich hab schlecht geträumt, bin von meinem eigenen Schrei aufgewacht." Tatjana faltet ihr Handtuch zusammen. „Können wir gehen? Ich glaube, ich will jetzt lieber zur Hütte zurück."

„Gute Idee. Ich habe das Gefühl, dass heute noch ein Gewitter kommt. Da bin ich auch lieber in der Hütte." Maria zieht sich an, packt den Rucksack und setzt ihn auf - Tatjana hat nichts dagegen. Schweigend gehen sie zum Weg zurück, ferner Donner ist zu hören.

„Da sind wir keine Minute zu früh aufgebrochen. Von hier aus sehen wir zwar nur den blauen Himmel, aber in zehn Minuten kann das schon ganz anders aussehen. Lass uns jetzt so schnell wie möglich zurückgehen." Maria eilt, Tatjana versucht Schritt zu halten. Die Natur um sie her scheint den Atem anzuhalten. Es ist völlig still, drückend heiß.

Maria beginnt zu laufen, nimmt Tatjanas Hand, zieht sie hinter sich her. „Lauf jetzt, so gut du kannst. Das wird ein größeres Unwetter." Noch brennt die Sonne herab, aber hinter der Bergspitze zu ihrer Linken beginnen sich schwarzgraue Wolkentürme aufzubauen. Das Donnerkrachen kommt näher, Wind kommt auf, kühlt ihnen den Schweiß von der Stirne. Die Sonne verschwindet hinter den heranjagenden Wolken.

Sie erreichen die Weggabelung am letzten Kamm, tauchen in den Wald ein, eilen den Weg weiter hinab, erreichen mit den ersten Regentropfen die weite Mulde auf der die Berghütte steht. Maria steigert ihr Tempo, reißt Tatjana mit, der Regen wird dichter. Sie erreichen die Hütte, Maria sperrt auf, sie stolpern ins Dunkel, werfen die Türe hinter sich zu.

„Das war knapp", Maria keucht, Tatjana jappst nach Luft. Draußen rauscht sturzbachartiger Regen. Der Donner und sein Echo beginnen sie zu umrollen. Grelle Blitze erhellen kurz die finstere Hütte. „Hier sind Streichhölzer, Kerzen liegen dort oben auf dem Schrank. Zünde alle an, die du finden kannst, ich mach die Fensterläden dicht."

„Aber du kannst doch jetzt nicht die Fenster öffnen, um Läden zu schließen."

„Mache ich auch nicht. Hier gibt es Läden für den Winter und für Unwetter, die werden von innen gegen die Scheiben gelehnt, siehst du - so." Maria lehnt dicke Brettgevierte, die genau in die Fensternische passen, gegen die Scheiben. „ Die Fenster sind nicht winddicht. Mit den Unwetterläden bläst es uns wenigstens nicht die Kerzen aus." Sie geht nach oben, verrammelt die

Fenstertüre im Schlafzimmer, schließt das kleine Fenster in der Dusche. „ Jetzt versuche ich den Kamin anzuzünden. Bei diesem Sturm kann ich allerdings nicht versprechen, dass es gelingen wird. Notfalls müssen wir uns heute mit kaltem Wasser waschen, dürfte kein allzu großes Problem sein, oder? Die Hütte ist noch aufgeheizt von der Sonne."

Maria reinigt den Kamin von Asche und Holzkohleresten. Heute Morgen war sie in jeder Beziehung aus ihrer gewohnten Routine ausgestiegen. Sie hat seit heute Nacht gespürt, dass dieser Tag den entscheidenden Augenblick für Tatjanas Reise bereithält. Sie hat lange wach gelegen, in die Nacht hinaus und in sich hinein gelauscht. Es kamen keine Bilder, nur die absolute Gewissheit war da: heute ist der Tag. Sie hat die Zeichen gelesen: die Schlange - Transformation. Wenn es Tatjana gelingt, an ihre Kraft zu kommen, wenn es ihr gelingt, die Kinderängste loszulassen - dann kann die Schlange zum Adler werden. Die Wespe - Aggression und Verteidigung. Wenn es Tatjana gelingt, die Aggression in sich selbst anzuerkennen, sie zu nutzen, ihre persönlichen Grenzen zu verteidigen, dann wird Aggression zu Vitalität, zu Lebenskraft. Sie wird zu einem erstrebenswerten Potential und bleibt nicht länger eine versteckte, schlechte Eigenschaft. Wenn ...

Maria konzentriert sich jetzt völlig auf das Aufschichten des Holzes. Heute baut sie kein Kaminfeuer zum Wasserwärmen auf, heute soll es Tatjana unterstützen, die Transformation in sich zu vollziehen. Sie geht nach oben, holt einen kleinen Beutel, streut Weihrauch auf die Holzscheite. Tatjana schaut ihr neugierig zu. „Machst du heute ein besonderes Feuer wegen des Gewitters?"

„Nicht wirklich. Ich mache es für dich."

„Für mich, warum denn das? Mir geht es gut. Ich friere nicht, habe alle Abenteuer heute ohne großes Tamtam bestanden. Hast du das Gefühl, ich war zu wütend, zu ärgerlich? Ich hatte jedenfalls das Gefühl es tat mir gut, Dampf abzulassen."

„Der Tag ist noch nicht zu Ende, auch wenn es draußen finster ist. Ich habe das Gefühl, du brauchst heute noch Kraft und Klarheit. Wenn nicht, auch gut. Es tut nicht weh, wenn Weihrauch mit dem Holz verbrannt wird. Jetzt

müssen wir uns beide auf das Feuer konzentrieren. Vielleicht klappt es mit dem Anzünden und der Sturm ist gnädig und bläst in den nächsten fünf Minuten nicht direkt in den Kamin." Maria hält ein Streichholz an die fein geraspelten Kienspäne, kleine Flammen zucken auf, lecken an dünnen Holzstreifen, knistern, werden größer, züngeln an Holzscheiten, lassen sie aufglimmen, Rauchwölkchen bilden sich über der Feuerstelle, wollen nicht so recht abziehen.

„Mach mal vorsichtig die Türe auf, nur einen Spalt." Maria bläst leicht das Feuer an, Tatjana öffnet die Hüttentür. Gewaltiges Regenrauschen, bleiernes Grau, Donnergrollen. Der Rauch zieht aus dem Raum ab. Die Flammen steigen höher im Kamin, werden zu einem hellen Feuer. „Die Hitze ist jetzt groß genug, um den Rauch in den Kamin zu treiben. Du kannst die Tür wieder zu machen, Tatjana." Maria ist erleichtert, atmet den Weihrauchduft ein, bleibt vor dem Kamin sitzen. Die größeren Scheite beginnen zu prasseln. Sie legt noch zwei dicke Klötze nach. Später geht sie in die Küche, um das versprochene Kitchery zu kochen.

Tatjana bleibt am Kamin sitzen, schaut in die Flammen. Sie fühlt sich wieder leer, spürt weder Freude, noch Angst, noch Wut. Sie lässt den vergangenen Tag an sich vorbeiziehen, überlegt, ob sie feige war, heute nicht zu baden. Sie horcht in sich hinein. Da ist nichts, kein Bedauern, keine Selbstvorwürfe, aber auch kein Stolz, keine Befriedigung, etwas geschafft zu haben. Sie spürt rein gar nichts. Auch keinen Hunger, keinen Durst.

Sie starrt in die Flammen, sieht kleine züngelnde Bögen, Tore, durch die sie noch gehen muss.

Soll ich Fritz heute anrufen, oder soll ich warten, bis ich wieder zuhause bin? Was hat es für einen Sinn, von hier aus mit ihm zu telefonieren? Was kann ich denn von hier aus verändern? Maria hat sicher Recht, wenn sie mir empfiehlt, die Zeit hier für mich und ungestört von der Familie zu nutzen. Aber Mareike hat mich gebeten, ihn anzurufen. Das Telefonat gestern mit ihr kann ich nicht ungeschehen machen. Es war schön und bedrückend zugleich. Ich kann mich nicht erinnern, mich mit ihr je so ausführlich unterhalten zu haben. Sie sucht meine Nähe, seit sie das Kind erwartet. Es hat sich allemal

gelohnt sie anzurufen, Maria hin, Maria her. Mareike würde nie verstehen, warum ich Fritz nicht anrufe, wenn sie mich darum bittet. Was können drei weitere Tage hier noch groß verändern? Bisher habe ich mich ganz gut erholt, das wird schon reichen, um die Zukunft vernünftig zu planen...

„Das Kitchery ist fertig, komm, lass uns essen." Maria stellt einen großen Topf auf den Tisch, hat Löffel und Gabeln schon bereitgelegt, geht nochmals in die Küche und kommt mit zwei tiefen Tellern und einer Suppenkelle zurück. Sie häuft Tatjana und sich selbst einen kleinen Berg gelben Reis-Linsen-Brei auf den Teller. „Guten Appetit - ich hab jetzt richtig Hunger!" Sie beginnt ganz offensichtlich mit Genuss den scharf gewürzten Brei zu löffeln. Tatjana hat noch immer ihre liebe Not, Kitchery gut zu finden. Sie isst ein paar Gabeln voll, dann bringt sie nichts mehr hinunter, schiebt den Teller zurück und lächelt Maria entschuldigend an: „Morgen hab ich vielleicht mehr Hunger."

„Schon gut, wenn du keinen Hunger hast, dann iss auch nichts. Ich habe noch eine große Kanne Tee gemacht, du kannst Dir ja etwas Honig hinein tun, damit dein Kreislauf die schmale Kost gut mitmacht und du nicht zittrig wirst." Gemeinsam tragen sie das Geschirr in die Küche. „Ich gehe heute wieder früh schlafen, es tut mir ausgesprochen gut. Ich hoffe, du hast dich nicht auf einen langen Schwatz heute Abend gefreut."

„Geh ruhig, ich bleib noch ein wenig am Feuer sitzen", - beinahe hätte Tatjana gesagt: nein, ganz und gar nicht!

Tatjana starrt ins Feuer. Nach einer Weile schaut sie auf die Uhr – zwanzig nach acht, ob sie jetzt ... Auf einer Berghütte sind die Zubettgehzeiten archaisch. Sie wartet noch eine halbe Stunde. Jetzt müsste Maria schlafen. Leise geht sie die Treppe hoch, lauscht an der Tür, hört regelmäßige leise Atemzüge. Die Arme muss sehr müde sein. Gut so, sie soll auch nichts mitbekommen. Sie macht es sich vor dem Kamin gemütlich, spürt ihr Herz klopfen, sucht tief unten in ihrer Handtasche das Handy. Sie wählt gleich Fritz´ Handynummer. Sie hat Mareike nichts von seinem Verschwinden kurz vor ihrer Abreise erzählt. Es klingelt dreimal, viermal - ob er die Mailbox eingeschaltet hat? Soll sie ihm etwas aufsprechen?

„Welter."

Tatjana zuckt zusammen. Soll sie einhängen? „Guten Abend Fritz, ich bin es, Tatjana. Wollte nur mal hören, wie es Dir geht." Sie hört ein scharfes Einatmen. „Hallo, bist du noch dran, Fritz?"

„Ja, ja, ich kann dich sehr gut hören. Warum interessiert es dich auf einmal, wie es mir geht?"

Tatjana schaudert. Es liegt eine solche Kälte in seiner Stimme. Aber sie will nicht aufgeben. „Ich habe gestern mit Mareike telefoniert. Sie macht sich Sorgen um dich und bat mich, dich anzurufen. Ist etwas passiert? Du klingst wirklich sehr angespannt."

Fritz lacht laut und hart: „Ob etwas passiert ist? Das kann ich wohl behaupten, meine Liebe. Du bist arbeitslos. Ich bin arbeitslos. Du machst Urlaub. Ich besuche seit drei Tagen meine Mutter täglich im Krankenhaus. Sie liegt auf der Intensivstation, hat einen Schlaganfall bekommen, als ich ihr erzählte, dass meine Abteilung wegrationalisiert wird.

Du vergnügst dich mit deiner Freundin. Ich versuche mir einen Überblick an der Jobbörse zu verschaffen. Soll ich für die gnädige Frau gleich mitsuchen? Dann hast du nicht so viel Arbeit, wenn du wieder nachhause kommst. Die wird in Zukunft sowieso überschaubar sein, denn ich habe nicht vor, so schnell wieder in deiner Nähe zu leben.

Die Katze ist übrigens der gleichen Ansicht. Die Male, wo ich mir Klamotten von zuhause holte, ist sie nicht aufgetaucht. Ihr Futter war verschimmelt, aber du kannst beruhigt sein, die stinkende Schüssel habe ich entsorgt. Also in Zukunft weder Mann noch Katze, das ist doch ein leichtes Leben oder?"

Tatjana hört nur noch Rauschen in ihrem Ohr - keine Verbindung mehr - gar keine Verbindung mehr. Sie kann nicht denken. Sie kann sich nicht bewegen. Sie fällt, stürzt, immer tiefer, bodenlos, stürzt ohne Ende.

Sie hat kein Gefühl, wie lange sie schon hier sitzt und ins Feuer starrt. Weit weg hört sie gellendes Schreien. Wer schreit? Sie spürt sich in Armen gehalten, geschüttelt. Langsam kommt sie wieder zu sich.

Maria hält sie, fest, warm, mütterlich. Sie streichelt ihren Kopf, wiegt sie sanft, wie ein kleines Kind. Tatjana spürt ihr Herz bis zum Hals klopfen, fest hält sie das Handy in der Hand. Mit einem Ruck setzt sie sich auf, gerader, steifer Rücken: „Mach mir jetzt bloß keine Vorhaltungen, dass ich das Handy mitgenommen habe …" Maria hält ihr den Zeigefinger auf die Lippen. „Sei still, das ist im Augenblick vollkommen unwichtig. Werde erwachsen Tatjana, du brauchst dich nicht vor mir zu rechtfertigen. Ich habe Dir empfohlen, lass dein Handy zuhause, du hast dich entschieden es mitzunehmen. Du hast mit Fritz telefoniert und du musst jetzt mit dem Gespräch fertig werden. Was ist passiert?"

„Minka ist weg. Und Fritz ist jetzt auch arbeitslos. Seine Mutter hat einen Schlaganfall bekommen und liegt auf der Intensivstation."

Das ist ihre Katastrophenhierarchie, denkt sich Maria. Zu Tatjana gewandt sagt sie: "Minka macht Dir im Augenblick wohl die größte Sorge?"

Tatjana nickt, Tränen rollen ihr über die Wangen. Sie weint immer heftiger: „Wenn Minka etwas passiert ist, werde ich mir das nie verzeihen können. Keiner von der Familie ist mehr im Haus, das arme Tier muss ja vollkommen verstört gewesen sein. Meinst du, sie ist überfahren worden?"

„Das weiß ich nicht, aber ich habe eher das Gefühl, dass sie bei eurer Nachbarin eingezogen ist und es sich dort gut gehen lässt. Wenn du schon das Handy dabei hast, dann rufe doch jetzt mal an. Vielleicht bist du danach eine Sorge los."

Tatjana umarmt Maria: „Du bist eine wahre Freundin und hast die besten Ideen!" Sie durchsucht ihr Telefonbuch - hier Frau Möckel - neun Uhr, das ist noch nicht zu spät um anzurufen.

Frau Möckel ist gleich am Apparat: „ Wie es Minka geht? Oh prächtig. Sie schläft, sehr zum Leidwesen meines Mannes, immer am Fußende unseres Bettes. Sie ist ein wenig dick geworden. Sie jammert immer so herzzerreißend, wenn ich in die Küche gehe. Ich kann ihr einen kleinen Nachschlag einfach nicht verweigern. Das arme, verwaiste Tier." Ist da nicht ein kleiner vorwurfsvoller Unterton in Frau Möckels Stimme?

Tatjana ist selig: „Oh, Frau Möckel, wie kann ich das jemals wieder gut machen, dass sie Minka aufgenommen haben. Dummerweise ist mein Mann im Augenblick viel unterwegs, da ist sie ganz alleine ..."

„Aber das war sie während ihrer Familienurlaube doch auch immer. Sie wechselt sofort ihren Schlafplatz, wenn Sie und ihre Familie verreisen, wussten Sie das nicht?" Frau Möckel, Minkas Vizemama, genießt Tatjanas Erstaunen.

„Danke Frau Möckel, mir wird schon was einfallen, womit ich das wieder gutmachen kann. Gute Nacht."

„Was musst du wieder gut machen?" Maria schaut Tatjana verständnislos an.

„Frau Möckel lässt Minka den ganzen Tag bei sich wohnen. Sie schläft sogar im Ehebett der beiden, ist das nicht süß?" Tatjanas Gesicht hat wieder Farbe angenommen, ihre Hände zittern nur noch leicht.

„Tatjana, ich will jetzt keine Haarspalterei betreiben, aber noch mal zurück zu deinem Bedürfnis, etwas gut machen zu müssen. Überleg doch mal: Für Frau Möckel ist es viel einfacher, wenn die Katze bei ihr im Haus mitläuft. Sie braucht nicht ein-, zweimal am Tag zu euch rüber laufen, um nachzuschauen. Sie hat doch offensichtlich Freude an der Katze. Es ist freundlich und aufmerksam, wenn du ihr ein kleines Dankeschön mitbringst, aber streiche diese unterwürfige Einstellung: etwas gut machen zu müssen!" Maria hat sich Tatjana gegenüber an den Rand der Feuerstelle gesetzt, lässt sich von der glimmenden Glut den Rücken wärmen. „Aus meiner Sicht, Tatjana, beginnt jetzt ein neuer Lebensabschnitt für dich. Rotte gleich die subtile Unterwürfigkeit aus, die behindert dich nur bei all deinen Unternehmungen. Das Problem Minka ist im Augenblick gelöst, aber was ist mit Fritz passiert? Willst du darüber sprechen?"

Tatjana zuckt mit den Schultern: „Weiß nicht genau, was passiert ist. Er sprach von Wegrationalisierung seiner Abteilung, und dass seine Mutter einen Schlaganfall bekam und auf der Intensivstation liegt. Das meiste, was er sagte waren Vorwürfe, weil ich nicht da bin und mir Arbeit suche."

„Soll ich Dir dazu etwas aus meiner Sicht sagen, oder willst du jetzt lieber schlafen?"

„Ich bin hellwach, heute Nacht werde ich sowieso nicht schlafen. Aber du, du warst doch müde?"

„Das ist vorbei. Dein Schrei hat meine Müdigkeit gründlich vertrieben. Blitz und Donner könnten mir nicht so in die Knochen fahren."

„Ich stehe vor einem Scherbenhaufen. Ich habe keine Ahnung, wie es in Zukunft weitergehen soll. Mit Fritz kann ich nicht mehr vernünftig sprechen. Er macht sofort zu, und seine Worte tun so weh." Tatjana zupft an der Nagelhaut ihres Daumens, kann nicht aufhören, bis es blutet, wickelt ein Papiertaschentuch drum.

Maria zieht einen Stuhl an den Kamin, legt zwei Buchenscheite nach, gießt sich eine Tasse Tee ein: „Tatjana, aus meiner Sicht braucht ihr beide eine professionelle Eheberatung. Ihr steht an dem Punkt, wo Worte nur noch zerstören. Das Schlimme an Worten ist: sind sie erst einmal ausgesprochen, können sie nicht mehr zurückgenommen werden. Da nutzen keine Entschuldigungen oder sonstige beschwichtigende Phrasen. Das verletzende Wort bleibt wie ein Giftstachel im Gedächtnis haften, lange Zeit, manchmal für immer. Ist auf diese Weise zu viel in uns vergiftet, ist es nur noch schwer möglich, eine Partnerschaft zu leben.

Andererseits habt ihr mit vierundzwanzig Ehejahren eine Basis geschaffen, auf der Partnerschaft neu aufgebaut werden könnte. Ihr habt zwei Kinder, ein Enkelkind ist unterwegs, ihr habt Eigentum zusammen und viele Stürme gemeinsam durchlebt. Es sollte euch beiden zumindest einen Versuch wert sein, auch die Ernte einer langjährigen Partnerschaft gemeinsam zu genießen."

Tatjana rutscht in ihrem Stuhl nervös hin und her: „Wie kommst du darauf, dass unser Ehekrieg eine Ernte hervorbringen könnte, die wir beide genießen können? Fritz ist bloß ätzend, gemein und arrogant. Ich kann mir nicht vorstellen, dass wir noch einmal eine gemeinsame Basis finden werden, falls wir jemals eine hatten." Sie lacht bitter auf.

„Vielleicht ist das im Augenblick ein bisschen viel verlangt, Tatjana, trotzdem, versuche Fritz mit anderen Augen zu sehen. Ich kann in ihm auch

 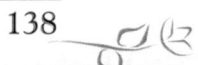

den kleinen verängstigten Jungen erkennen. Vor allem die Angst lässt ihn zynisch und arrogant sein. Das ist sein Schutzwall, seine Trutzburg. Nur dahinter fühlt er sich sicher. Er hat in gewisser Weise Angst vor Dir, Tatjana, genau wie vor seiner Mutter. Er empfindet dich als stark und unerschütterlich. Warum, glaubst du, hat er sich wenig an dem Aufziehen eurer Kinder beteiligt? Es wird ihn genervt und ausgelaugt haben, wenn er abends nachhause kam und springlebendige Gören etwas von ihrem Vater haben wollten. Dann sah er, dass du es schaffst, Haushalt, Kinder und Arbeit miteinander zu vereinbaren. Er muss sich klein vorgekommen sein, er muss sich aufblasen. Manche machen das mit Arroganz und Zynismus. Es würde mich nicht wundern, Tatjana, wenn Fritz eine außereheliche Affäre hätte, eine Frau, die den großartigen Mann in ihm sehen kann."

Tatjana springt auf, läuft im Raum hin und her: „Ich mag nicht auch noch über eine Affäre von Fritz nachdenken. Der Scherbenhaufen ist schon groß genug. Du brauchst nicht noch den letzten heilen Teller zu zerbrechen."

„Meine Devise ist: Wenn es ganz dick kommt, stelle ich mir die allerschlimmste Variante der Situation vor. Danach kann es nur noch besser werden."

„Oh danke, das tröstet mich im Augenblick ungemein."

„Tatjana, ich will das Bild, das du Dir von deiner Ehe machst, nicht zerstören. Ich will Dir helfen, dein zukünftiges Leben heilsamer und glücklicher zu gestalten. Mag sein, dass jetzt noch nicht der rechte Augenblick dafür ist. Was ist mit deiner Schwiegermutter? Hat Fritz über ihren Zustand mehr erzählt?"

„Nein, nur dass er sie täglich besucht. Als er erzählte, dass Minka weg ist, wollte ich nicht noch mehr Katastrophales von ihm hören."

„Wegen Minka brauchst du Dir keine Sorgen mehr zu machen."

„Ich weiß, es stimmt schon, dass mir die Katze wichtiger ist als Fritz und seine Mutter. Vielleicht ist er eifersüchtig auf Minka."

„Davon kannst du ausgehen. Minka und Oliver waren bisher deine emotionalen Bezugspunkte, wie man so schön sagt. Für Fritz muss das die Hölle sein, und er kann es Dir nicht verständlich machen. Der Schwiegersohn

in spe mit Geld und Namen ist dann der berühmte Tropfen, der das Fass zum Überlaufen bringt. Kannst du Dir vorstellen, dass auch Fritz im Augenblick das Gefühl haben muss, alles in seinem Leben zerbricht? Ihr habt viele gemeinsame Hürden zu nehmen, Tatjana. So fremd, wie er Dir im Augenblick vorkommen mag, ist er nicht."

Sie schweigen lange. Maria steht auf, nimmt Tatjana bei der Hand: „Geh jetzt duschen, ausgiebig, wasche Dir die Haare. Stell Dir vor, das Wasser nimmt allen Schmerz, alle Schuldgefühle und Sorgen von Dir. Erlaube Dir, heute Nacht tief und erholsam zu schlafen. Probleme werden besser bei Tageslicht gelöst."

Tatjana befolgt Marias Rat. Sie tritt noch einmal vor die Hüttentür. Eine schmale Mondsichel steht über den Bergen, unzählige Sterne funkeln in der tiefen Schwärze der Nacht.

Wann habe ich zum letzten Mal einen solchen Nachthimmel gesehen? Wie arm wir mit den vielen Straßenlaternen und bunten Reklamelichtern geworden sind. Die nächtliche Schönheit zeigt sich nicht mehr in den Städten. Ich habe vergessen, dass in der tiefsten Dunkelheit das Licht am hellsten scheint.

Ein Käuzchen ruft. Leise sperrt Tatjana die Hüttentür zu, klettert die Treppe hoch, schlüpft ins Bett und fällt in einen tiefen, traumlosen Schlaf.

Die Entscheidung fällt

Ein strahlender Morgen begrüßt die beiden Frauen. Maria und Tatjana sind fast gleichzeitig aufgewacht. Sie eilen die Treppe hinunter, Maria reißt die Hüttentür auf: Was für ein Licht, was für eine Schönheit begrüßt sie! In unzähligen Wassertropfen bricht sich das Sonnenlicht. Millionen und aber Millionen kleiner funkelnder Diamanten haben sich über Bäume, Sträucher und Grashalme ausgebreitet. Die Vögel zwitschern ihr Morgenkonzert. Unten in der schattigen Mulde am Waldrand äst ein Reh.

Maria fasst Tatjana an der Hand: „Komm, lass uns durch das regennasse Gras laufen. Das macht uns frisch und munter für einen grandios erholsamen Bergsommertag. Sie laufen in ihren Schlafanzügen zum Waldrand hinunter, das Reh verschwindet erschrocken zwischen den Bäumen, und schon eilen sie den Hang wieder hinauf, ohne merklich an Tempo zu verlieren. Oben atmen sie beide heftig. „ Alle Achtung, du hast ganz schön an Kondition zugelegt", ist Marias Kommentar.

Tatjana fühlt sich seltsam. Ihr Kopf gebietet ihr, sich Sorgen zu machen, über alles, was nach ihrer Heimkehr auf sie zukommen wird. Ihr Herz ist von diesem funkelnden, neu erwachten Tag berührt, von den vielen Vogelstimmen und der Weite des Himmels. Tief atmet sie die feuchte, würzige Luft ein. Einfach hier sein, jetzt in diesem Augenblick, nicht nachdenken.

„Lass uns heute Katzenwäsche am Brunnen vor dem Haus machen und dann Yoga." Maria reißt sie aus ihrer Versunkenheit. Widerwillig geht sie ins Haus zurück, um Zahnbürste, Seife und Handtuch zu holen, ist sich aber der Dringlichkeit bewusst, die einfache Tagesroutine aufzunehmen und nicht in Selbstmitleid abzustürzen.

Nach den Körperübungen bürstet sie ausgiebig ihre Haare. Nie zuvor in ihrem Leben ist sie mit feuchten Haaren ins Bett gegangen. Sie sind etwas verknotet, lösen sich aber leicht und springen in vielen kleinen Locken um ihren Kopf. Wie sehr kämpft sie zuhause darum, die Haare glatt zu föhnen, jetzt ist ihr die Frisur gleichgültig geworden. Maria schaut sie bewundernd an: „Du

bist in den fünf Tagen nicht nur um Jahre jünger geworden, du siehst auch viel hübscher aus. Schau dich ruhig mal genauer an im Spiegel unserer Puppenstubendusche."

„Danke, das tut mir im Augenblick wirklich gut. Ich fühle mich komisch. Weder gut noch schlecht, irgendwie dazwischen. Immer wenn ich daran denke, dass wir übermorgen zurückfahren in den ganz normalen Alltagswahnsinn, bekomme ich Herzklopfen und würde am liebsten weglaufen, aber ich weiß nicht wohin."

„Gut, wenn du nicht weißt wohin, dann komm zu mir in die Küche, ich hab Dir gestern versprochen, das ich Dir noch ein paar meiner Wohlfühltipps bezüglich Kochen verraten werde. Fangen wir gleich mit dem Frühstück an." Maria geht in die Küche voraus.

„Die meisten Menschen, die ich kenne, essen Brot, Gebäck oder Müsli zum Frühstück. Solange wir jung sind und die Verdauung gut funktioniert, ist dagegen nichts einzuwenden. Aber wenn wir älter werden und die Verdauungskraft nicht mehr so stark ist wie mit achtzehn, sollten wir mit mehr Verstand frühstücken.

Wenn du morgens keinen Hunger hast, ist es ganz einfach - esse nichts. Trinke ein Glas frisch gepressten Fruchtsaft oder eine Tasse Tee und esse erst, wenn der Hunger kommt. Hast du morgens guten Appetit, fühlst dich aber nach Marmeladebrot und Honigbrötchen müde und lustlos, dann esse besser eine Getreidesuppe oder einen Getreidebrei. Wichtig sind dabei die richtigen Gewürze. In dem versprochenen Rezeptheft findest du mehrere Vorschläge für jeden Geschmack und ebenso für die verschiedenen Jahreszeiten. Porridge mit Zimt und Sahne mag im Winter köstlich sein, im Sommer treibt es mir Schweißperlen auf die Stirn.

Für uns habe ich heute eine Bulgoursuppe aufgestellt. Ich gehe jetzt hinaus und suche ein paar schmackhafte Kräuter zum drüberstreuen. Kommst du mit?"

Tatjana läuft hinter Maria her, ist fasziniert, wie schnell sie ein kleines Körbchen voller Kräuter gesammelt hat: Gundermannblüten und –blätter, Sauerampfer, kleine, zarte Löwenzahnblättchen und Brennnesselspitzen, Gän-

 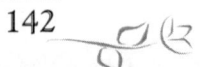

seblümchen. „ Diese Morgensuppe wird nicht nur hübsch aussehen, sie wird uns auch ordentlich durchreinigen. Nach dem gestrigen Abend ist das sicher nicht verkehrt. Aufregung bildet im Körper ebenso Schlacken wie zu schweres Essen."

Das Frühstück genießen sie vor der Hütte in strahlendem Sonnenschein. „Was unternehmen wir heute?" Tatjana will sich ablenken, keine Gedanken an Übermorgen verschwenden. Maria lehnt sich an die Hauswand zurück, trinkt ihren Tee in kleinen Schlucken, denkt eine Weile nach: „Mein Vorschlag ist, heute einen Berghüttentag einzulegen. Es ist besser, du verdaust die Neuigkeiten hier und in Ruhe. Wenn du möchtest, machen wir heute Abend ein kleines Reinigungsritual. Morgen sollten wir noch einmal wandern und die Schönheit der Berge ganz in uns aufnehmen."

„Wir haben für deinen Schwager noch kein einziges Scheit Holz gehackt. Heute will ich Holz hacken, da werde ich Fritz und seine Neuigkeiten am besten verdauen."

„Gregor wird sich freuen, und ich lege Dir schon mal Pflaster für die Blasen zurecht." Maria räumt lachend den Tisch ab. „ Ich will noch mal Silberfrauenmantel sammeln. Macht es Dir etwas aus, alleine hier zu bleiben?"

„Überhaupt nicht, ich bin nämlich schon groß. Aber zeige mir erst, wie Holz gehackt wird, ich habe das noch nie gemacht. An unserem ersten Tag hatte ich keine Lust dazu, jetzt schon." Tatjana verschwindet hinter der Hütte.

Als Maria gegen Mittag mit einem vollen Stoffbeutel Kräuter zurückkommt, hört sie gleichmäßige Hackschläge hinter der Hütte. Erstaunt geht sie zum Holzplatz, schaut vorsichtig um die Ecke, bereit, schnell vor einem fliegenden Holzscheit abzutauchen. Ein junger, blondgelockter Mann mit breiten Schultern schwingt fleißig die Axt, Tatjana schichtet mit rosigen Wangen die Scheite gegen die Hüttenwand. Maria ist sprachlos, sie steht wie angewurzelt. Tatjana sieht sie, lacht, ruft dem jungen Mann ein lautes Stopp zu, der lässt die Axt sinken, dreht sich zu Maria um – Oliver.

Meine Güte, der ist ja ein richtiger Kerl geworden, wie lange habe ich ihn schon nicht mehr gesehen? Wie kommt der hierher? Maria geht auf ihn zu,

streckt ihm die Hand entgegen, kräftiger Händedruck: „Ich muss meine Mutter hier heraushauen", grinst er sie an.

„Hallo, Oliver, du bist eine echte Überraschung. Wie kommt es, dass du hier bist?"

„Dein Mann hat mir Gregors Adresse gegeben. Ich habe ihm gesagt, dass ich Mutter unbedingt sprechen muss. Emilia geht es sehr schlecht. Die Ärzte rechnen damit, dass sie stirbt, Vater ist am Durchdrehen und meine Mutter - lässt mich Holz hacken, damit sie ihre Hüttenmiete abbezahlt." Oliver lacht, ihm scheint der Bergausflug sehr gut zu gefallen.

Maria ist noch immer irritiert: „Hat dich Gregor hochgefahren?"

„Nein, ich bin zu Fuß raufgekommen. Zwei Stunden, das ist für einen stubenmüden Studenten genau das Richtige."

„Magst du mit uns zu Mittagessen? Kräuterreis mit Butter und Karottensalat kann ich Dir anbieten."

„Da passen Gregors Räucherwürste sicher hervorragend dazu. Er hat mit drei Stück mitgegeben. Die Frauen haben so wenig zum Essen eingepackt, meinte er."

Maria geht lachend in die Hütte. Gregor sorgt immer für das allgemeine Wohl und sabotiert jeden Fastenversuch. Zu Räucherwürsten wird sie Polenta machen, Maisgries ist noch genügend da, und Gregor würde sie keines Blickes mehr würdigen, wenn er hört, dass sie zu seinen schmackhaften Würsten Reis serviert hat. Während sie die Polenta rührt, hört sie immer noch Holzscheite hinter der Hütte fliegen.

Sie deckt den Tisch vor der Hütte, stellt kalten Pfefferminztee und einen Krug mit Quellwasser bereit, serviert Polenta im Topf und die Räucherwürste fetttriefend in der Pfanne. Auch für die Schüssel mit Karotten-Apfelsalat findet sie noch ein Plätzchen zum Hinstellen. Dann holt sie Mutter und Sohn. Die beiden waschen sich die Hände im Brunnen, schütteln die Wassertropfen in ihre Richtung ab, setzen sich und greifen hungrig zu. Die beiden Frauen essen nur ein kleines Stück von Gregors selbstgemachten Würsten. Sie merken schnell, dass ihr Magen solch deftige Kost im Augenblick nicht gewohnt ist. Oliver hat nichts dagegen den Rest alleine aufzuessen.

Danach lehnt er sich satt und zufrieden gegen die Hüttenwand. „Vater hat mir aufgetragen dich abzuholen, Mutter." So, jetzt hat er es endlich hinter sich gebracht. Wie ein Stein lag dieser Auftrag auf seinem Herzen, wurde immer schwerer, als er das glückliche Strahlen in Tatjanas Augen bei seiner Ankunft sah.

Tatjana ist trotz ihrer gebräunten Haut im Gesicht fahl geworden. „Er will, dass ich zwei Tage früher als geplant nachhause komme? Ist Emilia denn schon tot? Muss die Beerdigung vorbereitet werden?"

„Als ich heute am frühen Morgen wegfuhr, hat sie noch gelebt, aber es geht ihr wirklich schlecht. Ich glaube, Vater hat Angst, alleine bei ihr zu sein."

„Glaubst du, ich bin eine Hilfe an ihrem Sterbebett? Bist du wirklich der Meinung, ich bin der Mensch, den sie sich jetzt zu sehen wünscht?" Tatjanas Stimme zittert.

„Nein, bist du nicht. Sie spricht dauernd von Mareike, ruft sie, sucht mit ihrer nicht gelähmten Hand die Bettdecke nach ihr ab. Als ich Mareike angerufen habe, hatte ich Knut am Telefon. Er will nicht, dass sie in ihrem schwangeren Zustand Hals über Kopf an das Sterbebett ihrer Großmutter fährt. Sie will auch nicht reisen. Ich weiß nicht, was bei dem Besuch der beiden bei euch alles vorgefallen ist, aber sie scheinen beide auf Vater ziemlich sauer zu sein."

„Wenn sie Mareike sehen will, bin ich nicht der richtige Ersatz dafür. Was du gerade siehst, mag wie ein fröhlicher Bergurlaub von zwei Freundinnen aussehen. Der Schein trügt, ich habe mich hier auf den Weg zu mir selbst gemacht. Ich bin diesen Weg noch nicht zu Ende gegangen, aber ich will ihn gehen. Maria hat mir eine Woche ihrer Zeit geschenkt, sie hat mich ein großes Stück begleitet. Ich will diesen Weg in Ruhe beenden." Tatjana spricht völlig unaufgeregt, keine piepsige Kleinmädchenstimme, keine gehetzten Worte.

Oliver schaut sie mit großen Augen an. Seine Mutter hat sich zweifellos verändert, und sie gefällt ihm gut so: „Ich an deiner Stelle würde auch bleiben. Ich sage Vater, du hast Dir den Fuß verstaucht und brauchst noch Ruhe, bis du absteigen kannst."

„Es ist nett von Dir, Oliver, dass du für mich schwindeln willst, aber das ist nicht nötig. Ich werde Fritz anrufen und ihm sagen, dass ich, wie geplant,

übermorgen nachhause komme. Ich mag keine Schwindeleien und Lügen mehr. Ein wirklich erwachsener Mensch hat das nicht nötig."

Maria jubelt innerlich. Sie steht auf und umarmt Tatjana. „ Ich bin stolz auf dich. Du bist wunderbar. Komm, wir wollen heute Nachmittag noch einmal zu Agatha gehen. Ich habe das Gefühl, sie wird Dir gut tun. Oliver, du kannst dich gerne noch eine Weile hier ausruhen, bevor du absteigst. Grüße Gregor und Babette und sage den beiden, die Räucherwürste haben uns gerettet."

Tatjana umarmt Oliver: „Schön, dass du da warst. Mit Fritz, das erledige ich gleich jetzt. Du brauchst dich wegen mir nicht mehr bei ihm melden. Wir sehen uns übermorgen." Sie geht in die Hütte, sucht ihr Handy aus der Handtasche und geht hinauf ins Schlafzimmer. Sie will keinem der beiden das Gespräch mit Fritz zumuten.

„Hallo, Fritz, ich bin es. Oliver ist hier, mich abzuholen. Ich will Dir nur sagen, dass ich dabei bleibe, erst übermorgen zurückzufahren. Bei allem Respekt deiner Mutter gegenüber, aber ich bin nicht der Mensch, den sie im Augenblick braucht."

„Du bist eine maßlose Egoistin. Du denkst nur an dich und daran, dass es Dir gut geht. Dich interessiert es überhaupt nicht, wie es Emilia und mir im Augenblick geht. Von mir aus brauchst du gar nicht mehr zurückzukommen." Fritz hat aufgelegt.

Tatjana sitzt, mit dem Handy in der Hand, auf der Bettkante. Maria hat Recht. Mit Worten ist da nichts mehr zu reparieren, schon gar nicht per Handy. Aber jetzt ist wenigstens Oliver von seinem Auftrag befreit. In zwei Tagen wird die Welt wieder anders aussehen. Ich gehe jedenfalls mit Maria zur alten Agatha. Ein strammer Aufstieg, das ist jetzt genau das Richtige.

Tatjana kommt gelassen aus der Hütte, Maria wirft ihr einen prüfenden Blick zu. Sie grinst sie an und macht mit Zeige- und Mittelfinger das Victoryzeichen. „Oliver, du kannst in Ruhe nachhause fahren. Ich habe Fritz erreicht. Er weiß Bescheid, dass ich erst übermorgen zurückkomme."

„Mann, wir gehen herrlichen Zeiten entgegen, du hast dich wirklich verändert, Mutter. Vor einer Woche wäre an dieser Stelle noch eine lange Schimpftirade hinterhergekommen."

„Die dünne Bergluft lässt mich sparsamer mit Worten umgehen", lacht Tatjana und nimmt Maria am Arm. Sie schließen die Hütte ab und marschieren Richtung Wald. Oliver schaut den zwei Frauen lange nach, bevor er sich zum Abstieg aufraffen kann. „Diese Woche gönne ich Dir von ganzem Herzen, Mutter - und zwar die ganze Woche" murmelt er und läuft mit langen Schritten los.

Maria und Tatjana steigen zügig durch den Wald auf. „Sag mal, hat Fritz wirklich so einfach geschluckt, dass du erst übermorgen heimfährst?" Maria ist neugierig.

„Einfach geschluckt ist nicht der rechte Ausdruck. Er hat gesagt, dass ich gar nicht mehr zurück zu kommen brauche. Wir haben also noch jede Menge Zeit hier, wenn Armin und deine Praxis nichts dagegen haben." Tatjana ist guter Stimmung, fühlt sich leicht, der Aufstieg strengt sie nicht mehr an. Sie läuft ein paar Schritte voraus, Maria versucht mit ihr Schritt zu halten.

„Sag mal, was ist los mit Dir? Du rennst wie ein junges Reh den Berg hoch, kein Geschnaufe, kein Gestöhne, mir geht richtig was ab. Dein Tempo kann ich nicht mehr lange mithalten."

„Ich habe nicht nur körperlich ein paar Kilo abgenommen. Im Augenblick fällt es mir leicht, mir nichts mehr vorzumachen bezüglich Fritz und seiner Mutter. Das Leben hat wieder Farbe bekommen. Ich rieche den Tannenduft und das Moos, ich freue mich auf die alte Sennerin, und dass du da bist, Maria. Ich freue mich, dass wir morgen noch einen ganzen Tag in den Bergen sind, und ich freue mich, etwas Neues anzufangen, wenn ich wieder zuhause bin."

„Oh, das überrascht mich wirklich. Du bist eine Schnellstarterin und hast all meinen Respekt Tatjana. Aber pass auf, dass du jetzt schön einen Schritt nach dem anderen machst."

„Wusste ich doch, dass Maria wenigstens einen guten Rat für mich parat hat!" Tatjana läuft ein wenig langsamer, sie will der Freundin nichts beweisen.

Als sie Agathas Alm erreichen, denkt Tatjana an den ersten Besuch hier zurück und wie sehr sie nach dem Aufstieg am Ende ihrer Kräfte war, damals, vor fünf Tagen! Heute genießt sie das gleichmäßige Ausschreiten, das tiefe Durchatmen, das herrliche Gefühl frei wie ein Vogel zu sein.

Agatha erwartet sie auf der Bank vor der Hütte. Ihr runzliges Gesicht verzieht sich zu vielen kleinen Lachfalten. Sie umarmt Maria, schaut Tatjana lange an. „Könnte fast glauben, du hat eine Neue mitgebracht", murmelt sie anerkennend. „Und, was ist, passt die Buttermilch heute in deinen Diätplan?" Sie wartet die Antwort nicht ab. „Sennerin wäre ein heilsamer Beruf für dich, so schnell wie dich die Berge zurechtgerückt haben! Sogar die Falten um den Mund sind weniger geworden." Sie kichert in sich hinein, schaut Tatjana weiter freundlich prüfend mit ihren strahlenden, blauen Augen an. „Hast du gut gemacht, Maria. Wahrscheinlich ein schnellerer Heilerfolg als bei den Behandlungen in deiner Praxis. Geht aber nicht mit allen. Sie scheint ein gutes Mädchen zu sein. Hat die Natur noch im Blut."

Agatha ist heute ungewöhnlich gesprächig.

„Agatha, übermorgen muss ich wieder nach Hause. Ich will noch ein wenig neben Dir sitzen, du tust mir gut." Tatjana setzt sich neben die Alte auf die Bank. Diese legt einen Arm um sie: „Wird schon nicht so schlimm werden, Tatjana. Was kann Dir schon passieren. Denke daran, mehr als das Leben kann Dir niemand nehmen." Schweigen breitet sich aus, gutes, erholsames Schweigen. Jede der drei Frauen hängt ihren eigenen Gedanken nach.

„Agatha, ich weiß nicht was ich tun soll, wenn ich wieder zuhause bin. Alles ist zusammengebrochen: Kein Job mehr, vielleicht bald keinen Mann mehr, die Kinder sind aus dem Haus, die Katze fühlt sich bei der Nachbarin wohl, die Schwiegermutter liegt im Sterben. Keiner braucht mich wirklich. Was also soll ich tun?" Tatjana schaut die Alte erwartungsvoll an. Hier in diesen blauen Augen könnte der Schlüssel für ihre Zukunft liegen.

Agatha holt ein kariertes Stofftaschentuch aus der Kittelschürze und schnäuzt sich ausgiebig.

„Nun, kleine Frau, eins ist sicher: die Berge tun Dir gut. Was immer du in Zukunft machen willst, plane Dir Zeit für die Berge ein, dann kann nicht

viel schief gehen. Das mit der Sennerin vorhin vergiss lieber. Es ist ein harter Beruf, in den du von klein auf hineinwachsen musst. Da musst du hier geboren sein, die Bauern vertrauen einer Fremden ihr Vieh nicht an.

Ich kann Dir keinen Rat geben, wie du in der Stadt dein Leben leben kannst. Wichtig ist, dass du für dich und deine Gesundheit sorgst - und zwar vor-sorgst nicht nach! Lass Dir von Maria zeigen, wie du kochen solltest, da habe ich ihr einiges beigebracht. Das ist altes Frauenwissen, wäre schade, wenn es für eure Enkel oder Urenkel verloren ginge. Mit Kochen kannst du heilen, die Stimmung der Menschen lenken, Freude schenken, Licht in den grauen Alltag bringen. Mit Kochen kannst du aber auch Krankheiten hervorrufen, schlechte Stimmung verursachen, Süchte erzeugen, Unglück über die Menschen bringen. Vielleicht interessiert dich die „Magie des Kochlöffels" so sehr, dass du daraus einen Beruf machen kannst." Agatha hält inne, taucht in ihre Gedankenwelt ab, nimmt ihren Arm von Tatjanas Schulter. Dann hebt sie den Zeigefinger: „Eines ist noch wichtig: verbiege dich selbst nicht und lass dich auch nicht verbiegen. Sag, was du denkst, habe keine Angst allein zu sein und folge deinem Traum. Du hast doch einen, oder?"

Tatjana fällt zum ersten Mal seit Tagen wieder ihr weißes Pferd ein...

Ich will frei und ungebunden sein. Niemand darf mir sagen, was ich tun soll, niemand darf mir sagen, was ich nicht tun soll. Und alle Menschen, die ich lieb habe, sollen frei sein ... Ich werde allen Menschen Freiheit schenken. Ich werde auf einem Pferd reiten, über alle Hindernisse hinweg. Ich werde voran reiten. Ich will frei und ungebunden sein...

Sie bemerkt nicht, dass Tränen über ihre Wangen laufen. Sie ist völlig in das Gefühl ihres Kindertraumes eingetaucht, wacht erst wieder auf, als Agatha ihr das karierte Taschentuch hinhält. „Danke, ich glaube ich habe eins einstecken." Sie kramt in ihrer Hosentasche, holt ein verknülltes Papiertaschentuch heraus, wischt die Tränen ab und putzt lautstark die Nase. „Das muss sich auch ändern", grummelt Agatha, „das sind doch keine Taschentücher, diese staubigen Papierfetzen."

Eine Weile zeichnet sie mit ihrem Stock Linien in den Sand unter der Hausbank. „Ich gebe Dir noch etwas mit, Tatjana, denk darüber nach: Du ge-

hörst zu der Generation Frauen, für die die Zeit nach dem fünfzigsten Geburtstag Freiheit bedeuten kann. Du lebst ohne Krieg, du kannst frei deine Meinung äußern und du hast die Möglichkeit, dich selbst zu versorgen. Die Kinder sind aus dem Haus – was hält dich?"

Lange sitzen die drei, schweigend. Maria setzt sich neben die Alte, streichelt ihre Schulter: „ Es ist schön bei Dir, Agatha, aber wir gehen jetzt. Wenn du Zeit hast, denk an uns Stadtfrauen und schicke uns eine Brise Bergluft."

Agatha schaut über den weiten Kessel, zu den grasenden Kühen, nickt bedächtig: „Ja, vielleicht sehen wir uns noch mal. Denkt auch an mich, vor allem, wenn ihr kocht. Gutes Kochen – das ist mein Lebenstraum."

Schweigend gehen die beiden Frauen zurück zum Hochtal. Am Ende des Kessels drehen sie sich noch einmal um. Agatha sitzt nicht mehr vor der Hütte, ein kleines Rauchwölkchen kräuselt sich aus dem Kamin.

Gemächlich wandern sie zu ihrer Hütte zurück. Die Sonne steht schon tief im Westen, verspricht einen grandiosen Sonnenuntergang. Sie tauchen in den Wald ein, gehen schnell, wollen die himmlischen Lichtspiele bewundern, wenn sie ihn durchwandert haben. Sie sehen die Sonnenstrahlen schräg durch die Äste fallen, sich von Orange nach Rot verfärben, treten aus dem Wald heraus, halten den Atem an: die Berge brennen. Alle Bergspitzen um sie her sind in funkelndes Rot-Orange getaucht, goldenes Licht dazwischen. Sie tauchen in dieses Farbspiel ein, lassen sich ganz und gar durchdringen, kehren erst zurück aus dieser magischen Welt, als violettes Licht die Nacht ankündigt.

In der Hütte ist es dunkel. Maria zündet gleich den Holzstoß im Kamin an. Tatjana geht nach draußen, schichtet im Dämmer der Nacht die letzten Holzscheite auf. Sie hat sich vorgenommen, wenn immer es möglich ist, keine Altlasten aus dem Heute ins Morgen zu tragen.

„Willst du noch etwas essen?" Maria klappert in der Küche.

„Danke, die Buttermilch reicht mir für heute. Ich habe das Gefühl, das Stück Räucherwurst schwimmt noch obenauf." Tatjana wischt den Tisch sauber, verstaut ihr Handy tief unten in der Handtasche.

„Ich mach uns einen Verdauungstee, dann ist morgen alles vergessen." Maria räumt die Küche auf.

Lange sitzen die beiden Frauen am Kaminfeuer, es gibt nichts zu besprechen oder zu planen. Heute scheint alles an seinen Platz gefallen zu sein. Tatjana summt Om Shanti Om, Maria stimmt ein, eine Weile singen sie das Friedensmantra. Plötzlich steht Maria auf: „Ich will noch das kleine Reinigungsritual mit Dir machen. Gestern Abend war hier viel Schmerz und Verwirrung, das sollten wir Gregor und Babette nicht da lassen."

Sie geht nach oben, kommt mit einer Abalonemuschelschale und einer großen weißen Feder zurück. In der Schale hat sie graugrünes Pulver zu einer kleinen Spirale geformt. Sie öffnet die Hüttentüre einen Spalt und die beiden Fenster, hält ein brennendes Streichholz an die Spirale. Kleine wohlduftende Wölkchen steigen auf. Sie stellt die Schale hin, reinigt ihre Hände im Rauch, wie sonst unter Wasser. Sie bittet Tatjana aufzustehen, sich frei im Raum hinzustellen, beginnt eine Melodie zu summen und dann mit voller Stimme „Heja, Heja ...", das Reinigungslied zu singen. Dabei taucht sie die Feder immer wieder in den Rauch und streift in kräftigen Zügen vom Kopf zu den Füßen hin, um Tatjanas ganzen Körper herum. Zuletzt tupft sie ihr mit dem Federkiel auf den Scheitel. Tatjana ist tief berührt, fühlt sich leicht und frei. „Danke, Maria. Ich gehe noch vor die Hütte, die Nacht grüßen."

Maria bleibt am Kaminfeuer sitzen. Was gibt es noch zu tun für Tatjana - morgen der letzte Besuch der Gumpen. Hoffentlich vertraut sie sich dieses Mal wieder dem Lauf des Wassers an und sieht nicht nur Schlangen und Wespen. Dann ist die Woche vorüber, und ihre tapfere Freundin wird sich ihrem neuen Lebensabschnitt stellen.

Maria ist müde. Sie wartet nicht mehr auf Tatjana, sie geht zu Bett.

Gipfel sind kein Endziel

„Was haben wir für ein Glück mit dem Wetter! Schau, was für ein schöner Tag heute wieder ist!" Tatjana steht an der weitgeöffneten Fenstertüre, tritt auf den kleinen Balkon hinaus, legt die verschränkten Arme in den Nacken und dehnt und streckt sich wie eine Katze.

Maria schläft noch, was ist bloß los mit ihrer sonst immer aktiven Freundin? Sie öffnet langsam die Augen, gähnt herzhaft: „Nicht so laut Tatjana, ich habe gerade so schön geträumt."

„Da draußen ist es auch traumhaft, komm steh auf. Ich mache heute das Frühstück - oh, was haben wir denn noch zum Essen?"

„Gestern blieb Polenta übrig, die können wir aufbacken und die restlichen Äpfel zu Kompott machen."

„Und soll ich das Ganze dann ´an Gänseblümchen´ oder ´an Gundermann´ anrichten?"

„Tatjana, habe Mitleid mit mir. Ich muss erst mal heiß duschen, bevor ich dein Energieniveau aushalte." Maria nimmt Handtuch und Zahnbürste, tappt die Treppe hinunter, ruft über die Schulter: „Wenn du magst, kannst du auch die Tücher für das Yoga draußen ausbreiten, ich bin gleich fertig."

Tatjana klemmt sich ihr Handtuch und die Zahnbürste unter den Arm, sammelt die Yogatücher ein, hüpft die Treppen hinunter, trällert: „Wir sind hinausgegangen, den Sonnenschein zu fangen ..." und verschwindet hinter dem Haus zum Brunnen.

Dieses herrlich kalte Wasser will ich heute so oft und so lange genießen wie möglich, denkt sie. Zuhause, wenn ich mal wieder nicht in die Gänge komme, werde ich mich an diesen Augenblick erinnern.

Sie zieht sich nackt aus, gießt mit den hohlen Händen Wasser ins Gesicht, dann über den ganzen Körper, rubbelt sich trocken, könnte die Welt umarmen, putzt die Zähne, bindet sich das Handtuch um die Hüften, sammelt alle Toilettensachen ein, geht zurück ins Haus und zieht den Jogginganzug an. Jetzt schnell in die Küche, Polenta mit Kurkuma in Ghee abbacken, in der zu-

gedeckten Pfanne mit der dicken Wolldecke warm halten, Apfelkompott mit Zimt, Kardamom und Ingwer dünsten - fertig.

Sie deckt gerade den Tisch vor der Hütte, als Maria aus der Dusche kommt. „Sag mal, was ist mit Dir passiert, du legst ein Tempo vor, da kann ich heute nicht mithalten."

„Mir geht es einfach gut, das ist alles." Tatjana strahlt wie frisch verliebt.

Yoga machen sie heute ausgiebig, und auch zum Frühstücken lassen sie sich viel Zeit. Am letzten Tag wollen sie beide keine Eile aufkommen lassen und jede Minute genießen.

Maria packt den Rucksack, Tatjana spült Geschirr ab, dann ziehen sie los - ein letztes Mal zur Gumpen.

Tatjana besteht darauf, den Rucksack zu tragen. „ Du hast für mich genügend getragen diese Woche Maria, in jeder Beziehung. Am letzten Tag will ich mich ein bisschen für dich abrackern." Sie laufen nebeneinander, singen, halten kurz inne, um Wasser zu trinken, legen sich ins Gras, um Wolken zu gucken - ein dicker weißer Vogel bildet sich aus einer hohen Blumenkohlwolke. Sie wandern weiter, stetig bergan, Tatjana hat damit keine Mühe mehr. Sie folgen dem Rauschen des Wassers, durchqueren die Bergsommerwiese, grüßen die zerzauste Fichte, steigen zum Bach hinunter.

Aufseufzend lässt Tatjana den Rucksack zu Boden gleiten, zieht die Bergstiefel aus und streckt die Füße ins kalte Bergwasser. Maria hat sich auf den Bauch gelegt, hängt die Arme fast bis zur Achsel in den Bach. Nach der Kühlung sitzen sie Rücken an Rücken gelehnt und genießen im Schatten die leisen Geräusche um sich her: das Hummelbrummen und Bienensummen, Grillenzirpen und Vogeltschilpen...

„Ich will es nicht unnötig lange aufschieben - jetzt springe ich hinein." Tatjana legt ihre Kleider ab, watet zum Wasserfall vor, steht einen Augenblick völlig starr und sucht die Felshänge um den Wasserfall mit den Augen ab. Dann setzt sie sich entschlossen in den Bach, gönnt ihrem Körper eine kleine Abkühlung, steht auf und springt mit einem Jauchzen in die Gumpen.

„Geschafft, Gott sei Dank!" Maria ist wie erlöst. Erst jetzt merkt sie, wie sehr es sie angespannt hat, die Freundin bis an das Ende ihres Weges zu begleiten.

Tatjana badet lange und ausgiebig in der Gumpen, kommt krebsrot hochgeklettert. „Maria du musst mit hereinkommen. Heute ist die Gumpen ganz voll Wasser, und es ist auch schon fantastisch warm – für Gumpenverhältnisse, meine ich." Sie schaut an sich hinunter und lacht:

„Kann ich dich nicht überzeugen?"

Doch sie kann. Tatjana hat nicht zu viel versprochen, das Wasser ist heute traumhaft, weich und relativ warm. „Hallo schau mal!" Nur Tatjanas Kopf ist oben am Wasserfall zu sehen. Sie scheint im Bach auf dem Bauch zu liegen. Maria hält die Luft an - sie wird doch nicht - Tatjana kommt mit dem Oberkörper über die Kante des Wasserfalls, stößt einen durchdringenden Schrei aus und gleitet Kopf voraus mit dem Wasser in die Gumpen. Knapp vor Maria taucht sie auf, eine strahlende Wassernymphe. Maria ist sprachlos, das hat sie sich selbst noch nie zugetraut. Die Schülerin ist über die Lehrerin hinausgewachsen - das Ziel erreicht.

Maria stemmt sich am Fels des Gumpenrandes hoch, lässt sich von der Sonne wärmen, Tatjana paddelt noch immer, wassersüchtig wie ein kleines Kind, mit blaugefrorenen Lippen. „Komm raus und wärme dich auf, wir bleiben noch länger hier." Maria reicht ihr die Hand und zieht sie zu sich auf den Fels.

Die Sonne hat große Kraft, schnell ist die Haut trocken. „Jetzt müssen wir uns entscheiden: entweder noch einmal Wasser oder Sonnencreme." Maria ist aufgestanden und klettert den Fels hoch. „Wasser, Wasser, Wasser", hört sie Tatjana hinter sich skandieren.

„Lass uns reinrutschen, und dann zeige ich Dir, wie du hinter den Wasserfall kommst." Maria ist bereit, heute auch ihr letztes Gumpengeheimnis mit Tatjana zu teilen.

„Ist das möglich? Kann ich da noch atmen?"

„Sehr gut sogar. Der Fels ist hinter dem Wasserfall ziemlich tief ausgewaschen. Wir haben dort beide Platz."

 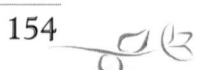

Sie rutschen hinunter. „Bleibe dicht hinter mir. Wir müssen uns rechts halten, da ist die Strömung nicht so stark". Maria schwimmt auf den Wasserfall zu, taucht in das herabstürzende Wasser, ist verschwunden. Tatjana zögert für einen Moment, schließt die Augen, schwimmt in die Wassergischt, schaut um sich und sieht Maria vor marmorglattem, weißem Fels spielerisch im Wasser paddeln. Hier hinter dem Wasserfall ist die Gumpen ganz ruhig. Tatjana schwimmt zu Maria. „Taste mal mit den Füßen. Hier unten ist ein kleiner Felsvorsprung, da kannst du bequem stehen und den Wasserfall bewundern." Tatjanas großer Zeh findet die kleine Kante. Sie stellt sich mit den vorderen Fußballen darauf und klammert sich mit den Zehen fest. Mit ausgebreiteten Armen macht sie kleine Paddelbewegungen, so kann sie, genau wie Maria, perfekt die Balance halten. Sie sind in einer anderen Welt, in der Welt der Sylphen und Nymphen. Das Sonnenlicht ist blassgrün, die Luft von Wassergischt geschwängert, das Wasserrauschen ist alles, was sie hören. Lange geben sie sich dem Zauber hin, schweben im Wasser, zeitlos, Gedankenleere.

„Ich glaube, meine Zehen fallen langsam ab. Ich schwimme wieder hinaus - willst du noch bleiben?"

„Wollen schon, aber ich merke, wie ich auskühle. Ich komme mit, schade, das ist ein Zauberplatz."

Zwei Schwimmstöße, Wasser prasselt auf ihre Köpfe, sie tauchen wieder ein in Sonnenlicht und würzige Bergluft, klettern hoch, trocknen gründlich ihre eiskalten Körper, spüren dankbar die Sonnenwärme auf der Haut. Erschöpft legen sie sich beide auf ihre Yogatücher und schlafen ein.

Maria wacht auf, ihr Magen knurrt, Mittag muss schon längst vorüber sein. Die schräg stehende Nachmittagssonne taucht das Bachtal in goldenes Licht. Die Gumpen selbst liegt im Schatten. Sie breitet auf einem flachen Stein die leichte, noch verbliebene Kost aus: ein Glas mit Pfirsichen, eine kleine Schale Datteln, ein halbes Glas Oliven, eine Rolle Reiswaffeln, Mandelmus.

Tatjana öffnet die Augen, hat Mühe sich zu orientieren, sieht den „gedeckten Tisch", strahlt: „Das ist wie im Märchen. Aufwachen, Hunger, gedeckter Tisch!" Lange und ausgiebig lassen sie es sich schmecken, trinken lauwarmen Tee, beobachten den Himmel: Wolkengucken.

„Hüpfst du noch mal in die Gumpen, Maria?"

„Es ist schon fast zu spät dafür. Kurz vor Sonnenuntergang hat das Wasser eine stark abziehende Kraft. Die kann dich so stark auskühlen, dass du die ganze Nacht nicht mehr warm wirst, selbst wenn du dich in den Kamin hineinsetzt. Wenn du noch mal hineinspringen willst, mach es sofort, zu viel gegessen hast du ja nicht."

Tatjana zieht sich noch einmal aus. Sie muss sich hautnah von der Gumpen verabschieden. Auch Maria kommt mit. „Eins muss ich Dir gestehen, Tatjana, ich habe mich noch nie getraut Kopf voraus den Wasserfall hinabzurutschen."

Tatjana bleibt wie angewurzelt stehen: „Aber du hast mir doch davon erzählt!"

„Stimmt, ich habe schon einigen unserer Freunde dabei zugesehen, aber selbst hatte ich noch nie den Mut."

„Dann wird es aber Zeit. Komm, ich lasse Dir den Vortritt." Maria schliddert vorsichtig zur Wasserfallkante, legt sich auf den Bauch, schaut mit dem strömenden Wasser nach unten.

Das habe ich jetzt davon. Jetzt bloß nicht länger nachdenken. Sie legt die Arme an den Körper, stößt sich leicht mit dem Fuß ab und gleitet, kopfüber in die Tiefe der Gumpen, taucht wieder auf, hört hinter sich Tatjana eintauchen. Danke, liebe Freundin, jetzt habe ich die Scheu überwunden. Maria ist ganz gerührt und stolz auf Tatjana.

Sie klappern beide mit den Zähnen beim Hinaufklettern. Gründlich trocknen sie sich mit den sonnenwarmen Handtüchern ab, schlüpfen in Jeans und T-Shirt. Maria holt aus den Tiefen des Rucksacks noch zwei Pullis hervor.

„Wir bleiben noch hier. Ich will ein Dankeschön an Mutter Erde geben. Sie hat uns geführt und getragen. Wir haben uns in den letzten Tagen erholt und sind auf unseren persönlichen Wegen weitergegangen. Jetzt ist Zeit für das Abschlussritual."

Maria holt einen Stoffbeutel aus dem Rucksack, legt Muschelschale, Räucherwerk, Salz, Zündhölzer und einen kleinen Bergkristall bereit. „Tatja-

na, möchtest du wieder Blumen pflücken? Gemeinsam werden wir dann die Steine für die vier Himmelsrichtungen auswählen."

Tatjana klettert den Hang empor, zur Bergwiese, pflückt roten und weißen Klee, Margeriten, Löwenzahn, Glockenblumen, Lichtnelken. Mit einem großen bunten Strauß kommt sie zurück an den Bach. Maria lächelt, ja, das ist Tatjanas Geschenk an die Erde. Sie macht die schönsten bunten Sträuße. Gemeinsam suchen sie Steine. „Welcher Stein trägt für dich das meiste Licht in sich, den Frühling, die Kraft des Feuers?"

Tatjana schaut sich um. So viele Steine liegen hier, alle sehen mehr oder weniger gleich aus. Was meint Maria? Unschlüssig dreht sie ein paar Steine um. Sie geht ein Stück den Hang hinauf, konzentriert sich auf das Sonnenlicht, so wie es heute Morgen beim Aufwachen war, stolpert, hält sich an einer Felsspitze fest -, dies bricht ab, und Tatjana stürzt, schlittert ein Stück den Hang hinab, bleibt liegen, hält die abgebrochene Felsspitze noch immer fest. Es ist ein weiß-gelber scharfkantiger Quarzklumpen. Das Gelb verdunkelt sich an der Abbruchseite zu Orange, zeichnet eine züngelnde Flamme. Tatjanas Herz klopft. Das also meint Maria, wenn sie sagt, die Natur spricht mit uns. Sie bemerkt nicht, dass Blut von ihrem Handballen tropft. Sie hat ihn gefunden, den Feuerstein, den Stein des östlichen Lichts.

„Heute machst du aber alles einhundertzehnprozentig. Jetzt gibst du auch noch ein Blutopfer, das war nicht gefordert." Maria steht kopfschüttelnd neben ihr, gibt ihr die Notfalltropfen. „Einen Tropfen auf die Zunge, einen auf die Hand, und lass es erst mal ordentlich ausbluten, nicht draufdrücken." Sie nimmt Tatjana den Stein ab, pfeift leise durch die Zähne: „Das ist ein Prachtstück. Wenn du für dich selbst beginnen willst, Rituale zu machen, dann nimm ihn mit, einen Schöneren wirst du so schnell nicht finden."

Tatjana ist stolz und glücklich zugleich. Sie hat ihren Stein des Ostens gefunden. Ort des Neubeginns, was für ein gutes Omen. Da opfert sie gerne ein wenig Blut. Zusammen mit Maria wählt sie einen mattgrünen Kalkstein mit feinen dunkelgrünen Wellenlinien für die Wasser des Südens, einen schmalen weißen Kalkstein, der wie eine Feder geformt ist, bestimmen sie für

die Luft des Westens und einen schwarz-grauen Granitklumpen für die Erde des Nordens.

Maria hat eine flache, sandige Bucht am jenseitigen Bachufer als Ritualplatz bestimmt. Anhand des Sonnenstandes legt sie die Himmelsrichtungen fest, Tatjana markiert sie mit den vier Steinen. In der Mitte graben sie eine Vertiefung in den Sand, Tatjana ordnet die Blumen hinein. Maria streut graugrünes Räucherwerk in die Muschelschale und presst es wieder in Spiralform.

„Woraus besteht dieses Räucherwerk, Maria? Das hast du gestern Abend auch schon benutzt.“

„Die Indianer nennen es Smudge. Es besteht aus getrocknetem Salbei und Thuja und hat eine sehr reinigende Wirkung. Wenn ich schon dabei bin zu erklären, dann merke Dir vor allem: alle Elemente sollen bei einem Ritual vertreten sein. Mit dem Feuer müssen wir in freier Natur sehr vorsichtig sein, das brauche ich Dir wohl nicht extra zu sagen. Heute lassen wir das Feuerelement durch den brennenden Smudge symbolisch vertreten sein.“

Maria nimmt eine Handvoll Wasser aus dem Bach und besprengt die Blumen damit. „Das ist für das Wasserelement, vielmehr brauchen wir symbolisch an diesem Platz nicht. Es ist genügend Wasser in der Natur um uns herum.

Deine Blumen mit ihrem köstlichen Bergsommerduft vertreten wieder das Luftelement, und das Salz repräsentiert die Erde.“

Sie häuft ein wenig Salz in die Muschelschale, neben den Smudge. „Schau her, Tatjana. Hier in dieser Muschelschale kannst du noch einmal alle vier Elemente vertreten sehen, erkennst du sie?“

Tatjana beugt sich über die Schale: „Der Rauch des Smudges ist das Luftelement, er kringelt sich ganz schnell nach oben in die Luft. Der Smudge brennt – das ist das Feuerelement. Das Salz ist die Erde, hast du gesagt – aber wo soll das Wasser sein?“

„Überleg mal, Muscheln leben im Wasser. Die Muschelschale repräsentiert das Wasserelement. So haben wir die Elemente einmal in der großen Form und einmal im kleineren Maßstab symbolisch dargestellt.“ Maria stellt die Schale auf den Stein des Ostens.

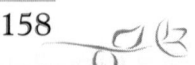

„Bevor wir beginnen, lass uns einen Augenblick still sein und überlegen, wofür wir uns bedanken wollen."

Sie setzen sich neben das einfach geformte Mandala, schließen die Augen, lassen Bilder der vergangenen Bergtage in sich aufsteigen. Nach einer Weile steht Maria auf: „Können wir beginnen?" Tatjana kommt aus einer anderen Welt, steht ebenfalls auf, lächelt selig und nickt.

„Ich lade jetzt die Hüter der vier Himmelsrichtungen ein. Du kannst sie Dir als Erzengel vorstellen oder andere schutzgebende Wesenheiten." Maria geht zu jedem Stein, lässt die Räucherschale kreisen und singt ein für Tatjana unverständliches Lied. Die Melodie und der volle Klang von Marias Stimme berühren sie im Innersten. Dann spricht Maria laut mit einfachen Worten ihren Dank an den Himmel und an die Erde. Danach gibt sie Tatjana die Muschelschale, streut noch einmal Smudge auf die glimmende Glut und ermuntert Tatjana, auch ihren Dank laut auszusprechen.

Tatjana zittern die Knie. Sie versteht nicht, warum sie so aufgeregt ist, verbietet sich, weiter darüber nachzudenken. Was soll ich jetzt sagen? Sie spürt den uralten Leistungsdruck in sich aufsteigen, den Zwang, perfekt sein zu müssen, erkennt das Muster...

Sie ahmt Maria nach: „Vater Himmel, Mutter Erde... ich weiß nicht, was ich euch sagen soll. Ich habe noch nie mit euch gesprochen. Jetzt geht es mir gut, und dafür bin ich dankbar. Ich will weitergehen, und ich will nicht mehr etwas Besonderes sein müssen. Ich will Fritz besser verstehen lernen und ich bin dankbar, dass ich die Maria kenne und so viel Schönes mit ihr erleben durfte ..." Tränen rinnen ihr über die Wangen. Sie gibt Maria die Schale zurück, zieht die Nase hoch: „Jetzt hab ich noch nicht mal ein Papierfetzentaschentuch dabei."

Maria lacht, reicht Tatjana die Hände: „Komm, lass uns zum Abschluss noch das Friedensmantra singen." Sie singen, bis die Sonne hinter dem Berg verschwindet, singen für die Natur um sie her, für ihre Familien, Freunde und für sich selbst. Dann rücken sie die Steine nahe an den Blumenstrauß, verteilen den ausgebrannten Smudge im feuchten Sand. Das Ritual ist beendet.

Durch den Bach waten sie zu ihrem Rucksack zurück, Maria trägt ihn jetzt. Schnell steigen sie ab zur Hütte für ihre letzte Nacht in den Bergen.

Das Kaminfeuer ist fast heruntergebrannt, die Teller stehen noch auf dem Tisch, keine der beiden Frauen will die Stille unterbrechen. Sonnenwarme Holzbalken knacken im Dach, das heiße Wasser summt leise in den Rohren. Tatjana steht auf: „Heute erlaube ich mir ein schlecht erzogenes Mädchen zu sein. Ich gehe ungewaschen ins Bett, und die Zähne putze ich mir auch erst morgen."

„Ich werde darüber schlafen, ob ich dich noch meine Freundin nennen kann. Gute Nacht, Tatjana." Maria bleibt am Kamin sitzen, überdenkt die vergangenen Tage. Sie ist zufrieden, bis auf einen Punkt:

Ich habe Tatjana noch viel zu wenig heilsames Kochen gezeigt, denkt sie. Das werde ich zuhause nachholen. Solange sie arbeitslos ist, kann sie ein paar Mal die Woche bei uns Mittagessen kochen. Anfangs stelle ich mich dazu, dann soll sie ihre Fertigkeit alleine erproben. Gleich morgen früh werde ich ihr den Vorschlag machen.

Tatjana liegt im Bett, hat den Zettel mit dem ausgeschnittenen Pferd unter dem Kopfkissen hervorgeholt, betrachtet das Tier im Sprung, mit wehender Mähne und flatterndem Schwanz. Das ist mein Ziel, da will ich hin ... mit diesem Gedanken schläft sie ein.

Gleiche Stelle, andere Aussicht

Tatjana wacht vor Sonnenaufgang auf, und dennoch, Maria klappert schon in der Küche mit dem Geschirr. Genüsslich dreht sie sich noch einmal zur Seite.

Ich muss nicht in Konkurrenz mit Maria treten, heute ist mein letzter Bergmorgen, den werde ich genießen.

Eine sanfte Hand schüttelt ihre Schulter: „Aufstehen, du verschläfst das Beste vom Tag!" Maria steht neben ihrem Bett, im Jogginganzug, fertig zum Yoga – ätzend!

„Das ist mein letzter Ferientag, darf ich da nicht ausschlafen?" Tatjana zieht die Decke über den Kopf.

„Du hast Recht, es ist unser Abreisetag. Versuch nicht abzutauchen, bewege dich, du wirst dann viel zufriedener sein, und es wird Dir nicht so viel ausmachen nach Hause zu fahren. Schieb das Aufstehen nicht länger auf!"

Die Reste, die es zum Frühstück noch gibt, hat Maria mit Wiesenblumen und Kräutern verziert auf ein Tablett angerichtet und dazu gibt es Milchkaffee! „Woher hast du denn die Milch, warst du heute Morgen bei Agatha?"

„Nein, ganz profane H-Milch, manchmal finde ich sie praktisch." Maria freut sich, dass ihr die Überraschung gelungen ist. „Nach dem Frühstück putzen wir die Hütte. Ich nehme an, dass Gregor uns zum Mittagessen abholen wird."

Der ungewohnte Kaffee macht Tatjana zittrig. Seit Tagen steigt zum ersten Mal wieder eine Hitzewallung in ihr auf. Das ist ein deutlicher Hinweis! Zuhause wird sie den Kaffeegenuss auf ein Mindestmaß beschränken.

„Trinke ein großes Glas Wasser, dann wird es Dir gleich besser gehen." Maria räumt den Tisch ab, Tatjana beginnt mit dem Abwasch in der Küche. Sie packen ihre Rucksäcke, Tatjana reinigt das Schlafzimmer, Maria Wohnraum mit Kamin. Sie wienern die Küche gemeinsam, Tatjana putzt die Minidusche, Maria trägt den Kompost zum Vergraben in den Wald. Nach zwei Stunden ist die Hütte zur perfekten Übergabe fertig. Maria ist zufrieden:

„Meine Großmutter sagte immer - wenn du einen Ort verlässt, hinterlasse ihn ein wenig schöner als du ihn vorgefunden hast - ich glaube, das ist uns hier gelungen. Komm, Tatjana, lass uns noch ein Glas Quellwasser vor der Hütte trinken und die Berge bewundern."

„Bevor du die Berge bewunderst, bewundere erst mal diesen Taleinschnitt." Tatjana zieht ihre Bluse hoch und zeigt Maria, dass sie beide Hände übereinandergelegt in ihren Hosenbund schieben kann. „Und das, ohne den Bauch einzuziehen!"

„Gratuliere, das sind ein paar Kilos. Steht Dir gut Tatjana."

„Hoffentlich kann ich die Figur halten, oder vielleicht sogar noch etwas abnehmen. Wenn ich mir vorstelle, in wie viele Röcke und Hosen ich wieder passen werde! Das spart mir eine Menge Geld für Garderobe."

„Tatjana, vergiss die Vorstellung, etwas halten zu wollen. Eine Frau in den Wechseljahren kann am allerwenigsten ihre Figur halten. Die schwankt genauso wie ihre Stimmung. Wenn ich versuche, unbedingt zwei, drei Kilos loszuwerden, kann ich sicher sein, dass die Waage wie festgeklebt die satten Kilos anzeigt, vielleicht sogar noch ein, zwei mehr. Sicher, du kannst deine Figur etwas unter Kontrolle halten, aber versuche nicht, auf ein bestimmtes Gewicht hinzuhungern, das misslingt auf lange Sicht gesehen mit großer Sicherheit. Reinige deinen Körper drei-, viermal im Jahr, lass das Abendessen ganz ausfallen oder esse nur eine Kleinigkeit, möglichst früh, vermeide Zucker, Alkohol und Knabbersachen, dann wirst du sehen, dass dein Gewicht sich auf dein ideales Maß einpendelt. Aber ich sage noch einmal: auf dein ideales Maß."

Sie sitzen nebeneinander auf der Bank, Tatjana spürt wieder das mulmige Gefühl im Bauch, Vorbote des Alltags.

Maria hat eine Idee, Tatjana aus ihrem dumpfen Brüten herauszureißen: „Sag mal, wie alt willst du eigentlich werden?"

Tatjana schaut sie verdutzt an: „Ich weiß nicht, ich habe noch nie darüber nachgedacht."

„Denk nicht lange, sag einfach – wie alt?"

„Fünfundneunzig Jahre!" Tatjana überlegt noch einmal: „Aber nur, wenn ich körperlich fit und geistig gesund bleibe."

„Darüber sprechen wir später. Es lohnt sich nämlich, einiges dafür zu tun. Aber jetzt stelle Dir deinen neunzigsten Geburtstag vor."

„Was soll das Maria, mir ist zwar momentan etwas mulmig im Bauch, aber so alt fühle ich mich noch nicht."

„Sollst du auch nicht, stelle Dir nur deine Party zum neunzigsten vor. Alle leben noch, die du heute kennst, wen lädst du davon ein?"

„Dich natürlich."

„Oh danke, ich werde bestimmt kommen. Ich will nämlich deine Laudatio hören."

„Was willst du hören? Meine Laudatio? Von wem?"

„Vom Bürgermeister natürlich. Ob es Dir gefällt oder nicht, Tatjana, wenn du so alt wirst, musst du Dir auch eine Laudatio anhören können. Du hast dann Mumps, Masern und Röteln überlebt, Grippeepidemien konnten Dir nichts anhaben, du wirst für eine Ehrenrede stark genug sein."

„Ich lade den Bürgermeister bestimmt nicht ein."

„Ist nicht nötig, der kommt auch uneingeladen. Stelle Dir jetzt diesen Moment vor: alle sind mucksmäuschenstill, der Bürgermeister beginnt seine Ansprache - was willst du hören?"

Tatjana zieht die Stirne kraus, legt den Finger an die Nase, lächelt verschmitzt und legt, ohne einmal zu zögern, los:

„Seht euch diese alte Dame genau an:

Sie ist für alle, die zweifeln und verzagt sind, ein Vorbild an Mut und Entschlossenheit.

Sie zeigt uns, dass Alter nicht gleich Siechtum ist.

Sie lehrt uns, dass in einem alten Körper ein wacher Geist wohnen kann.

Sie hat alle Höhen und Tiefen des Lebens durchschritten und ist sich selbst treu geblieben.

Sie war für viele von uns unbequem und mag es für einige immer noch sein - aber gerade deswegen lieben wir sie."

Maria ist sprachlos. So hat sie Tatjana noch nie erlebt: kein Zögern, feste, klare Stimme, kein kokettieren. Sie schweigt lange, schenkt noch einmal Wasser in die Becher, hört in der Ferne Motorengeräusch. „Gregor kommt – ich denke, wir können in aller Ruhe nach Hause zu unseren Lieben fahren. Du wirst für deine Zukunft eine gute Lösung finden."

„Aber nein, Maria, mir ist ganz schlecht, wenn ich daran denke, Fritz gegenüber zu stehen."

„Mach Dir mit solchen Gedanken das Herz nicht schwer. Hier auf der Hütte kannst du Dir nicht wirklich vorstellen, wie es ist, Fritz zu begegnen. Jetzt packst du nur all deine Befürchtungen und Gefühle in dieses Bild. Komm, wir nehmen uns jetzt zum Abschied vor: Wir erledigen, ohne an etwas anderes zu denken, immer nur das Nächstliegende."

Gregor hält mit einem eleganten Schwung den alten Jeep vor der Hüttentür an. „Taxi ins Tal, seid ihr bereit?"

„Nicht wirklich, aber einmal muss es ja sein." Tatjana reicht ihm die Rucksäcke. Maria geht noch einmal durch die Hütte, prüft, ob alle Fenster geschlossen, und die Sicherungen herausgedreht sind und das Wasser abgestellt ist. Tatjana zeigt Gregor stolz das hochaufgeschichtete, kleingehackte Holz an der Hüttenwand. „Bist ein fleißiges Mädchen, darfst wiederkommen", grinst er sie an.

Die Frauen setzen sich beide für die Talfahrt auf die Rückbank. Maria mag die steile Abfahrt vom Beifahrersitz aus nicht erleben.

„Ihr bleibt doch zum Mittagessen, oder seid ihr in Eile?" Gregor genießt es, den Jeep mit feindosiertem Gas geben und kurzem Anbremsen durch die Haarnadelkurven schleudern zu lassen. „Wenn du uns noch länger beweisen musst, dass du ein verhinderter Rallyefahrer bist, werden wir Babettes Essen kaum würdigen können." Maria ist blass, ihre Hände umfassen krampfhaft den Vordersitz. Tatjana hat das Glück, mit ihrem Sitzplatz hinter Gregor seine Fahrkünste nicht im vollen Ausmaß würdigen zu können.

Mit zittrigen Knien folgen sie Gregor ins Haus. Er hat es genossen, der Held der Bergstraße zu sein. Babette empfängt sie mitfühlend: „Das ist der Preis, nicht zu Fuß abzusteigen."

„Beim nächsten Mal werde ich einen zweistündigen Fußmarsch vorziehen." Maria ist noch immer blass.

„Jetzt gibt es eine kräftige Fleischsuppe, die richtet euch wieder zusammen. Das wenige Essen geht an die Nerven." Babette wird Marias Diätempfehlungen nie verstehen und ganz bestimmt auch nie ausprobieren.

Nach dem Essen verabschieden sie sich von Babette und Gregor, sie wollen gleich zurückfahren. Marias Einstellung - Was getan werden muss, tue gleich - hat sich auch Tatjana zu Eigen gemacht. Die Heimkehr ist nicht mehr aufzuschieben.

Sie bepacken Marias Auto und starten in einen warmen, sonnendurchfluteten Nachmittag.

„Hast du Lust, noch mal bei der Bäckerei zu halten für einen Tee - ohne Butterbrezeln, dann schließen wir den Kreis?" Maria achtet auf die Form. Es war Tatjanas Heldinnenreise, ein klarer Abschluss ist wichtig, damit das Neue bewusst beginnen kann.

Tatjana zögert, sie will Unangenehmes nicht mehr aufschieben, aber eine letzte Tasse Tee...

Sie nickt, ist in Gedanken längst zuhause.

Maria parkt das Auto vor der Bäckerei. Zwei Tische und Stühle flankieren den Eingang, wunderbar, nicht in das stickige Hinterzimmer zu müssen.

Es ist sehr warm, und sie entschließen sich für Wasser mit Zitronenscheibe.

„Hast du schon Pläne für die nächsten Tage, Tatjana?"

„Nein, ich werde tun, was ansteht und dann Pläne machen."

„Gute Idee. Hättest du Lust, tiefer in die Magie des Köchlöffels einzusteigen?"

„Ja, das interessiert mich schon. Aber ich will nicht immer nur Diätrezepte kochen."

„Das ist auch nicht der Plan. Ich zeige Dir wie du frische, naturbelassene Nahrungsmittel zu wohlschmeckenden Gerichten verwandeln kannst, wie Menschen unterschiedlich auf das gleiche Essen reagieren können und was du mit Gewürzen alles bewirken kannst. Wenn dich das interessiert, komme sooft

du kannst in den nächsten Wochen am späten Vormittag zu mir. Armin oder ich werden mit Dir zusammen Mittagessen kochen und wenn du Lust hast, kannst du noch für eine Weile deine Künste an uns ausprobieren. Sei Dir aber im Klaren, was das Kochen anbelangt, sind wir strenge Lehrer!"

„Das ist ein tolles Angebot. Muss ich Dir jetzt gleich zusagen? Ich möchte gerne noch eine Nacht darüber schlafen."

„Darum bitte ich dich. Denke darüber nach, schau was dein Gefühl Dir sagt und gib mir Bescheid."

„Wenn es mir in den nächsten Tagen schlecht geht, darf ich dich dann anrufen?"

„Du kannst immer anrufen, auch wenn es Dir gut geht. Du musst nicht leiden, Tatjana. Erlaube Dir endlich, ein glücklicher und freier Mensch zu sein. Schlafe weiter mit deinem Kindertraum unter dem Kopfkissen. Deine Laudatio habe ich mir notiert. Hier, schreibe sie ab und lese sie Dir von Zeit zu Zeit durch. Das ist der rote Faden für die nächsten 37 Jahre."

Tatjana schreibt zögernd ihre Worte auf Papier: „ Ganz schön aufgeblasen, findest du nicht?" - „Rudere jetzt nicht zurück. Das ist dein Ziel bis zum Neunzigsten. Wenn wir kochen, werde ich Dir noch einiges beibringen, damit du diesen Geburtstag auch geistig und körperlich fit erlebst. Du bekommst ihn nicht vom Schicksal geschenkt, soviel sollte Dir klar sein."

Maria bringt Tatjana bis zur Haustüre. „Was wirst du als erstes tun?"

„Mir einen Überblick verschaffen, was als Nötigstes ansteht - wahrscheinlich Lüften, Wäschewaschen, Einkaufen..."

Maria umarmt Tatjana. „Bis bald, Dir kann nichts mehr passieren. Du hast deine Lektion gelernt."

Tatjana schließt die Türe auf, schaut nicht mehr um, tritt über die Schwelle.

Zweiter Teil

Fragen stellen, Antworten finden, Möglichkeiten wahrnehmen.

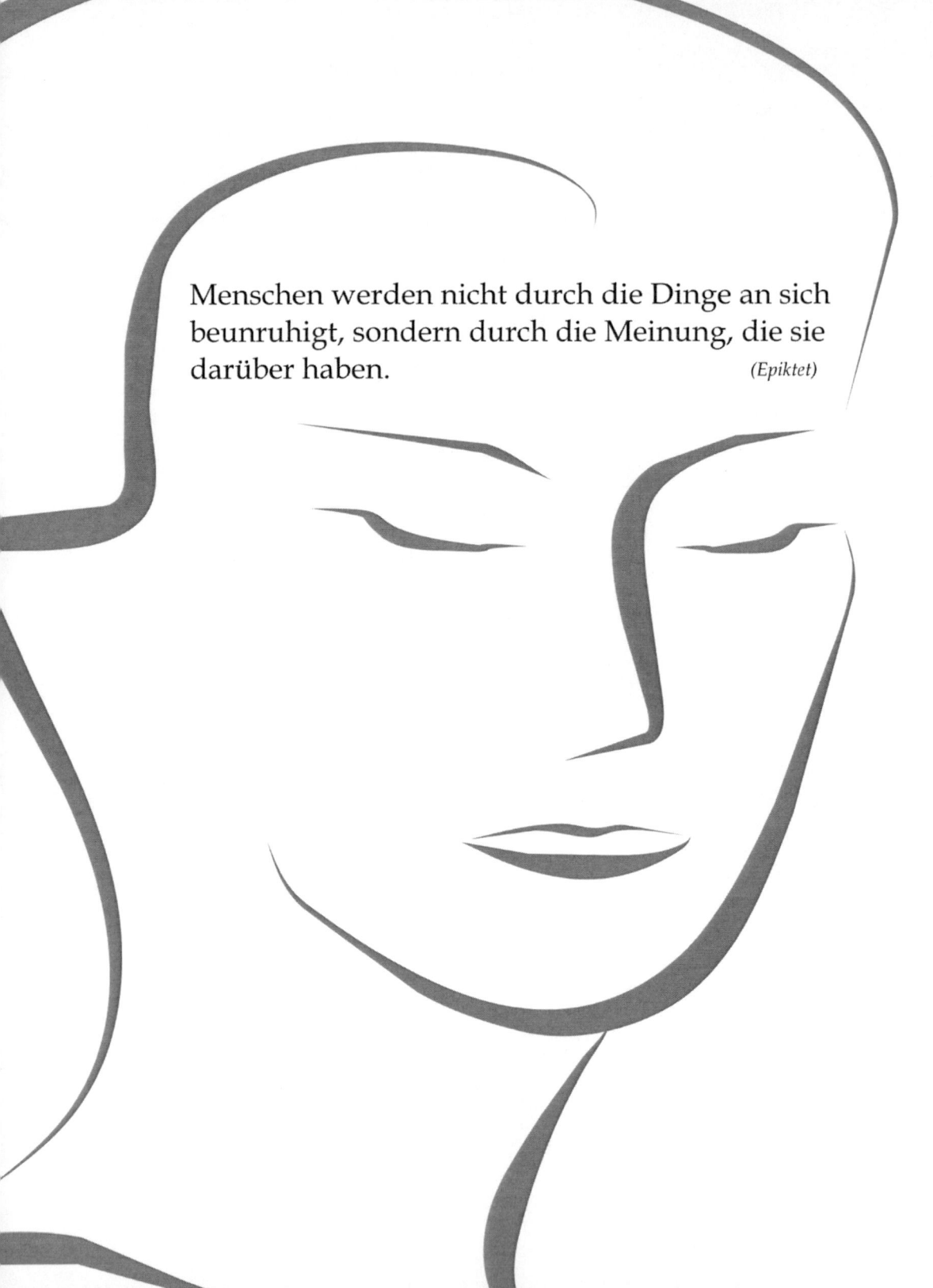

Menschen werden nicht durch die Dinge an sich beunruhigt, sondern durch die Meinung, die sie darüber haben.

(Epiktet)

Ein Ende und doch keins

Liebe Leserin, Tatjanas Geschichte endet hier. Sie wollen wissen, ob Emilia stirbt, Frau Schinkel und Fritz zusammenkommen, Mareike wirklich das große Los gezogen hat und vor allem, ob und wie es Tatjana schafft, ihr Leben neu zu gestalten?

Tatjana und alle anderen Personen in diesem Buch sind Figuren, geboren aus vielen gelebten Geschichten meiner Patientinnen, Freundinnen und Bekannten. Natürlich habe ich auch eigene Erlebnisse verarbeitet. Soweit ist es eine wahre Geschichte, auch wenn sie sich nicht genau so ereignet hat. Ich habe Beispiele aus vielen Leben verdichtet, und deshalb haben Sie vermutlich das eine oder andere aus Ihrem eigenen Leben wiedererkannt. Jede von uns ist einzigartig, aber wir sind nicht so verschieden, wie wir gerne denken, und das ist gut so. Wenn wir uns klarmachen, dass Dinge, die wir für unser alleiniges Problem halten, ziemlich normale Durchschnittsware sind, können wir entspannter damit umgehen.

Es wäre ein Leichtes gewesen, Tatjanas Lebensgeschichte fortzuschreiben, je nach Lust und Laune eine tragische oder komische Wendung herbei zu führen. Wenn Sie das möchten, nur zu: Es kann richtig Spaß machen, Geschichten weiter zu schreiben.

Aber mir ging es darum, etwas mehr als nur kurzweilige Unterhaltung zu bieten. Tatjana mag erfunden sein, ihre grundsätzliche Lebenssituation ist es nicht. Was mich beschäftigt, ist die Frage, wie wir Frauen in einer solchen Situation unser Leben in die Hand nehmen können. Wie können wir diese kostbare Zeit zwischen fünfzig und sechzig nutzen, um die Karten für den Rest unseres Lebens neu zu mischen?

Wenn Sie selbst zwischen fünfzig und sechzig angekommen sind oder kurz davor stehen, gibt es auch den einen oder anderen Bruch in Ihrem Leben. Vielleicht haben Sie diese Umbrüche verstecken wollen oder Sie haben sie einfach negiert und sind ausgewichen.

Im Idealfall haben Sie Veränderungen am eigenen Körper, in Partnerschaft, Familie, Beruf und sozialen Beziehungen als Teil dieses Lebensabschnittes angenommen und einen Weg gefunden, sie zu integrieren.

Wenn Ihnen diese Neugestaltung des Lebens zu Ihrer Zufriedenheit gelungen ist, gratuliere ich Ihnen. Ich hoffe, Sie finden beim Weiterlesen dieses Buches weitere Anregungen oder Bestätigung von Erfahrungen und Vermutungen.

Wenn Sie aber, liebe Leserin, wie Tatjana auf der Schwelle dieses neuen Lebensabschnittes stehen, sich mit Selbstzweifel, Ängsten, Wechseljahrbeschwerden und persönlicher Geringschätzung auseinandersetzen, dann finden Sie hier Anregungen und Empfehlungen für Ihre nächsten Schritte.

Die Betonung liegt auf „Ihre Schritte". Damit will ich sagen, dass Ihnen niemand abnehmen kann, diese Schritte selbst zu tun. Es mag am Anfang mühsam sein, aber es lohnt sich in jedem Fall. Wenn Sie später zurückblicken, werden Sie sich fragen, warum Sie nicht eher damit angefangen haben.

Ich weiß nicht, was Sie in Ihrem Leben verändern müssen oder sollten, aber ich möchte Ihnen Anregung geben, wie Sie es tun können, wenn Sie es wollen. Deshalb finden Sie zunächst viele Fragen, denn das ist die Art und Weise heraus zu finden, was Ihre Wünsche und Ziele sind.

Sind Sie bereit, auf Ihre Reise zu gehen? Die Vorbereitung dazu besteht aus diesen drei Schritten:
1. Selbstverantwortung übernehmen
2. Bestandsaufnahme machen
3. Ziel(e) festlegen

Verantwortung und Selbstverantwortung

Als Heranwachsende können wir es kaum erwarten, die Bevormundung und die Einschränkungen abzuwerfen, die uns von außen und durch das Elternhaus im Besonderen auferlegt werden. Nur wir selbst wissen, über jeden Zweifel erhaben, was für uns gut ist. Darüber hinaus haben wir Lösungen für alle Probleme dieser Welt. Es tut nur leider niemand das, was wir sagen. Alle weigern sich, uns die Verantwortung zu geben, damit wir die Welt in eine strahlende Zukunft führen können.

Die Jahre vergehen, und eines Tages sehen wir uns um. Etwas Merkwürdiges ist passiert: Die Jugendlichen nerven uns mit ihrer Aufsässigkeit und Besserwisserei. Ihre Vorschläge finden wir naiv und die Welt ist nun mal, wie sie ist. Für deren Zustand sind wir schließlich nicht verantwortlich, oder?

Damals wollte uns niemand die Verantwortung geben und heute wollen wir sie nicht mehr haben. Wenn uns etwas passiert, sollte jemand anderes schuld sein, vor allem aber schadensersatzpflichtig. Für den Fall, dass uns die Ersatzpflicht treffen sollte, sind wir versichert - am besten Vollkasko.

Was als vernünftige Vorsorge beginnt, durchdringt irgendwann einmal unser ganzes Denken. Wir sind es einfach nicht mehr gewohnt, dass wir die Folgen für irgendetwas tragen sollen. Da ist es nicht mehr weit zu der Einstellung, dass wir im Grunde auch nicht für uns selbst verantwortlich sind.

Die Abfolge von Ursache und Wirkung ist in den Wissenschaften unbestritten. In den östlichen Philosophien gibt es das gleiche Konzept. Dort wird es „Karma" genannt, was wörtlich „Handlung" bedeutet. Damit ist gemeint, dass jede Handlung Folgen hat: Ursache und Wirkung. Die augenblickliche Situation ist die Folge früherer Handlungen. Man muss in den seltensten Fällen weit zurückgehen, um die Handlung zu finden, die zu den Folgen gehört. Es ist in der Regel jedenfalls nicht nötig, die betreffende Handlung in einem früheren Leben zu suchen.

Denn selbst wenn die Ursache da läge, haben wir doch nur das jetzige Leben, um das Beste aus den Folgen zu machen.

Wenn wir also, aus welchen Gründen auch immer, mit unseren derzeitigen Umständen unzufrieden sind, tun wir gut daran Selbstverantwortung zu übernehmen.

„Das, was jetzt ist, ist das Ergebnis dessen, was war."

Wenn Sie diesen Satz aus ganzem Herzen bejahen können, dann haben Sie Selbstverantwortung übernommen.

Suchen Sie nicht den oder die Schuldigen in der Außenwelt. Versinken Sie aber auch nicht in Selbstvorwürfen, sondern erkennen Sie an, dass Sie mit jedem Gedanken, mit jeder Handlung, die Sie ausgeführt oder unterlassen haben, zu ihrer augenblicklichen Situation beigetragen haben. Nein, Sie sind nicht alleine Schuld an allem Elend dieser Welt, aber Sie haben Ihren kleinen Anteil daran. Der kann darin bestehen, dass Sie sich elend fühlen und das können Sie ändern.

Heilmittel, Ernährungsempfehlungen, Entspannungsübungen, Meditationstechniken, Rituale, das gesamte Angebot für ein gesünderes und freudvolleres Leben haben nur wenig Wirkung, wenn Sie nicht gleichzeitig bereit sind, Veränderungen in Ihrem Leben zu akzeptieren. Mir hilft da der Spruch: „Bevor es besser werden kann, muss es anders werden."

Bestandsaufnahme

Für Ihre persönliche Bestandsaufnahme können Sie die folgenden Fragen als Leitfaden nutzen und diese, Ihren persönlichen Bedürfnissen entsprechend, erweitern. Wichtig ist, dass Sie die Bestandsaufnahme schriftlich festhalten, damit Sie zu einem späteren Zeitpunkt Ihre Fortschritte erkennen können.

Bitte schrecken Sie vor dem Fragebogen nicht zurück. Diese Fragen sollen Ihnen helfen, sich trotz schwankender Gefühlslage und angesichts vielleicht drastischer Umstände, einen Überblick über Ihre augenblickliche Situation zu verschaffen.

Es mag sein, dass Sie sich die eine oder andere dieser Fragen schon selbst gestellt haben, aber haben Sie die Selbstbefragung auch schriftlich durchgeführt? Schreiben ist ein wesentlich langsamerer Prozess als Denken. Sie müssen dabei Gefühle und Stimmungen in passende Worte fassen, und das trägt dazu bei, einen klaren Überblick über die augenblickliche Lebenssituation zu erhalten.

Finden Sie in ihrem Freundinnenkreis jemand, dem Sie absolut vertrauen und mit dem Sie über Ihr Vorhaben, das Leben freudvoller und heilsamer zu gestalten, sprechen können. Es ist wichtig, eine Vertrauensperson bei dieser Unternehmung in greifbarer Nähe zu haben. Diese Freundin sollte verschwiegen und eine gute Zuhörerin sein, ein offenes Herz ist wichtiger als psychologisches Wissen.

Wenn Sie sich selbst Rechenschaft über Ihr Leben geben, sprechen Sie mit einem Menschen Ihres Vertrauens darüber. Das Aussprechen von Missständen bewirkt, dass Sie mehr Abstand zu sich selbst und dem Problem gewinnen. Durch ein ehrliches Gespräch können Sie sich selbst leichter von außen betrachten und erfahren, dass Sie mit Ihren Problemen in keiner Weise allein auf dieser Welt sind.

Falls Sie bemerken, dass die Auseinandersetzung mit Ihrer Geschichte Sie immer tiefer hinabzieht und immer unentwirrbarer erscheint, dann scheu-

en Sie nicht, therapeutische Hilfe in Anspruch zu nehmen. Wahrscheinlich ahnen Sie schon lange, dass diese Entscheidung für Sie ansteht. Lassen Sie sich beraten, welche Therapieform für Sie die geeignete ist und schieben Sie diese Unternehmung nicht mehr auf die lange Bank.

Sie sind um die fünfzig und haben nach heutigem Ermessen noch dreißig bis vierzig Jahre Lebenszeit vor sich. Jetzt liegt es in Ihrer Hand, diese Zeit zu gestalten. Es ist Ihre Entscheidung, ob diese Jahre die goldenen Jahre Ihres Lebens werden oder ob sie ein angstvolles Warten auf den Tod sind.

Den eigenen Standort bestimmen

Es gibt mindestens zwei gute Gründe eine persönliche Bestandsaufnahme zu machen. Als erstes wird Ihnen bewusst werden, was Sie schon alles erreicht haben. Das wird Ihnen Kraft, Zuversicht und Mut geben, alle anstehenden Veränderungen durchzuführen. Als zweites werden Sie feststellen, wo Sie gerade stehen und wie sich dieser Ort von Ihrem Ziel unterscheidet. Damit sehen Sie auch, in welche Richtung Ihr Weg führen soll.

Wo stehe ich?

Was habe ich in meinem Leben bisher gelernt:

- Körperliche Fertigkeiten?
- Kreative Fertigkeiten?
- Geistige Fertigkeiten?
- In welchen Berufen habe ich bisher gearbeitet?
- Was sind meine Hobbys?
- An welche meiner Begabungen glaube ich?
- Was sind meine Selbstzweifel?

Wie stehe ich zu den Menschen um mich herum:

- Bin ich mit meinen derzeitigen familiären Verhältnissen zufrieden?
- Bin ich mit meinen freundschaftlichen Verhältnissen zufrieden?
- Bin ich mit den Beziehungen zu Arbeitskollegen zufrieden?

- Fällt mir die Kontaktaufnahme mit fremden Menschen schwer?
- Fällt es mir schwer, alleine, in fremder Umgebung Kontakte zu knüpfen? (z.B. im Zug, in Hotels, im Café)

Wo will ich hin?

- Was ist mein Traumjob?
- Bin ich bereit, mir neues berufliches Wissen anzueignen?
- Bin ich bereit, für ein gutes Arbeitsangebot meinen Wohnort zu wechseln?
- Werde ich von meiner Familie in meinem beruflichen Fortkommen unterstützt?
- Kann ich mir vorstellen, selbstständig zu arbeiten?
- Will ich in jedem Fall in einem Angestelltenverhältnis arbeiten?
- Was bin ich bereit zu tun für freudvolle, nährende zwischenmenschliche Beziehungen?
- Was sind die nächsten Schritte für bessere zwischenmenschliche Beziehungen?
- Bin ich auf der Suche nach dem Sinn meines Lebens?
- Bin ich bereit, dafür Zeit aufzuwenden?
- Bin ich dafür bereit, andere Aktivitäten in meinem Leben dieser Suche unterzuordnen?
- Bin ich bereit, Geld auszugeben, um den Sinn des Lebens zu erforschen?

Was habe ich schon erreicht auf dem Weg zu einem Neubeginn?

- Habe ich Mut und Zuversicht, neu anzufangen?
- Pflege ich gute zwischenmenschliche Kontakte?
- Glaube ich an mich selbst?

Was brauche ich noch für einen Neubeginn?

- Finanzielle Unterstützung?
- Menschen, die an meine Fähigkeiten glauben?

- Vorbilder, an denen ich mich messen kann?
- Träume, die darauf warten, Realität zu werden?
- Geduld mit mir selbst?

Fragen zu einem beruflichen Neubeginn:

- Bin ich körperlich und geistig fit für einen Neubeginn?
- Habe ich die finanziellen Mittel oder kann ich sie mir beschaffen, um neu zu starten?
- Wie sieht der realistische Zeitplan für einen beruflichen Neuanfang aus?

Ziele finden

Der dritte Schritt der Reisevorbereitung ist, dass Sie sich des Ziels Ihrer Reise bewusst werden. Warum wollen Sie in Ihrem Leben etwas verändern? Was ist es, was Sie suchen?

Tatjana fand ihren Kindertraum wieder, den Traum von Freiheit, Weite, Wildheit. In den unvergessenen Kindheitsträumen liegt der Schlüssel für ein erfülltes Leben verborgen.

Welchen Traum hatten Sie als Kind?

Versuchen Sie nicht, diesen Traum nur mit dem Kopf zu finden. Behaupten Sie nicht, dass Sie keinen Traum hatten. Wir alle tragen diesen Samen der Weisheit aus Kindertagen in uns.

Schauen Sie sich Fotos aus Ihrer Kindheit an. Versuchen Sie, sich an das Lebensgefühl dieses Kindes, das Sie einst waren, zu erinnern. Vielleicht haben Sie noch Spielsachen aus dieser Zeit, eine Puppe, einen Teddybär - spielen Sie damit. Setzen Sie diese Erinnerungen aus Ihrer Kinderzeit auf ihr Bett. Achten Sie auf Ihre Träume.

Vielleicht erinnern Sie sich an Musik, die Sie als Kind besonders liebten. Suchen Sie nach diesen Musikstücken. Hören Sie diese so oft wie möglich, entspannt und in harmonischer Umgebung.

Was war mein Traum? Stellen Sie sich diese Frage immer wieder.

Vielleicht ergeht es Ihnen wie Oliver und Sie erinnern sich daran, dass Sie eine ganze Schwarzwälder Kirschtorte alleine aufessen wollten. Was hält Sie heute davon ab? Die Waage? Gönnen sie sich wenigstens zwei, drei Stücke und fühlen Sie weiter Ihrem wirklichen Traum nach. Sie werden sich erinnern. Völlig unerwartet wird er vor Ihrem inneren Auge auftauchen. Seien Sie aufmerksam, übersehen und überhören Sie ihn nicht.

Wenn der Traum sich zeigt, schreiben Sie ihn sofort auf. Tragen Sie ab jetzt immer einen kleinen Notizblock und einen Stift bei sich.

Wenn Sie Ihren Kindheitstraum gefunden haben, kann Ihre Heldinnenreise beginnen.

Die Reise der Heldin

Die Ausrüstung

Gesundheit

Wie schon der Volksmund sagt: „Hauptsache gesund!"

Um Ihre körperliche Gesundheit zu stabilisieren oder wieder zu erlangen, sollten Sie sich als erstes Ihres persönlichen Lebensrhythmus' bewusst werden. Viele Erkrankungen der heutigen Zeit haben ihre Ursache im Rhythmusverlust.

Das heißt konkret: Zu wenig Schlaf zu unregelmäßigen Zeiten führt zu Schlafstörungen. Schlafmangel aber beeinträchtigt die Leistungsfähigkeit aller Organe und ganz besonders die des Gehirns.

Hastiges Essen zu unregelmäßigen Zeiten ohne Ruhe und in liebloser Umgebung hat Verdauungsstörungen zur Folge.

Ständige Reizüberflutung ohne Zeiten innerer Einkehr und Stille fördert Herz-Kreislaufstörungen.

Leistungsdruck und unrealistisch hohe Erwartungen an sich selbst, äußern sich, wenn sie nicht mit täglichen Entspannungsübungen abgefangen werden, mit der Zeit als Unterleibsbeschwerden, Blasen- und Nierenerkrankungen oder Leber-Gallebeschwerden, je nach persönlichem Konstitutionstypus und ererbter Anlage.

Anregungen, wie Sie Ihre Gesundheit mit einfachen Mitteln stärken und stabilisieren, wie Sie Ihren persönlichen, heilsamen Lebensstil finden und umsetzen können, erprobte Ernährungsvorschläge und natürliche Heilmittel, die Ihre Selbstheilkräfte aktivieren, finden Sie im Abschnitt „Gesundheit als Lebensstil".

Neben allgemeinen körperlichen Beschwerden leidet in unserem Kulturkreis zirka die Hälfte aller Frauen um das fünfzigste Lebensjahr an Wechseljahrbeschwerden. Warum ist das so?

Die Wechseljahre selbst sind keine Krankheit, aber von Natur aus eine Zeit des Rhythmusverlustes. Die gebärfähige Zeit geht zu Ende, was danach kommt, ist vielen Frauen unklar.

Was wechselt in den Wechseljahren? Will ich überhaupt Wechsel? Wer bin ich nach dem Wechsel? - Die bissige Alte? Die graue Jungfer? Die Teufelin? Die ewige Heulsuse? Oder bin ich die weise Alte? Die erfahrene Geliebte? Die erfolgreiche Geschäftsfrau? Die „Mutter Theresa" meines Wohnortes? Von allem etwas?

Das Bild, das Sie unbewusst von sich selbst haben, zeigt sich in den späteren Lebensjahren immer mehr im Außen. Wenn Sie die Heldinnenreise machen, werden heilsame Korrekturen an Ihrem Selbstbild nicht ausbleiben. Das ist unbequem. Sie bekommen keinen Rosengarten versprochen. Aber es lohnt sich, für die nächsten dreißig, vierzig Jahre selbstbestimmter, kritischer und somit erfüllter zu leben.

Gestalten Sie die Zeit Ihrer Wechseljahre selbst. Dazu ist es unverzichtbar, dass Sie sich zum Thema Wechseljahre informieren (siehe Literaturhinweise) und sich von Vertreterinnen verschiedener Denkrichtungen beraten lassen (z.B. Wechseljahre aus schulmedizinischer und aus naturheilkundlicher Sicht). Bilden Sie sich eine eigene Meinung und finden Sie vor allem Ihre persönliche Wahrheit. Entwickeln Sie den Mut, gegen den Strom zu schwimmen, wenn es Ihre Wahrheit erfordert, und haben Sie den Mut, eine Persönlichkeit zu sein. Beginnen Sie mit Ihrem Aussehen!

Materielle Versorgung

An dieser Stelle mögen Sie sich vielleicht über die Reihenfolge wundern. In der Tat gibt es Menschen, die sich so verhalten, als wäre Geld wichtiger als Gesundheit. Jedenfalls solange, wie die Folgen des Raubbaus an ihrem Körper sie nicht wesentlich einschränken. Es mag ja sein, dass sich Krankheiten leichter aushalten lassen, wenn man keine finanziellen Sorgen hat oder die Krankenversicherung dafür einspringt. Manche Menschen geben sich auch der Illusion hin, der Körper wäre eine Maschine und die Medizin eine Werkstatt mit gut sortiertem Ersatzteillager. Andere wiederum haben nicht nur einen

anstrengenden Beruf, der viel Geld einbringt, sie geben dieses Geld für Belohnungen aus, die ihnen gesundheitlich noch weiter schaden.

Mit gesundem Menschenverstand hat das alles nichts zu tun. Eine gesunde Lebensweise kostet eher weniger Geld als mehr und steigert in jedem Augenblick die Lebensqualität. Hohe Lebensqualität hat das Potential zu größerer Leistungsfähigkeit und damit zu einem besseren Einkommen. Ein gesunder Organismus ist die Voraussetzung, um materielle Bedürfnisse effizient befriedigen zu können.

Hier nun die Fragen zur materiellen Versorgung:

- Was sind meine persönlichen materiellen Bedürfnisse?
- Wie viel Geld brauche ich monatlich, um diese zu erfüllen?
- Kann/will/muss ich dieses Geld selbst verdienen?
- Wenn ich will, aber nicht kann – wie kann ich diesen Zustand verändern?
- Wenn ich kann, aber nicht will – bin ich mir dessen bewusst?
- Bin ich mit der Tätigkeit, mit der ich meine materiellen Bedürfnisse befriedige, zufrieden?
- Wenn nein, was ist mir wichtiger: Einkommen oder befriedigende Tätigkeit?
- Wenn ich eine befriedigende Tätigkeit vorziehe, was bin ich bereit, an meinem Arbeitsplatz zu verändern?
- Gibt es an meinem Arbeitsplatz Mobbing?
- Wenn ja, werde ich selbst gemobbt?
- Wenn ja, unternehme ich etwas dagegen?
- Hole ich mir professionelle Hilfe?

Vielleicht tauchen in Ihnen noch weitere Fragen zu Gesundheit und materieller Versorgung auf, die hier nicht aufgeführt sind. Klären Sie auch diese schriftlich, bevor Sie weiterreisen.

Die Reisegefährten oder sozialen Beziehungen

Wir wären alle nicht hier, wenn unsere Vorfahren nicht in Gruppen und Verbänden zusammen gelebt hätten. In früheren Gesellschaftsformen war die Verbannung die schlimmste Strafe die gegen den Einzelnen ausgesprochen werden konnte. Sie war gleichbedeutend mit einem Todesurteil. Der einzelne Mensch konnte ohne die Zusammenarbeit und den Schutz der Gruppe auf Dauer nicht überleben.

Der erzwungene oder freiwillige Gang in die Einsamkeit ist bis auf den heutigen Tag entweder Strafe oder spirituelle Übung. Wir haben Gefängnisse und wir haben Klöster. Von diesen Ausnahmesituationen abgesehen, sollte sich das Leben des Menschen in Gemeinschaften abspielen. Nur so funktioniert die Weitergabe von Erfahrungen und sozialen Fertigkeiten zwischen Gleichaltrigen und über die Generationen hinweg. Die heutige Kleinfamilie mit maximal zwei Generationen ist dafür im Grunde genommen schon zu klein, ganz zu schweigen vom Singledasein.

In einer technisierten Umwelt, wie wir sie heute kennen, kann der Einzelne jedoch überleben, er hat oft davon sogar materielle Vorteile. Unter diesen Umständen ein soziales Umfeld herzustellen, erfordert Fähigkeiten, die bewusst erlernt und eingesetzt werden müssen. Ohne ein vertrautes soziales Umfeld können wir in der heutigen Zeit zwar körperlich überleben, aber wir drohen seelisch zu verhungern.

Die folgenden Fragen helfen Ihnen, Ihre Situation einzuschätzen und Ihre Bedürfnisse zu klären.

Familie:

- Leben Sie in einer Partnerschaft? Sind Sie zufrieden damit?
- Leben Sie alleine? Sind Sie zufrieden damit?
- Haben Sie Kinder? Wie ist Ihre Beziehung zu diesen?
- Haben Sie Enkelkinder? Wie ist ihre Beziehung zu diesen?
- Leben Ihre Eltern/Schwiegereltern noch?
- Wenn ja, haben Sie ein gutes Auskommen mit der alten Generation?
- Wenn nein, ist Ihr Herz in Frieden mit der verstorbenen Generation?

- Sind Ihre Eltern/Schwiegereltern Pflegefälle?
- Wenn ja, ist dadurch Ihre Beziehung zu Ihnen belastet oder hat sich Ihre Beziehung dadurch positiv vertieft?

Freunde:

- Haben Sie wirklich gute Freundinnen?
- Pflegen Sie alte Freundschaften?
- Sind sie bereit für neue Freundschaften?
- Sind Sie für Ihre Freundinnen da, wenn diese Sie brauchen?
- Sind Ihre Freundinnen für Sie da, wenn Sie sie brauchen?

Prüfe Deine Freunde bevor Du sie brauchst!
(Arabische Spruchweisheit)

Gemeinschaft

Um die fünfzig ist die Zeit, sich mehr in der menschlichen Gemeinschaft zu engagieren:

- Sind Sie bereit, sich sozial zu engagieren?
- Sind Sie bereit, Ihr erworbenes Wissen mit anderen zu teilen?
- Sind Sie bereit, eine Führungsrolle zu übernehmen?

Lassen Sie sich für den ersten und zweiten Abschnitt Ihrer Reise ausreichend Zeit. Wenn einige der gestellten Fragen Sie aufwühlen oder verwirren, denken Sie daran, wie wichtig es ist, eine vertraute Freundin an Ihrer Seite zu haben.

Beantworten Sie alle bisherigen Fragen. Finden Sie für sich eine befriedigende Klärung zu den angeschnittenen Themen.

Erst dann sollten Sie zum dritten Teil Ihrer Reise weitergehen, zum Thema Selbstverwirklichung.

Der Weg zum Gipfel – Selbstverwirklichung

Wenn unsere materiellen und sozialen Bedürfnisse befriedigt sind, stellt sich früher oder später die Frage nach dem Sinn des Lebens. Die gleiche Frage stellen wir auch in Zeiten großer Not und Bedrängnis.

Spiritualität und Bewusstsein

In einer Zeit oder an Orten, wo die Gesellschaft stark von religiösen Normen durchdrungen ist, kann es auf diese Frage scheinbar eindeutige, unumstößliche Antworten geben. Einerseits scheint es einfacher, anderseits gab und gibt es auch die hässlichen Seiten einer solchen Gesellschaftsordnung. Wie auch immer unsere persönliche Einstellung dazu ist, wir haben heute die Wahl ob, wie und in welcher Form wir Fragen beantworten, die in den spirituellen Bereich weisen.

Eine religiöse oder spirituelle Ausrichtung hat weitreichende Folgen bis in unseren Alltag hinein. Schon immer wurden weltanschauliche Sichtweisen mit Verhaltensnormen, also mit Ethik und Moral, verknüpft. Zum Beispiel ist das Konzept von Schuld und Sühne seit Generationen so tief in uns verankert, dass noch nicht einmal der Gedanke auftaucht, es könnte eine andere Betrachtungsweise möglich sein.

Das hat weitreichende Folgen für die Fähigkeit, unser Verhalten zu ändern. Viele Verhaltensnormen sind so tief in unserem Unterbewussten vergraben, dass sie gar nicht ohne weiteres erkannt werden und umso wirksamer in unser Verhalten eingreifen. Sie werden zu Glaubenssätzen, die bedingungslos gültig und jeder Kritik oder sogar der Wahrnehmung entzogen sind.

Wir alle kennen den Fall, dass wir in einer bestimmten Situation überhaupt keine Alternative mehr sehen. Manchmal misslingen uns Vorhaben trotz aller Anstrengung. Ein anderes Mal können wir uns dabei zuschauen, wie wir uns selbst sabotieren. In diesem Augenblick steht das, was wir bewusst wollen, im Konflikt mit einem unserer verborgenen Glaubenssätze. Wenn wir keine Mittel finden, unsere Glaubenssätze aufzuspüren und zu hin-

terfragen, werden sie die Oberhand behalten. Mit Willen und Disziplin allein sind diese Konflikte nicht zu lösen.

Offenbar ist das Phänomen so alt wie die Menschheit selbst. Alle Religionen, spirituellen Praktiken und Psychotherapien haben zum Ziel, Glaubenssätze und bewusstes Verhalten in Übereinstimmung zu bringen.

Aber auch politische Gruppierungen, VertreterInnen wirtschaftlicher Interessen und Mitglieder der eigenen Familie fassen erwünschtes Verhalten in entsprechende Glaubenssätze, die tief im Unterbewusstsein verankert werden. Das hat den Effekt, dass das erwünschte Verhalten kaum mehr von außen kontrolliert werden muss. Das Unterbewusstsein übernimmt die Kontrolle von „innen". Wenn Sie jetzt an so etwas wie „schlechtes Gewissen" denken, sind Sie auf der richtigen Spur.

Doch gibt es auch das „gute Gewissen", jenes „sanfte Ruhekissen". Hier haben wir, nach unserem Lebensziel ausgerichtet, unsere Glaubenssätze mit unserem bewussten Verhalten in Einklang gebracht und unseren Seelenfrieden gefunden. Das ist der Zustand, in dem unsere Gefühle, Gedanken, Worte und Taten in vollkommener Harmonie sind. Das ist genau das Heilsversprechen, das die meisten Weltanschauungen in Aussicht stellen. Soweit die Theorie.

Wenn Sie sich praktisch mit Religion, Meditation und Ritualen auseinandersetzen wollen, stellen Sie sich folgende Fragen: Bringt mich das, was mir in diesem Zusammenhang vorgeschlagen wird, meinem Ziel näher? Welche Normen, welche Glaubenssätze will ich wirklich verinnerlichen?

Den eigenen Weg wählen

Welchen Weg Sie gehen, ist Ihre ganz persönliche Wahl. Entscheidend ist, dass Sie den zu Ihnen passenden Weg finden und sich von Menschen Ihres Vertrauens beraten lassen. Wenn Sie Suchende sind, seien Sie offen für alle Informationen, aber prüfen Sie genau, damit Sie nicht einem kurzfristigen Modetrend aufsitzen, der Sie bestenfalls nirgendwo hin bringt oder womöglich gar fremden Interessen ausliefert.

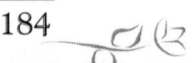

Wenn Sie einen spirituellen Weg für sich gewählt haben, ist der nächste Schritt, diesen auch zu gehen. Gebet und Meditation können durch Yoga, Qui Gong oder andere energielenkenden Körperübungen unterstützt werden.

Wenn Sie sich auf den inneren Weg begeben, ist geistige Beweglichkeit nötig. Ausgetretene Pfade, die Sie auf Ihrem Weg nicht voran bringen, halten Sie umso fester, je länger Sie auf ihnen gegangen sind. Es ist wichtig, früh genug mit geistiger Schulung anzufangen. Im Alter zwischen fünfzig und sechzig haben Sie noch eine reale Chance zu tiefgreifender, heilsamer Veränderung. Nutzen Sie Ihre Zeit. Jetzt!

Der Kreislauf des Lebens

Die eigene Endlichkeit begreifen lernen, das ist auf diesem Weg ein wichtiges Etappenziel. Wir müssen die Angst vor dem eigenen Tod überwinden, um ein erfülltes, glückliches Leben führen zu können.

Sterbende werden in unserer Gesellschaft oft ihrer Würde beraubt. Die Toten werden schnell in den hintersten Winkel einer Krankenstation geschoben oder in den Keller des Krankenhauses gefahren. Sie werden versteckt als Peinlichkeiten einer Medizin, die den Tod als Niederlage betrachtet.

Der Hospizgedanke steht dem gegenüber für die Praxis einer würdevollen Sterbebegleitung, die den Tod als Ende des Zyklus begreift, der mit der Geburt begann.

Ich empfehle Ihnen, sich über Einrichtungen dieser Art in Ihrer Nähe zu unterrichten. Tun Sie dies für Ihre alten Angehörigen und vor allem für sich selbst. Warten Sie nicht bis nächste Woche, beginnen Sie jetzt damit!

Angst vor dem Tod kann sehr subtil sein. Vielleicht gehen Sie davon aus, keine Angst zu haben. Überprüfen Sie sich selbst:

- Haben Sie schon ein Testament verfasst? Wenn Sie sich mit einer gesetzlichen Erbregelung zufrieden geben, sind Sie über deren Konsequenzen genau informiert und stimmen Sie diesen zu?
- Haben Sie eine Patientenverfügung für sich verfasst? Haben Sie sich zu deren Formulierung genau beraten lassen, damit Ihre Wün-

sche nicht durch gesetzliche Regelungen zunichte gemacht werden können?

- Haben Sie eine Betreuungsvollmacht verfasst, um sicher zu stellen, dass Sie nach Ihren Wünschen behandelt werden, wenn Sie selbst nicht mehr in der Lage sind, diese zu äußern?

Wenn Sie dies alles erledigt haben, dann gratuliere ich Ihren Angehörigen und Ihnen. Sie haben Ihren Lieben viel Arbeit und Ärger in einer kummervollen Zeit erspart. Sie zeigen damit, dass Sie auch für ihr Lebensende Verantwortung übernommen haben.

Zusammenfassung

- Sie haben Selbstverantwortung für Ihr Leben übernommen.
- Sie haben in einer Bestandsaufnahme geklärt, was Sie bisher erreicht haben und was Sie noch erreichen wollen.

Hierbei sind die wichtigsten Themenbereiche:

- Gesundheit, materielle Situation, soziales Umfeld und
- spirituelle Entwicklung.
- Sie haben sich mit Ihrer familiären und beruflichen Situation auseinandergesetzt.

Sie sind sich Ihres Lebensziels bewusst geworden.

Ihre Reise kann beginnen, jetzt.

Setzen Sie ein Zeichen. Nehmen Sie sich, wie Tatjana, eine Woche Zeit. Ziehen Sie sich zurück in die Berge, an einen See oder in den Wald. Achten Sie dabei auf Stille und Abgeschiedenheit. Vielleicht gehören Sie zu den Menschen, die sich lieber in betreuter Umgebung zurückziehen, wie z.B. in ein Kloster oder ein Retreatzentrum. Wählen Sie die Form, die Ihnen entspricht. Setzen Sie ein klares Zeichen mit Ihrem persönlichen Rückzug: Die Reise zum Ziel meines Lebens hat begonnen – jetzt!

Dritter Teil

Gesundheit als Lebensstil

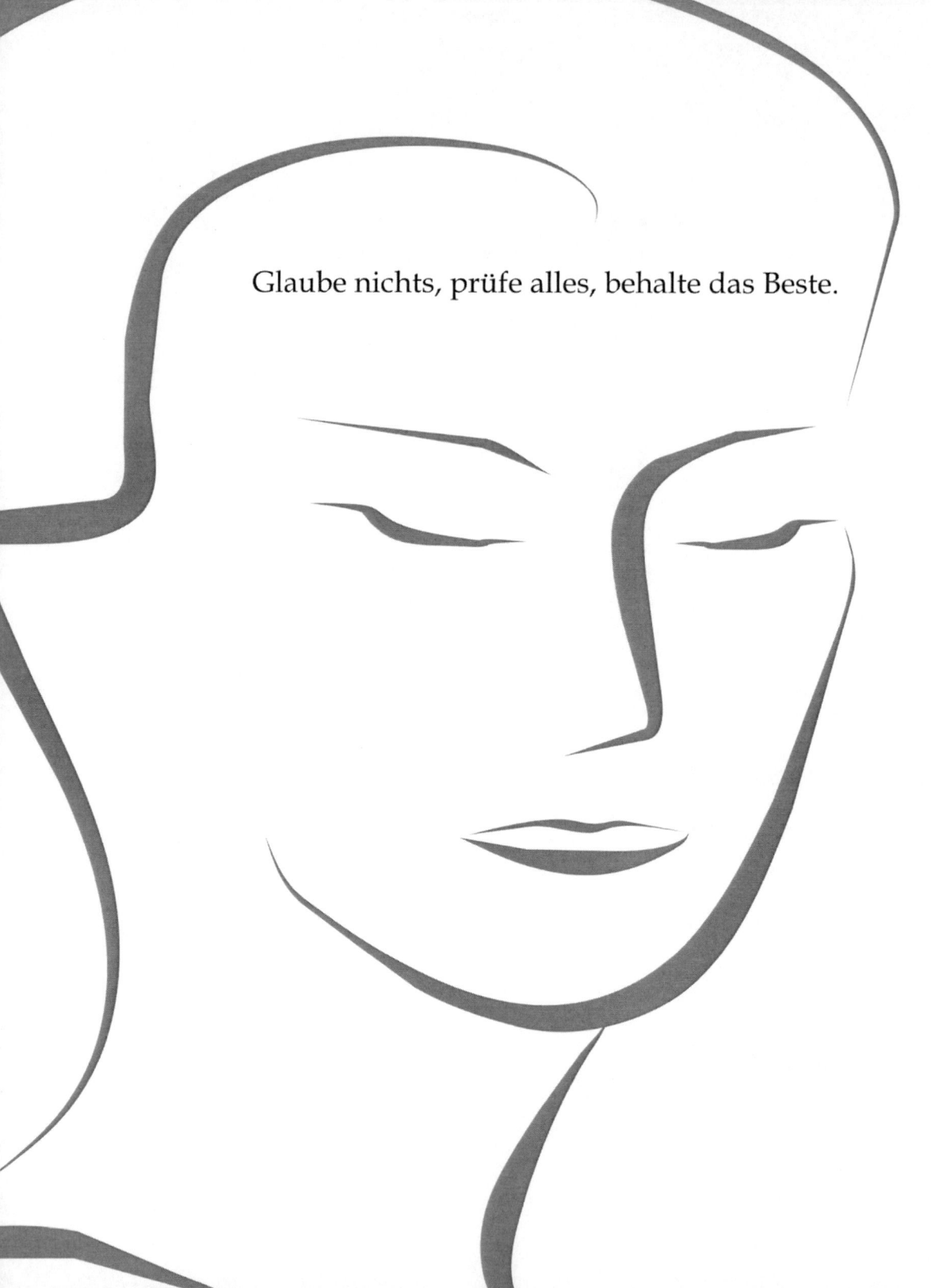

Glaube nichts, prüfe alles, behalte das Beste.

Schritt für Schritt mehr Lebensqualität

Für Frauen ist es besonders wichtig, in der Lebenszeit ab fünfzig einen neuen Rhythmus zu finden. Es ist durchaus möglich, die biologischen Gegebenheiten für eine Weile zu ignorieren. Die kosmetische und pharmazeutische Industrie stellen in großer Zahl Produkte und Versprechungen zur Verfügung. Die Produkte sind durchaus nicht wirkungslos und eine Weile lang sieht es so aus, als könnten wir der Zeit ein Schnippchen schlagen.

Wir können uns also durchaus dafür entscheiden, eine Taktik der Vermeidung und des Zeitgewinnens einzusetzen. Dabei reagieren wir auf augenblickliche Gegebenheiten und verfolgen weiter keine Ziele, mit Ausnahme des einen: dass alles so bleiben möge, wie es ist.

Etwas in uns weiß natürlich, dass die Zeit nicht aufzuhalten ist und sich ständig alles ändert. Aber unser Gehirn liefert uns, solange es irgendwie möglich ist, die Wahrnehmung, die wir uns wünschen. Die Redensart: „Der Wunsch ist der Vater des Gedankens" beschreibt genau diesen Vorgang. Uns selbst realistisch wahrzunehmen, ist besonders schwierig.

Ich schlage Ihnen ein kleines Experiment vor: *Denken Sie an jemanden, den Sie lächerlich finden. Wenn Sie besonders mutig sind, denken Sie an eine Frau in Ihrem Alter. Dabei nehmen Sie diesen Menschen natürlich von außen wahr. Versuchen Sie nun die Perspektive zu wechseln. Versetzen Sie sich so gut wie möglich in diesen Menschen hinein. Stellen Sie sich genau vor, wie dieser Mensch sich selbst sieht. Verstehen Sie jetzt das Verhalten dieses Menschen besser? Finden Sie es immer noch lächerlich?*

Der fünf R-Plan

Ich schlage Ihnen hier eine aktive Auseinandersetzung mit dem Unvermeidlichen, dem Älterwerden vor, eine Vorwärtsstrategie. Für die Umsetzung ist es nie zu früh und selten zu spät. Die beste Zeit damit zu beginnen, ist das vierte Lebensjahrzehnt. Aber, wie gesagt, auch später können Sie sich diese Ratschläge noch mit Erfolg zu Eigen machen. Wenn Sie ihnen folgen wollen, tun Sie es bitte in der hier aufgeführten Reihenfolge. Die eine Stufe bereitet Sie auf die andere vor, und das wird Ihnen den Weg sehr erleichtern.

1. **Rhythmus**: die Gezeiten des Körpers achten.
2. **Reinigung**: regelmäßig den Körper entgiften.
3. **Regulierung**: mit Körperübungen den Energiefluss lenken.
4. **Reserven**: mit angepasster Ernährung Widerstandsfähigkeit aufbauen.
5. **Reize**: Genussgifte und schädigende äußere Faktoren einschränken.

Rhythmus: die Gezeiten des Körpers achten

Nachtrhythmus

Der Schlaf vor Mitternacht macht nicht nur schöner, sondern auch gesünder und nervlich belastbarer. Das lange Schlafen in den Vormittag hinein kann nächtliches Schlafen nicht ersetzen.

Nicht nur nach den Lehren des Ayurveda, der Wissenschaft vom langen und gesunden Leben, ist die beste Schlafenszeit zwischen zweiundzwanzig Uhr und sechs Uhr. Wenn Sie erst weit nach zweiundzwanzig Uhr zu Bett gehen, ist die beste Zeit einzuschlafen vorbei. Die Gedanken jagen durch den Kopf, Tiefschlaf wird kaum erreicht, Ruhe finden Sie meist erst gegen zwei Uhr morgens, und die kurze Schlafenszeit, die jetzt noch bleibt, schenkt kaum Erholung.

Gehen Sie früher zu Bett und können dennoch nicht einschlafen? Dann überprüfen Sie, wie Sie ihren Abend gestalten: Sehen Sie fern bis kurz vor

dem zu Bett gehen, lesen Sie im Bett, sitzen Sie am Computer oder haben Sie aufwühlende Gespräche geführt? All das kann zu mentaler Erregung führen und behindert schnelles Einschlafen.

Wachen Sie oft mitten in der Nacht auf, liegen lange wach, haben schreckliche oder sorgenvolle Phantasien? Dann ist es wichtig, Ihre Leber zu entlasten, auch wenn die Laborwerte in Ordnung sind. Der einfachste Schritt hierzu ist, das Abendessen auf ein Minimum zu reduzieren oder ganz ausfallen zu lassen. Nach ein bis zwei Wochen sollte sich eine deutliche positive Veränderung Ihrer Schlafqualität zeigen.

Bei allen genannten Schlafstörungen lohnt es sich, ein ganz persönliches Einschlafritual zu finden.

Vorschläge:

- Warm baden statt fernsehen
- Ein kleiner Abendspaziergang, idealerweise zu Sonnenuntergang
- Kneipp'sche Anwendungen, z.B. ein kühler Unterschenkelguss
- Leise klassische Musik vor dem Einschlafen, z. B. die kleine Nachtmusik von Mozart
- Einen Tropfen Lavendelöl auf den Finger geben und über das Kopfkissen verstreichen

Wenn Sie die Empfehlungen ohne nennenswerten Erfolg über zwei bis drei Wochen durchgeführt haben, rate ich Ihnen, naturheilkundliche Beratung in Anspruch zu nehmen. Es gibt eine Fülle von Möglichkeiten, sei es aus der Homöopathie, Spagyrik, Phytotherapie, TCM, Aromatherapie, Musiktherapie oder körperorientierten Therapierichtungen, Ihnen erholsamen Schlaf und somit einen zufriedenen Tag zu ermöglichen.

Tagesrhythmus

Neben dem Schlafrhythmus ist ein rhythmischer Tagesablauf gerade in den Wechseljahren von großem Nutzen. Dazu gehören, wenn immer möglich, regelmäßige Essenszeiten, idealerweise eine fünfzehnminütige Erho-

lungspause nach dem Mittagessen, ein persönliches Morgen- und Abendritual im Badezimmer, der tägliche kleine Spaziergang, regelmäßiges Bewegungstraining und täglich eine kurze Zeit für innere Einkehr. Vielleicht denken Sie jetzt: Und wann soll ich arbeiten? Alle oben aufgeführten Vorschläge benötigen insgesamt ungefähr zwei Stunden täglich. Diese zwei Stunden sind die Basis für weitere gesunde, glückliche zweiundzwanzig Stunden. Mit der Zeit werden Sie, ohne Kraft zu verlieren, mit weniger Schlaf auskommen, da ihr Körper in der Zeit echter meditativer Entspannung mehr Erholung tankt als in der normalen Tiefschlafphase. Sie werden aus den zwei Stunden Aufmerksamkeit sich selbst gegenüber viele Stunden großen Nutzens ziehen, ebenso Ihre Familie, Freunde und Arbeitskollegen.

Jahreszeitenrhythmus

Auch das Jahr sollten Sie rhythmisch gestalten. Werden Sie sich wieder der Jahreszeiten bewusst. Hier ist Raum für kreatives Gestalten.

Vorschläge:

- Planen Sie im Frühling Ihre Entschlackungskur, Neu- oder Umgestaltung des Wohnraums, begrüßen Sie das neue Leben bei Ausflügen in die Natur. Verbringen Sie bewusst Zeit mit kleinen Kindern, diese sind im Frühling ihres Lebens.
- Verbringen Sie im Sommer so viel Zeit wie möglich im Freien. Genießen Sie sommerliche Wärme im Schatten. Ihre Nahrung sollte jetzt aus viel frischem Obst und Gemüse im rohen Zustand bestehen, die warmen Mahlzeiten sollten nicht zu scharf gewürzt sein. An besonders heißen Tagen sind Yoghurt- oder Buttermilchgetränke zu empfehlen. Wenn Sie Ihre Zeit frei einteilen können, legen Sie Ihre Arbeitszeiten jetzt in die frühen Morgenstunden, sowie auf den späten Nachmittag und Abend. Gönnen Sie sich eine lange, mediterrane Siesta.
- Der Herbst ist wiederum ideal für eine Entschlackungskur. Diese sollte vor den ersten wirklich kalten Tagen beendet sein. Der Herbst ist auch die Zeit des Kompostierens. Wenn Sie keinen Garten besitzen, so kön-

nen Sie dies auch im übertragenen Sinne tun: Kleider- und Wäsche-schrank aussortieren, Schuhschrank überprüfen, bei Bedarf auch Keller und Speicher entrümpeln. Mit kleinem Gepäck auf der Reise zu sein, spart viel Energie!

- Winter ist die Zeit des Rückzugs in die warme Stube. Geben Sie diesem Urbedürfnis nach und versuchen Sie dennoch, wenigstens einmal am Tag einen kleinen Spaziergang zu machen. Laden Sie Freunde zu sich ein, lassen Sie sich zu gemütlichen Teenachmittagen einladen. Schlafen Sie mehr und essen Sie jetzt vor allem warme Gerichte. Roh-kost sollte nur in ganz kleinen Mengen und nicht mehr am Abend ge-nossen werden.

- Beginnen Sie bewusster, die von der Natur vorgegebenen Rhythmen der Jahreszeiten in Ihr Leben zu integrieren.

- Planen Sie häufiger kleine Ferien ein. Teilen Sie die vier Wochen Ur-laub im Jahr in zwei oder drei Urlaubsabschnitte. Es geht nicht darum, zweimal im Jahr möglichst weit weg zu fliegen. Im Gegenteil, während der Wechseljahre sind Flugreisen mit Zeitumstellung besonders an-strengend. Wenn Sie beruflich viel unterwegs sein müssen, planen Sie nach den Reisen ein paar Stunden ganz privat für sich ein. Leben Sie ohne inneren Widerstand den Wechsel zwischen Anspannung und Entspannung.

- Hitzewallungen und andere Wechseljahrbeschwerden - Ihr Körper sucht einen neuen Rhythmus

- Die genauen Auslöser von Hitzewallungen sind bis heute nicht be-kannt. Es wird vermutet, dass die nachlassende Hormonproduktion in den Eierstöcken auf das Steuerzentrum der Körpertemperatur im Ge-hirn einwirkt.

- Des Weiteren werden folgende Einflüsse als Auslöser von Hitzewal-lungen diskutiert, sind jedoch wissenschaftlich nicht bewiesen: Koffe-in, Teein, reichhaltiger Genuss von tierischem Eiweiß, scharfe Gewür-ze, Alkohol, hohe Außentemperaturen, anhaltender Stress, allgemeine körperliche Schwäche, Schlafstörungen.

- Wenn Sie zu den Frauen gehören, die dieses Buch lesen, um sich auf die Zeit zwischen fünfzig und sechzig vorzubereiten, wenn Sie der Meinung sind, vorbeugen ist besser als heilen, dann gratuliere ich Ihnen und empfehle Ihnen, folgende heilsamen Gewohnheiten in Ihr Leben zu integrieren:
- Tägliche Yogaübungen, entsprechend Ihren persönlichen Bedürfnissen.
- Reduzieren Sie den Anteil tierischen Eiweißes aus Fleisch- und Fischprodukten in Ihrer Nahrung und ersetzen Sie diesen Anteil durch Molkepulver.
- Versuchen Sie jetzt schon, noch bevor Sie dieses Buch zu Ende gelesen haben, einen für Sie heilsamen Lebensrhythmus zu finden.

Nicht alle Frauen leiden unter den Hitzewallungen. Ich habe in meiner Praxis Frauen erlebt, die mir lachend und schweißnass erzählen, dass sie jetzt endlich nicht mehr so oft frieren und kalte Füße haben. Und ich habe Patientinnen erlebt, die zwei- bis dreimal am Tag eine heiße Wallung in ihrem Körper spüren und dadurch völlig verunsichert sind, sich vor unangenehmen Körpergeruch fürchten und ständig kontrollieren, ob das Makeup unter dem Wärmeschub gelitten hat.

In der Naturheilkunde gibt es ein breites Angebot von Mitteln, um störende Hitzewallungen zu reduzieren. Ich empfehle Ihnen, sich beraten zu lassen und - vor allem bei häufigen und quälenden Hitzewallungen - fachliche Hilfe in Anspruch zu nehmen. Gute Therapeuten beraten Sie auch über ihr eigenes Angebot hinaus über Therapiemöglichkeiten. Wichtig ist, dass für Sie der bestmögliche Weg zur Heilung gefunden wird.

Ich werde oft gefragt, was aus naturheilkundlicher Sicht zu Hormonbehandlungen zu sagen wäre. Meine Antwort ist: so wenig wie möglich, und, wenn es unumgänglich ist, so kurz wie möglich, bis zu einem klar definierten Zeitpunkt und nicht für den Rest des Lebens.

Fragen Sie zu diesem Thema mehrere Fachleute, und lassen Sie in jedem Fall einen Hormonstatus erstellen. Nur so ist es möglich, für Sie eine optimal

wirksame Hormontherapie zu finden. Wenn es Krebserkrankungen in Ihrer Familie gibt, klären Sie mit Ihrem behandelnden Arzt/Ärztin Nutzen und Risiko einer Hormonbehandlung ab. Neuere Studien bezüglich des Krebsrisikos von Hormonersatztherapien haben dazu geführt, dass heute bei weitem nicht mehr so häufig Hormone verschrieben werden wie früher. Auch die Dosierung wird heute oft tiefer angesetzt.

Lassen Sie sich genau erklären, warum es unter Umständen sinnvoll ist, Hormone einzunehmen. Schnell voranschreitende Osteoporose könnte ein Grund sein, für ein paar Jahre Hormone zuzuführen. Starke und häufig auftretende nächtliche Schweißausbrüche, die sich auch nach einem halben Jahr intensiver naturheilkundlicher Bemühungen nicht abschwächen, oder schwere Depressionen, können Grund für eine vorübergehende Hormonbehandlung sein.

Aus ganzheitlicher Sicht liegt, abgesehen von den Nebenwirkungen, der Nachteil von Hormonbehandlungen darin, dass der Körper eine wichtige rhythmische Umstellung nicht vollzieht. Ich erlebe immer wieder Frauen, die mit über sechzig endlich auf die Hormongaben verzichten möchten. Sie durchleben dann oft erneute Hitzewallungen, die für sie jetzt wesentlich unangenehmer zu ertragen sind, als mit Mitte fünfzig. Herz und Kreislauf sind labiler geworden, häufige Hitzewallungen gehen jetzt meist mit beängstigendem Herzrasen einher. Sollen diese Frauen Hormone wirklich bis zu ihrem Tod einnehmen?

Reinigung: regelmäßig den Körper entgiften

Machen Sie zweimal jährlich eine leichte Fastenkur durch (Frühjahr und Herbst) und unterstützen Sie zusätzlich die Reinigungsfunktionen von Leber, Niere, Lymphe und des Zwischenzellraumes mit geeigneten Naturheilmitteln. Lassen Sie sich dazu von einer Fachfrau oder einem Fachmann beraten.

Während der Wechseljahre stellt der weibliche Körper die hohe Produktion des Östrogens in den Eierstöcken auf eine geringere Produktion in der Nebennierenrinde um. Dies ist eine gewaltige Leistung Ihres Körpers, und die Umstellung nimmt in der Regel mehrere Jahre in Anspruch. Während der

Umstellungsphase ist vor allem die Leber gefordert, die im gesamten Hormongeschehen eine wichtige Entgiftungsfunktion einnimmt. Vereinfacht ausgedrückt, wird die reinigende Tätigkeit der Leber erleichtert, wenn Nierentätigkeit und Lymphfluss gleichzeitig zur Ausscheidung angeregt werden.

In der Naturheilkunde wird dem Raum zwischen den Zellen große Aufmerksamkeit geschenkt. Der gesamte Transfer von Nahrungsstoffen, Nervenimpulsen und Stoffwechselprodukten findet in einer - normalerweise wasserklaren - Flüssigkeit statt, die sich zwischen den Zellen befindet. Der Abstand zwischen den einzelnen Körperzellen ist zwar winzig, doch beträgt das Gesamtvolumen der Zwischenzellflüssigkeit im Körper eines Erwachsenen durchschnittlich siebzehn Liter. Wenn die Entgiftungsfunktion von Leber und Niere überfordert ist, lagert der Körper nicht ausgeschiedene Stoffwechselendprodukte in der Zwischenzellflüssigkeit ab. Dies ist durchaus zweckmäßig, weil dadurch die überlebenswichtigen Organe zunächst geschützt sind. Die Folge ist aber eine „Verunreinigung" der Zwischenzellflüssigkeit. Der Transfer zwischen den Zellen ist behindert, der Informationsfluss gestört.

Die Stoffwechselendprodukte lagern sich darüber hinaus bevorzugt in weniger stark durchbluteten Körperteilen ab, häufig in Gelenknähe oder in den Gelenken. Als erstes sind die Gelenke in der Peripherie des Körpers betroffen, die Finger- und die Zehengelenke. Kennen Sie die roten, schmerzenden Knötchen an den Fingergelenken? Wachen Sie morgens auf und stellen fest, dass es Ihnen schwer fällt, die Hände zu einer Faust zu schließen? Ihre Finger sind so stark geschwollen, dass Sie keinen Ring anziehen können? Das ist ein deutliches Anzeichen dafür, dass eine Entgiftung nötig ist.

Die Anlage, im Körper Gifte einzulagern, ist auch genetisch bedingt. Wenn Ihre Mutter und Großmutter schon unter Polyarthritis litten (schmerzhaftes Anschwellen der kleinen Gelenke und deren Verkrümmung), sind Sie gut beraten, so früh wie möglich mit regelmäßigen Ausleitungskuren zu beginnen. Manche Frauen benötigen während der gesamten Wechseljahre - einem Zeitraum von etwa zehn Jahren - ausleitende Maßnahmen. Wer sich daran hält, wird mit deutlich weniger Altersbeschwerden belohnt.

Regulierung: mit Körperübungen den Energiefluss lenken

Leben ist Bewegung und Bewegung ist Leben. Je älter wir werden, desto mehr profitieren wir von regelmäßigen Körperübungen. Die Gelenke können bis ins hohe Alter beweglich bleiben und die Wirbelsäule kann uns lange aufrecht durch das Leben tragen, wenn wir die Beweglichkeit, körperlich wie geistig, täglich üben. Besonders wirkungsvoll, leicht erlernbar und bis ins hohe Alter durchführbar sind Bewegungen, die zugleich den Energiefluss des Körpers regulieren und die Aufmerksamkeit schulen.

Falls Sie für sich noch keine geeignete Bewegungsform gefunden haben, empfehle ich Ihnen „Schnupperstunden" in Hata Yoga, Qui Gong, Thai Chi oder Feldenkrais. Wählen Sie die Bewegungsform, die Sie am meisten anspricht, und bleiben Sie dann dabei. Bei jeder Bewegungsform, die Sie länger üben, kommen Sie an Ihre „Knackpunkte". Sie haben das Gefühl, nicht mehr weiter zu kommen. Sie finden es zu anstrengend oder langweilig, Sie haben den Impuls, etwas Neues ausprobieren zu wollen. Trotzdem: bleiben Sie dabei, üben Sie weiter, jeden Tag. Nur so kommen Sie auf Ihrem Weg voran. Mit der Zeit werden Sie sich in Ihrem Körper immer besser und immer mehr zuhause fühlen. Außerdem werden sie mit größerer geistiger Beweglichkeit belohnt.

Reserven: mit angepasster Ernährung Widerstandsfähigkeit aufbauen

Die Luft, die wir atmen und die Nahrung, die wir zu uns nehmen, sind die alltäglichen Sparringpartner unseres Abwehrsystems. Durch Atmung und Nahrungsaufnahme verinnerlichen wir die Außenwelt. Unser Körper ist ständig damit beschäftigt, das „Gute vom Bösen" zu trennen. Dies geschieht über das Abwehrsystem.

In Zeiten großer Schwäche nach Krankheiten, aber auch in Zeiten eines natürlichen Rhythmusverlustes, sind Sie gut beraten, Ihr Abwehrsystem nicht zusätzlich in Form von belasteter Atemluft und Nahrung zu überfordern.

Die Atemluft können wir nicht immer beeinflussen oder uns aussuchen. Die Qualität unserer Nahrungsaufnahme haben wir sehr wohl in der Hand.

Meiner Meinung nach gibt es nicht „die" richtige und heilsame Ernährung. In einem ersten Schritt sollte man sich über die individuelle eigene Konstitution klar werden und die Bedürfnisse des Körpers, abhängig von den Jahreszeiten, Arbeit und privaten Lebensumständen.

Zum Erkennen der individuellen Konstitution hat sich für mich die Bestimmung der Doshas nach den Richtlinien des Ayurveda bewährt.

Ayurveda, die Wissenschaft von einem langen und gesunden Leben, ist viel mehr als eine Wellnessangelegenheit für ein erholsames Wochenende. Die Ernährung nach Ayurveda ist nicht mit indischen Currygerichten erklärt. Ayurvedische Ernährung berücksichtigt die ererbte Anlage des Menschen, die Kraft seiner Verdauung, die klimatischen Bedingungen unter denen er lebt, die für die Heimat des Menschen traditionellen Nahrungsmittel, sein Alter, seine Lebensumstände, seine Vorlieben und Abneigungen.

Ich mache Sie hier mit Grundregeln des Ayurveda bezüglich Ernährung vertraut. Wenn Sie sich davon inspirieren lassen, lade ich Sie ein, sich in der Fachliteratur ausführlicher mit Rezeptvorschlägen zu befassen. Das Ziel ist, den oben angesprochenen Gedanken des Ayurveda in die Ernährungsrichtung zu übertragen, die Sie bevorzugen.

Die Grundregeln sind:

- Essen Sie nie, wenn Sie keinen Hunger haben.
- Essen Sie nie bis zur völligen Sättigung. Lassen Sie noch etwas Platz für die Liebe zum Essen.
- Essen Sie, wenn möglich, nur frisch zubereitete Nahrungsmittel.
- Meiden Sie die Mikrowelle, Geschmacksverstärker und industriell verarbeitete Nahrungsmittel, wann immer es möglich ist.
- Essen Sie morgens nur, wenn Sie hungrig sind. Essen Sie mittags Ihre Hauptmahlzeit. Nehmen Sie abends, vier bis fünf Stunden vor der Bettruhe, eine kleine, leicht verdauliche Mahlzeit zu sich.
- Alle Mahlzeiten sollten in Schönheit und Ruhe eingenommen werden. Meiden Sie Streitgespräche und schlechte Nachrichten bei Tisch. Nach

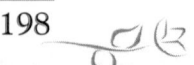

dem Essen sollten Sie sich noch für fünf bis zehn Minuten Ruhe am Tisch gönnen.

- Lernen Sie die Heilkraft der Gewürze kennen. Das ist der Schlüssel, der Ihre Nahrung zum Heilmittel werden lässt.
- Versuchen Sie einmal wöchentlich einen Entlastungstag einzulegen, und/oder führen Sie mindestens zweimal, besser viermal jährlich (zum Jahreszeitenwechsel), eine leichte Fastenkur über vier Tage durch.

Ein gereinigter Körper gibt Ihnen seine Bedürfnisse genau an. Wenn Sie wieder gut riechen und schmecken können, wissen Sie genau, was Ihnen gut tut. Sie sind zur Heilerin Ihres Körpers geworden und können auf guten Rat von außen weitgehend verzichten.

Um dieses Ziel zu erreichen, empfehle ich Ihnen, wenigstens einmal täglich – am besten morgens - Ihre Zunge mit einem Zungenschaber zu reinigen und Ihre Nase mit einer isotonischen Salzlösung aus einem Nasenkännchen zu spülen. Zungenschaber und Nasenkännchen erhalten Sie in der Apotheke, kompetente Anleitung dazu meist auch. Sie finden dazu auch Hinweise in der ayurvedischen Literatur und im Yoga.

Trinken Sie ausreichend, vor allem Wasser und Kräutertees nach Geschmack. Obstsäfte sind kleine Mahlzeiten. Trinken Sie morgens nach dem Aufstehen eine Tasse lauwarmes Wasser in kleinen Schlucken. Tagsüber empfiehlt es sich ¾ l heißes Wasser, zehn Minuten ohne Deckel gekocht und in eine Thermoskanne abgefüllt, auf kleine Portionen verteilt, zu trinken. Dies hat eine stark ausleitende und entgiftende Wirkung. Heißes Wasser sollte nicht an heißen Sommertagen getrunken werden.

Und zu guter Letzt: hüten Sie sich vor Übertreibungen, auch und besonders beim Befolgen meiner Ratschläge, den jedes Extrem ist abträglich.

Entlastungstag

Frühstück:

Knäckebrot, Reiswaffeln und/oder Zwieback mit wenig Butter, etwas Honig und/oder etwas Marmelade bestrichen. Sie können auch Apfelmus statt Honig und Butter verwenden. Sehr geeignet, da stark entsäuernd, ist ein „Schottisches Porridge", weniger einladend unter dem Namen „Wasserhafersuppe" bekannt (Rezept siehe unter Tatjanas Kochbuch). Wofür Sie sich auch entscheiden, essen Sie immer nur so viel, bis Sie sich leicht gesättigt fühlen. Wenn Sie morgens keinen Hunger verspüren, trinken Sie ein Glas frisch gepressten Fruchtsaft oder Gemüsesaft.

Mittagessen:

Basmatireis und gedünstetes, nicht blähendes Gemüse Ihrer Wahl, in Ghee (ayurvedisch zubereitetes Butterfett) oder Olivenöl zubereitet. Bei großem Hunger empfiehlt sich die Zubereitung von Kitchery. (Siehe im Rezeptteil)

Abendessen:

Bei Hunger essen Sie eine Gemüse- oder Getreidesuppe Ihrer Wahl, frisch zubereitet (ohne gekörnte Brühe). Fall Sie keinen Hunger verspüren, trinken Sie nochmals ein Glas frisch gepressten Fruchtsaft oder eine große Tasse Tee mit etwas Honig. Wenn Sie Milch vertragen, eignet sich für den späteren Abend eine Tasse warme Milch (Demeter-Qualität ist ideal) in die Sie einen Teelöffel Honig und eine Messerspitze Zimt einrühren. Das ist eine gute Einschlafhilfe!

Die leichte Fastenkur:

Essen Sie drei Tage lang, wie am oben beschriebenen Entlastungstag, allerdings ohne Fett. Nehmen Sie zum Frühstück also nur Apfelmus, Marmelade oder Honig als Brotaufstrich oder kochen Sie sich eine Wasserhafersuppe

ohne Fettzugabe. Alle Fruchtsäfte sind bei der leichten Fastenkur zu meiden, da sie erfahrungsgemäß ein starkes Hungergefühl auslösen können.

Mittags rösten Sie die Gewürze leicht ohne jede Fettzugabe an, geben Reis und Linsen hinzu, salzen etwas und verfahren dann, wie im Rezeptteil beschrieben. Sie können Gemüse, in etwas Wasser gedünstet und mit vielen Kräutern und wenig Salz gewürzt dazu essen.

Abends bereiten Sie sich Basmatireis mit Apfelkompott oder eine Gemüse- bzw. Getreidesuppe zu. Bei starkem Appetit machen Sie sich noch einmal Kitchery, wie mittags.

Am vierten Tag wird morgens vor sechs Uhr mit Rizinusöl abgeleitet. Dazu pressen Sie den Saft einer Orange aus. Das Rizinusöl (besorgen Sie sich 50 ml in der Apotheke) erwärmen Sie in der Flasche in einer Tasse mit heißem Wasser. Es ist dann dünnflüssiger und angenehmer zu schlucken. Sie geben 2 Esslöffel voll Rizinusöl in das Glas Orangensaft, verquirlen kräftig und trinken die Mischung. Sie können mit dem Saft einer zweiten Orange nachspülen. Das Gefühl von Öl im Mund ist dann sofort verschwunden. Das Frühstück fällt aus.

Die abführende Wirkung des Rizinusöls setzt meist nach 3 – 4 Stunden ein. Sobald Sie zur Toilette müssen, trinken Sie jedes Mal danach ½ - 1 Tasse heißes Wasser. Dies beschleunigt und intensiviert den Reinigungsvorgang. Wenn der Stuhl wie Wasser ausgeschieden wird und nur noch wenige Nahrungsreste enthält, ist die Reinigung abgeschlossen. Das ist meist gegen Mittag der Fall.

Essen Sie jetzt Reis mit Butter oder Kitchery (ebenfalls wieder mit Fett zubereitet), und falls Ihr Appetit groß ist, auch etwas gedünstetes, nicht blähendes Gemüse. Zum Nachtisch bereiten Sie sich ayurvedisches Lassi. Sie nehmen dazu einen Teil Naturjoghurt und sechs Teile Wasser, würzen mit etwas Honig und Zimt, wenn Sie die süße Geschmacksrichtung bevorzugen, oder mit Steinsalz bzw. „Himalayasalz" und Kreuzkümmel, falls Sie die herzhafte Geschmacksrichtung bevorzugen. Dann schäumen Sie mit dem Pürierstab das Getränk auf. Lassi unterstützt Ihren Körper beim Aufbau einer gesunden Darmflora. Da es eine allgemein kühlende Wirkung auf den Körper

hat, sollte es bevorzugt nach dem Mittagessen getrunken werden, im Sommer täglich, im Winter nur, wenn Sie wirklich Appetit darauf haben.

Am Abend essen Sie eine Gemüsesuppe oder Getreidesuppe. Ihre kleine Fastenkur ist beendet. Sie können am nächsten Tag wieder zu Ihren Ernährungsgewohnheiten zurückkehren, sollten aber in den nächsten drei bis vier Tagen Fleisch, Wurst und Schwerverdauliches meiden.

Die kleine Fastenkur wird idealerweise zum Wechsel der Jahreszeiten durchgeführt. Beim Übergang von Winter zu Frühling und von Sommer zu Herbst ist die Kur besonders zu empfehlen.

Keine Hungerkuren

Der Jo-Jo-Effekt nach Hungerkuren ist mittlerweile bekannt. Starke Gewichtsschwankungen sind in einem gesunden Körper nicht vorgesehen. Ihr Körper erlebt einen Gewichtsverlust von zehn Kilogramm und mehr als Rhythmusverlust. Die Wechseljahre selbst sind ein Rhythmusverlust. Es darf also nicht wundern, dass starke Gewichtsschwankungen in dieser Zeit von weiteren Zeichen des Rhythmusverlustes begleitet sind, wie Gefühlsschwankungen, Schlafstörungen, Herz- und Kreislaufbeschwerden. Dem Hochgefühl nach gewünschtem Gewichtsverlust folgt meist das Gefühl einer inneren Leere, ein Gefühl von Sinnlosigkeit und Ratlosigkeit. Wie soll es weitergehen, und vor allem: Kann ich mein reduziertes Gewicht halten?

Es gibt noch weitere Gründe, vor allem während der Wechseljahre keine Hungerkuren durchzuführen:

Fettzellen speichern Östrogene. Die Fettzellen sind während der Zeit der hormonellen Umstellung des weiblichen Körpers ein Östrogendepot, das, nach Bedarf, dem Hormonkreislauf Östrogene zur Verfügung stellt. Es ist erwiesen, dass Frauen mit Fettpölsterchen weniger intensiv an Wechseljahrbeschwerden leiden, die auf plötzlichen Östrogenabfall zurückzuführen sind.

Umweltgifte, insbesondere Schwermetalle, sind für die überlebenswichtigen Organe des Körpers eine Bedrohung. Wenn es nicht anders geht, lagert sie der Körper in den Fettzellen ein, nimmt sie sozusagen unter Verschluss. Werden diese Fettzellen während einer Hungerkur eingeschmolzen, kann das

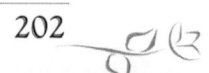

zu einer regelrechten Überflutung des Körpers mit Umweltgiften führen. Der Körper versucht, solange nur irgend möglich, belastete Fettzellen nicht einzuschmelzen. Wenn Sie feststellen, dass Sie trotz Verzicht auf Dickmacher und obwohl Sie weniger essen, kein Gramm abnehmen, kann dies ein Hinweis sein, dass Sie vor einer geplanten Gewichtsabnahme eine Entgiftungskur durchführen sollten.

Reize: Genussgifte einschränken

Das Rauchen aufgeben

Wahrscheinlich hat man Ihnen schon eine Menge guter Ratschläge gegeben, wie Sie das Rauchen aufgeben könnten, oder Sie haben sich in Büchern oder Zeitungsartikeln informiert. Vielleicht hat Ihnen Ihr Arzt dringend ans Herz gelegt, mit dem Rauchen aufzuhören, weil Sie zu Osteoporose neigen. Das ganze Wissen darüber hilft Ihnen nicht weiter, wenn Sie selbst nicht hundertprozentig überzeugt sind: jetzt ist der richtige Zeitpunkt, die letzte Zigarette – wegzuwerfen.

Ich lade Sie zu einer anderen Vorgehensweise ein. Ich kann Ihnen nicht versprechen, dass Sie am Ende dieser Reise zur Nichtraucherin geworden sind, aber ich bin mir sicher, dass sich Ihre Rauchgewohnheiten verändern und weniger schädlich als jetzt sein werden.

Wie kam das Rauchen in die Welt? Es ist Teil ritueller Handlungen der Eingeborenen Nordamerikas. Jeder, der schon einmal an einer gut geleiteten Pfeifenzeremonie teilnehmen durfte, hat die Erfahrung großer geistiger Klarheit gemacht. Diese hält über Tage an. Dem Tabak werden dabei keine anderen Drogen zugesetzt. Für eine Pfeifenzeremonie darf nur unbehandelter Tabak von Pflanzen, die nicht gedüngt wurden, verwendet werden. In dieser Form schmeckt er für den europäischen Durchschnittsraucher sehr ungewohnt. Tabak, in dieser Form zu sich genommen, führt nicht zur Sucht.

Dieses Wissen kann Ihnen helfen, eine Nikotinsucht in den Griff zu bekommen. Als erstes empfehle ich Ihnen, nur noch Tabak ohne Geschmackszu-

taten zu rauchen. Sie finden solchen Tabak meistens dort, wo biologisch erzeugte Nahrung verkauft wird.

Der nächste Schritt ist, täglich eine Zigarette in ritueller Form zu rauchen. Dazu brechen Sie, bevor Sie rauchen, von der Zigarette vorne ein kleines Stück ab. Wenn Sie im Freien rauchen, legen Sie den Tabak gleich auf die Erde, mit einem Dankeschön an die Tabakpflanze und an die Kraft der Erde, die sie wachsen ließ. Wenn Sie nicht im Freien sind, sammeln Sie den abgebrochenen Tabak in einem Glas und bringen ihn einmal täglich hinaus als Geschenk an die Erde und die Tabakpflanzen.

Jetzt zünden Sie sich die Zigarette an und werden sich der vier Himmelsrichtungen bewusst. Sie können dies in Gedanken tun, kraftvoller ist es, wenn Sie bewusst in die vier Richtungen schauen. Dabei bitten Sie als Erstes zum Osten hin um die Kraft des Neubeginns. Zum Süden hin danken Sie der Fülle, die es Ihnen möglich macht, Tabak zu kaufen. Zum Westen hin bitten Sie um die Kraft der Wandlung, was immer Sie im Augenblick verändern wollen. Zum Norden hin bitten sie um Klarheit bei allem, was Sie tun.

Der nächste Schritt ist, neben der rituellen Zigarette pro Tag, von jeder Zigarette, die Sie rauchen, vorne ein kleines Stück abzubrechen, mit dem Bewusstsein, dass dies als Dank an die Erde zurückgegeben wird. Sammeln Sie alle Tabakkrümel in einem Glas, das sie täglich in die Erde entleeren.

Die nächste Stufe ist, jede Zigarette bewusst zu rauchen und keine andere Tätigkeit neben dem Rauchen auszuführen.

Der letzte Schritt ist, Zigaretten nur noch rituell zu rauchen.

Alkohol, Kaffee- und Schwarzteegenuss einschränken

Alkohol, Koffein und Tein werden von der Leber verstoffwechselt. Gerade die Leber ist in den Wechseljahren durch die Umstellung der hormonellen Kreisläufe besonders stark gefordert. Zudem haben diese „Genussmittel" Einfluss auf die Hirntätigkeit und auf die Durchblutung des ganzen Körpers. In den Wechseljahren neigen viele Frauen zu erhöhter seelischer Labilität, Blutdruckschwankungen und nervösen Herzbeschwerden. Sie tun gut daran, Ihren Körper in seinen Funktionen zu unterstützen und nicht zu behindern.

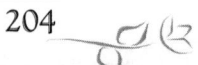

Sicher bemerkte bisher die eine oder andere von Ihnen, dass sie mit Alkohol schnell einen roten Kopf bekam, oder nach Kaffee- bzw. Schwarzteegenuss eine besonders deutliche Hitzewallung erlebte. Auch die Schlafqualität wird durch diese Stoffe beeinträchtigt.

Geben Sie dem Alkohol wieder die Stellung von etwas Besonderem. Ein Glas Sekt zum Geburtstag, ein Glas Wein an Feiertagen oder zu besonderen Gelegenheiten schadet normalerweise nicht und wird durch die veränderte Stimmungslage bei schönen Anlässen leichter verstoffwechselt.

Da in unserer Gesellschaft – zumindest in bestimmten Kreisen - der Konsum von Genussgiften zur Selbstverständlichkeit geworden ist, haben Sie vielleicht den Eindruck, mit Wasser, Saft und Kräutertee sozial im Abseits zu stehen. Allerdings trägt niemand für Sie die Folgen eines fragwürdigen Genusses. Weichen Sie solange auf alkoholfreies Bier und entkoffeinierten Kaffee aus, bis es Ihnen nichts mehr ausmacht, zu dem zu stehen, was Ihnen das bessere Körpergefühl schenkt, vor allem am Tag danach.

Schädigende Faktoren von außen einschränken

Wir haben uns eine Welt geschaffen, in der wir massiven Stressfaktoren aller Art ausgesetzt sind.

Wenn Sie in einer Großstadt leben, kennen Sie wahrscheinlich das Brennen in den Augen an strahlenden Frühlingstagen und brauchen nicht die Nachricht über Ozonwerte abzuwarten, die dann doch unter den zulässigen Höchstwerten liegen. Hochfrequent gepulsten Magnetfeldern, wie sie für die Mobiltelefonie und andere Kommunikationstechnik eingesetzt werden, kann man ebenfalls keinerlei schädliche Wirkung auf den Menschen nachweisen. Viele Dinge stehen zwar im Verdacht, nicht ganz harmlos zu sein, aber Studien, die einen eindeutigen Zusammenhang zu diesem oder jenem Schaden zweifelsfrei und wissenschaftlich belegen würden, gibt es nicht. Mag sein, dass es an den Fragen liegt, die man stellt.

Wie auch immer: wir können uns vor dem, was wir geschaffen haben, nicht verstecken, nicht mehr in eine heile Natur zurückziehen. Es geht hier auch nicht um irrationale Berührungsängste oder gar Verfolgungswahn.

Wenn Sie aber Ihrem Körper wieder beibringen, als das hochempfindliche Instrument zu funktionieren, das er ist, brauchen Sie keine Studien und wissenschaftlichen Erkenntnisse, um zu entscheiden, was Ihnen gut tut und was nicht. Bis dahin können Sie in ihrem Lebensbereich ohne viel Aufwand chemische und physikalische Stressfaktoren reduzieren.

Es ist nicht nötig, neben einer stark befahrenen Straße zu joggen oder zu walken.

Das persönliche Mobiltelefon muss nicht ständig eingeschaltet am Körper oder in der Handtasche mitgetragen werden. Machen Sie es sich zur Gewohnheit zu fragen: „Muss ich wirklich in der nächsten Stunde erreichbar sein, oder genügt mir eine Nachricht auf dem Anrufbeantworter?"

Überprüfen Sie, wie viel Zeit Sie vor dem Computer verbringen müssen und gestalten Sie entsprechend Ihre Freizeit. Legen Sie, Ihren Augen zuliebe, an intensiven Computertagen eine Fernsehpause ein.

Wenn Sie außer Haus essen, haben Sie keinen Einfluss auf den Einsatz der Mikrowelle, aber vermeiden Sie diese in Ihrer eigenen Küche. Erwärmen Sie auch kein Wasser damit. Aus „Lebens-Mitteln" werden Füllstoffe gegen Hunger- und Durstgefühle.

Erklären Sie Ihr Schlafzimmer zur elektrosmogfreien Zone. Vermeiden Sie hier Radiowecker sowie CD-Player und andere Geräte im Stand-by-Modus. Ideal ist eine Elektrofreischaltung für die Nacht.

Wenn Sie diese Vorschläge beherzigen, haben Sie für sich schon viel getan, um weniger belastet durch Umweltfaktoren durch die Zeit körperlicher Umstellung zu gehen.

Körper- und Gesundheitspflege

Die hier aufgeführten Empfehlungen haben sich über die Jahre bei Frauen, die ich ein Stück ihres Weges begleiten durfte sehr bewährt. Es handelt sich um einfach durchführbare, kostengünstige, alte Weisheiten, die Ihnen helfen werden, sich rundherum wohler zu fühlen und so ganz nebenbei auch etwas für die Gesundheit zu tun.

 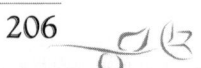

Salz- oder Zuckerpeeling

Manche Frauen schwören auf Salz – andere auf Zuckerpeeling. Eines ist beiden gemeinsam: dieses Peeling macht eine samtweiche Haut – am ganzen Körper. Es eignet sich insbesondere für Frauen, die an Oberarmen und/oder Oberschenkeln zu kleinen verhornten Knötchen neigen. Im Sommer, wenn durch viel Sonne und Wind die Haut fast ledrig geworden ist, lässt dieses Peeling den gebräunten Teint wieder samtig weich schimmern.

Vorgehensweise:

Nehmen Sie 1 Tasse Steinsalz (auch „Ursalz" genannt) oder eine Tasse Vollrohrrohzucker und füllen Sie diese in ein Schraubglas. Geben Sie 5-10 Tropfen Grapefruitöl (auch Pampelmusenöl genannt) dazu und verschütteln Sie gut. Duschen Sie und reiben Sie die nasse Haut, auch im Gesicht, mit dem duftenden Salz oder Zucker sanft ab. Verhornte Hautstellen dürfen etwas länger bearbeitet werden. Danach den ganzen Körper nochmals gründlich abduschen und die samtweiche Babyhaut genießen!

Kernseifenbad

Kernseife hat einen sehr tief greifenden Reinigungseffekt und wirkt heilend bei Hautentzündungen. Ein Kernseifenbad entsäuert über die Haut und bei regelmäßiger Anwendung (2-3x wöchentlich) über ca. sechs Monate scheint es die Bildung von Alterswarzen einzudämmen. Bei einigen, mir bekannten, Frauen sind sie sogar ganz verschwunden.

Vorgehensweise:

Lassen Sie ein Vollbad, ohne weitere Zusätze, ein. Tauchen Sie ein in das klare Wasser und beginnen Sie dann, in der Wanne stehend, Ihren ganzen Körper mit Kernseife einzuseifen und mit einer weichen Bürste sanft kreisend zu bürsten – solange es Ihnen gefällt. Schön ist es natürlich, wenn Sie eine helfende Hand finden, die Ihnen den Rücken bürstet – wenn nicht, verwenden Sie dafür eine Bürste mit Stiel. Nach dem Abbürsten wieder in das warme Wasser eintauchen und für ca. 10 Minuten in der Seifenbrühe liegen bleiben.

Danach abduschen – und am besten sofort ins Bett. Dieses Bad macht angenehm müde. Es ist nicht nötig, die Haut nach dem Bad einzucremen. Eine gute Pflanzenkernseife trocknet die Haut nicht aus – ganz im Gegenteil, Kernseife hat einen sehr pflegenden Effekt. Ich finde Pflanzenkernseife im Bioladen bei den Waschmitteln und nicht bei Kosmetik!

Vorsicht: kaufen Sie keine Billigkernseife, die aus Tierfett hergestellt wurde – diese riecht nicht angenehm und hat nicht diesen pflegenden Effekt auf der Haut

Johanniskrautöl – Licht für den Körper

Johanniskraut ist „Sonnenlicht in Pflanzenform". Johanniskrautöl eignet sich hervorragend für alle Massagen und Einreibungen, bei denen eine sanfte Durchwärmung und/oder Durchlichtung des Körpers erwünscht ist.

Wenig bekannt ist die äußerliche Anwendung bei Krampfadern – dunkles, angestautes Blut, man könnte auch sagen zu wenig vitales, durchlichtetes Blut, lässt die Venen hässlich hervortreten. Sicher, die Ursache für Krampfadern sind nicht ausreichend funktionierende Venenklappen. Die Erfahrung über die Jahre zeigt, dass die regelmäßige Anwendung von Johanniskrautöl vor dem Zubettgehen, die Krampfadern zwar nicht zum Verschwinden bringt, aber die Venen immer wieder strafft und ein weiteres Ausbreiten der Krampfadern verhindert.

Die stimmungsaufhellende Wirkung des Johanniskrauts ist bekannt. Sie können, insbesondere in der dunklen Jahreszeit, einen Teelöffel Johanniskrautöl auf Schwarzbrot träufeln, mit etwas Salz bestreuen und als kleine Zwischenmahlzeit 2-3x täglich zu sich nehmen. Es ist eine Lichtdusche von innen.

Ganz besonders eignet sich dazu das Johanniskrautöl der Firma Lunasol (www.lunasol.de oder info@lunasol.de) das zusätzlich eine spagyrisch aufbereitete Goldtinktur enthält. Diese vervielfacht die durchlichtende Wirkung.

Rizinusölauflagen – eine Reise zu mir selbst

Die Auflage wird einmal wöchentlich durchgeführt, jedoch nicht während der eventuell noch vorhandenen Menstruation. Nachweislich wird dadurch das Abwehrsystem verbessert, was Grundvoraussetzung für ein gesundes Leben ist. Zudem verbessert sich die Selbstwahrnehmung auf körperlicher wie auch seelischer Ebene.

Vorgehensweise:

Erwärmen Sie 125 ml Rizinusöl im Wasserbad, gießen es auf ein drei- bis vierfach gefaltetes Handtuch, legen dieses auf den Unterleib und decken mit einer Plastikfolie ab. Legen Sie eine Wärmeflasche darauf und decken Sie zusätzlich mit einem Handtuch ab. Bleiben Sie für eine Stunde ohne Ablenkung durch Fernsehen, Lesen oder Hörbuch liegen. Sanfte Musik ist erlaubt. Achten Sie auf innere Bilder und wenn möglich – schlafen Sie.

Abschlussgedanke

Sie wollen auf Ihre Heldinnenreise gehen? Sie gestalten die nächsten Jahrzehnte eigenverantwortlich selbst? Sie wollen Ihr Lebensziel erreichen und verwirklichen?

Ich schenke Ihnen ein Mantra für Ihre Reise:

aus

WIDERSTAND

UNVERMÖGEN

TRÄGHEIT

mach

MOTIVATION

UMSICHT

TATKRAFT

Vierter Teil

Tatjana's Rezeptbuch

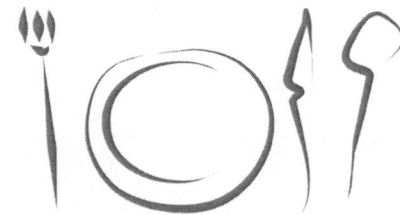

Meine liebe Tatjana,

hier ist das versprochene Rezeptbuch. Es gibt nicht viel in unserem Leben, was so von eingefahrenen Gewohnheiten regiert wird, wie Essen und Kochen. Es ist schwer, diese Gewohnheiten zu verändern, weil wir weit mehr damit verbinden als uns bewusst ist.

Versuche die Vorschläge Schritt für Schritt umzusetzen und lasse sie langsam zu neuen Gewohnheiten werden.

Spare nicht an der Qualität deiner Zutaten. Die guten Dinge haben ihren Preis, aber damit meine ich nicht das Geld, das für exotische Spezialitäten verlangt wird. Geld spielt nicht immer eine Rolle, wenn es darum geht, unverfälschte Nahrungsmittel zu finden. Die Frische eines im eigenen Garten geernteten Gemüses, gibt es für Geld nicht zu kaufen. Aber die wichtigsten Zutaten sind Liebe und Zeit.

Als Köchin hast du es in der Hand, ob die Speisen Medizin oder bloßer Ballast sind, ob sie nur sättigen oder auch nähren. Deine innere Haltung beim Kochen beeinflusst den Geschmack der Speisen und die Gesundheit der Menschen, die bei Dir essen.

Es ist ein einfacher Weg die Welt ein kleines bisschen heiler machen.
Ich wünsche Dir viel Freude und gutes Gelingen.

Maria

Über den Umgang mit Gewürzen

Verwende nur frische Gewürze. Nach etwa einem Jahr verlieren Gewürze deutlich an Qualität und Wirksamkeit, da die Inhaltsstoffe zum größten Teil flüchtige aromatische Essenzen sind.

Gewürze in Samenform (z.B. Fenchel oder Anis) werden in einer Pfanne vorsichtig trocken angeröstet, bis sie einen leichten Duft von sich geben und danach frisch vermahlen. Für kleine Mengen genügt ein Mörser, am besten aus Gusseisen oder Porzellan. Bei größeren Mengen kann sich die „Zweckentfremdung" einer Kaffeemühle mit langsam drehendem Mahlwerk lohnen. Diese sollte dann aber nur für Gewürze verwendet werden.

Gewürze, die nur in Pulverform erhältlich sind, wie Asafoetida, und Kurkuma, können dieser Gewürzmischung nach Geschmack beigemengt werden. Deine bevorzugten Gewürzmischungen kannst du in größerer Menge zubereiten. Sie sollte aber innerhalb von zwei Wochen verbraucht sein. Alle anderen Gewürze werden je nach Rezept, einzeln zugegeben.

Genauso wichtig wie die Qualität der Gewürze ist das Vorgehen beim Kochen. Das verbindende Element zwischen den Gewürzen und den Nahrungsmitteln ist etwas Fett, vorzugsweise Ghee oder natives Olivenöl. Das Fett sollte nie so stark erhitzt werden, dass Gewürze oder Bratgut geschwärzt werden. In dem mäßig erhitzten Fett werden als erstes die Gewürze kurz erhitzt, damit sich die Geschmacksstoffe dem Fett mitteilen. Werden die Gewürzen nicht als Mischung, sondern einzeln in das Fett gegeben, bestimmt das erste Gewürz den Grundton des fertigen Gerichts, die weiteren Gewürze bilden dann idealerweise einen geschmacklichen Akkord.

Danach wird das Bratgut hinzugefügt und gründlich in dem Fett gewendet. Sobald das Bratgut (Gemüse, Hülsenfrüchte, Fleisch oder Fisch) das gewürzte Fett an sich gezogen hat, wird die benötigte Menge Wasser, Gemüsefond (ein Absud aus verschiedenen frischen Gemüsen) oder Tomatensugo aufgegossen.

Getrocknete Kräuter und Kräutermischungen werden nach der Zugabe der Flüssigkeit dem Essen zugefügt. Gegen Ende der Kochzeit wird mit Salz abgeschmeckt, zuletzt werden frische Kräuter darüber gestreut.

Die feine Nase der erfahrenen Köchin bestimmt, wie viel und welche Gewürze verwendet werden. Bis diese Erfahrung gesammelt und der Geruchssinn trainiert ist, helfen die durchschnittlichen Mengenangaben in den Rezepten.

Die sechs Geschmacksrichtungen

Eine ausgewogene Mahlzeit macht den Menschen zufrieden. Nach dem Essen wird nicht mehr weiter nach „etwas Leckerem" gesucht. Eine solche Mahlzeit enthält (nach dem Ayurveda) die sechs verschiedenen Geschmacksrichtungen: süß, sauer, salzig, scharf, bitter und zusammenziehend. (Seit kurzem wird darüber diskutiert, dass es auch Geschmacksrezeptoren für Fett auf der Zunge gibt. Die Empfindlichkeit dieser Rezeptoren unterscheidet sich demnach bei den verschiedenen Menschen und dies hat Auswirkungen auf den Fettkonsum.) Die Geschmacksrichtungen können in einem Gericht, aber auch über die Speisenfolge verteilt sein.

Unsere heutige Ernährung umfasst selten alle sechs Geschmacksrichtungen, ist meist überwiegend süß, salzig, sauer oder scharf. Der Geschmack bitter und zusammenziehend ist für eine gesunde Verdauung aber wichtig. Diese beiden Geschmacksrichtungen sind vor allem in Gewürzen und Salaten enthalten.

In industriell hergestellten Nahrungsmitteln - also Fertiggerichte, Fastfood, Kantinenessen etc. – finden sich regelmäßig Geschmacksverstärker, meistens Mononatriumglutamat (E621). Es gibt die These, dass Glutamat eine eigene Geschmacksqualität, genannt Umami darstellt, die besonders proteinreiche Nahrung anzeigt. Tomaten, Käse, Sojasaucen u.a. enthalten von Natur aus hohe Mengen an Glutamat. Daher finden wir in Gerichten häufig zur Abrundung des Geschmacks genau diese Zutaten. Glutamat wird, von allergischen Reaktionen abgesehen (China-Restaurant-Syndrom), als unbedenklich eingestuft. Jedenfalls gibt die Zugabe von Glutamat (über den natürlichen Gehalt der Zutaten hinaus) den Geschmacksrezeptoren das Vorhandensein von Nährstoffen vor, die tatsächlich nicht vorhanden sind. Insofern haben Geschmacksverstärker eine ähnliche Wirkung wie Süßstoffe: der Organismus stellt sich auf etwas ein, was dann nicht kommt. Im Wortsinne eine Enttäuschung, daher der Frust und die Unzufriedenheit, noch dazu auf einer tief liegenden, oft unbewussten Ebene.

Das Feuer im Essen

Langsam gegartes Gemüse, auf kleiner Flamme gekochte Suppen, Fleisch kurz angebraten und bei niedriger Temperatur fertig gegart, schmecken nicht nur intensiver und aromatischer, ein so zubereitetes Essen ist leichter verdaulich.

Warmes Essen sollte möglichst nicht nochmals aufgewärmt werden. Es gibt die Ansicht, dass manche Gerichte aufgewärmt besser schmecken. Bei nochmaligem Erwärmen verändern sich bestimmte Eiweiße. Es entsteht eine Geschmacksnote, die in Richtung geräuchert geht. Es gibt Menschen die reagieren fast süchtig darauf. Was wir schmecken, ist denaturiertes Eiweiß und freie Radikale. Diese sammeln sich im Körper vermehrt als Schlackstoffe an. Um dem entgegen zu wirken, sollte etwas Ingwer und Ghee zugegeben werden. Beide Zutaten binden freie Radikale und machen das Essen bekömmlicher.

Über die Gewürze

Anis

schmeckt süß, bitter und leicht scharf. Dieses Gewürz wird in der traditionellen Küche gerne für Süßspeisen verwandt. Es eignet sich aber auch als Teil einer Gewürzmischung für folgende Gemüse: Karotten, Fenchel, gedünsteter Chicorée, Pastinaken und Kürbis.

Anis stärkt die Verdauungskraft, beruhigt den Darm, wirkt schleimlösend und sollte bei Asthma, Augenerkrankungen, Schlafproblemen, Milz- und Galleleiden häufig dem Essen zugegeben werden. Bei Neigung zu Blähungen sollte nach dem Essen ein Teelöffel Anissamen gekaut werden. Dies unterstützt die Verdauungskraft und verleiht einen frischen Atem.

Asafoetida (auch Stinkasant oder Teufelsdreck genannt)

schmeckt scharf und leicht bitter. Da Geruch und Geschmack sehr intensiv sind, wird es für den Verkauf mit Bockshornklee oder Mehl gestreckt. In Apotheken wir es auch in reiner Form verkauft, ist dann aber entsprechend sparsamer zu dosieren. Es riecht und schmeckt ähnlich wie Knoblauch, ist aber in seiner heilenden Wirkung kräftiger und hinterlässt keinen Mund- bzw. Körpergeruch wie Knoblauch.

Asafoetida ist ein starkes Verdauungsmittel und hilft bei Magen- und Darmträgheit. Es entfernt Ablagerungen aus dem Darm, die nach Genuss von Fastfood ebenso wie nach exzessiven Fleischgenuss entstanden sind. Es stärkt die Verdauungskraft, wirkt gegen Blähsucht und lindert Krämpfe.

Asafoetida sollte immer in einem dicht schließenden Gefäß aufbewahrt werden und nur sehr sparsam eingesetzt werden. Bei Portionen für zwei Personen reicht eine Messerspitze gestreckten Asafoetida als Zugabe.

Zusammen mit Kardamom, Steinsalz und Ingwer ist es ein optimales Verdauungsstimulans.

Basilikum

schmeckt herb und leicht süßlich. Basilikum ist eines der wichtigsten Heil- und Gewürzpflanzen, nur als Dekoration auf Tomaten und Mozzarella zu wenig beachtet. Auf körperlicher Ebene wirkt es nervenstärkend und krampflösend für Magen und Darm. Auf seelisch-geistiger Ebene schenkt es ein frohes Gemüt, öffnet das Herz und macht einen klaren Geist.

Als Tee zubereitet (wird unter dem Namen Tulsitee angeboten) ist Basilikum ein Heilmittel bei Erkältungskrankheiten. Es wirkt fiebersenkend und schleimlösend.

Kurkuma (auch Gelbwurz genannt)

schmeckt leicht bitter und herb. Häufig der Hauptbestandteil fertiger „Currymischungen", um die wir gerne einen weiten Bogen machen. Kurkuma zählt zu den „heißen" Gewürzen, reinigt das Blut, entgiftet Leber und Galle, wirkt harntreibend und verleiht Energie und Wärme. Es wirkt kräftigend auf den Gesamtorganismus. In der kalten Jahreszeit sollte zur Stärkung der Abwehrkräfte vermehrt Kurkuma dem Essen beigefügt werden.

Kurkuma fördert die Fettverdauung. Es sollte zu allen herzhaften Gerichten, insbesondere Suppen, Saucen und Gemüsegerichte, beigegeben werden.

Fenchelsamen

Schmecken süß, etwas herb und leicht scharf. Sie stärken die Verdauungskraft und beruhigen den Darm.

Bei Übergewicht empfiehlt es sich, täglich einmal einen Teelöffel Fenchelsamen zu essen. Über den Verdauungstrakt werden Hormone freigesetzt, die den Fettabbau fördern.

Ingwer

schmeckt scharf und leicht süßlich. Ingwer ist das wichtigste Heilgewürz in der ayurvedischen Küche. Für Menschen unseres Kulturkreises, die sich mit dem Geschmack des Ingwers nicht anfreunden können, empfiehlt es

sich, Ingwerpulver in kleinen Mengen zu anderen Gewürzen beizugeben. Ansonsten wird empfohlen frische Ingwerwurzel, fein gehackt, zu allen Suppen, Soßen, Gemüse- und Fleischgerichten nach Geschmack beizugeben.

Die ätherischen Öle des Ingwers regen die Galle an, senken den Cholesterinspiegel, fördern die Fettverdauung, stabilisieren den Kreislauf, schützen vor Herzinfarkt und wirken außerdem aphrodisierend. Von allen Gewürzen regt Ingwer am besten die Verdauung an, leitet Giftstoffe über den Darm aus dem Körper und beseitigt Magenschwäche. Diese „Wunderwurzel" wirkt gegen Übelkeit und Brechreiz.

Kardamom

schmeckt süßlich und leicht pfeffrig. Gemahlen passt dieses Gewürz in alle Süßspeisen. Dieses Gewürz kann auch allen anderen Speisen in kleiner Menge zugefügt werden. Es wirkt krampflösend, gleicht eine Übersäuerung des Magens aus, kräftigt das Herz und die Gedächtnisleistung. Starke Naturen kauen die schwarzen Samenkörner für einen frischen Atem.

Koriander

schmeckt süßlich und etwas bitter. Bei uns ist Koriander hauptsächlich als Brotgewürz bekannt, rundet aber alle Suppen, Soßen und Currygerichte ab und kann außerdem im Weihnachtsgebäck verwendet werden. Koriandersamen fördern die Entwässerung, helfen bei Entzündungen des Magen-Darm-Systems und der ableitenden Harnwege. Koriander stärkt den Körper und wirkt insgesamt ausgleichend.

In der ayurvedischen Küche werden die frischen Korianderblätter, wie bei uns die Petersilie verwandt. Kleingehackt verleihen sie allen Suppen und Gemüsegerichten eine exotische Note.

Frischer Koriander kann leicht in einer Blumenschale auf der Fensterbank gezogen werden.

Kreuzkümmel (Kumin oder Mutterkümmel)

schmeckt scharf und etwas bitter. Er verleiht indischen Currys den typischen Geschmack, sollte aber auch in unserer heimischen Küche in kleinen Zugaben nicht fehlen. Seine Wirkung ist unter den Gewürzen einzigartig. Einerseits gibt er Energie, andererseits wirkt er beruhigend. Er verleiht einen frischen Teint, da er die Durchblutung der Haut fördert und zugleich Spannung abbaut. Wegen seiner stark entblähenden Wirkung eignet er sich besonders für alle Gerichte mit Kohl und Hülsenfrüchten.

Majoran

schmeckt herb und etwas bitter. Der hohe Anteil an Gerb- und Bitterstoffen wirkt stark schleimlösend. Majoran stärkt den Magen und löst Krämpfe im Magen-Darmtrakt. Er sollte vor allem in schwer verdaulichen Gerichten, insbesondere Kartoffelgerichten, nicht fehlen. Als Tee ist Majoran hilfreich bei Krampfhusten und Verschleimung der oberen Luftwege.

Muskatnuss

Schmeckt scharf und ist stark erwärmend. Es ist das Gewürz, das am besten die Nährstoffaufnahme im Dünndarm verbessert. Es beruhigt hervorragend die Nerven und einen unruhigen Geist. Muskatnuss sollte in keinem Gericht aus Hülsenfrüchten, Kartoffeln oder Kohl fehlen.

Oregano

schmeckt scharf und sehr pikant. Oregano wird auch als wilder Majoran bezeichnet, schmeckt aber intensiver als dieser und die beiden Gewürze sollten nicht zusammen verwandt werden.

Die ätherischen Öle des Oregano helfen schweres, fettes Essen besser zu verdauen. Der Duft des Oregano wirkt reinigend und belebend auf den Atemtrakt. Als Tee wirkt Oregano schleimlösend bei Husten.

Rosmarin

schmeckt leicht bitter und herb. Rosmarin ist fester Bestandteil italienischer Kräutermischungen. Neben Salbei, Thymian und Oregano passt es zu allen Mittelmeergerichten.

Rosmarin hilft bei niedrigem Blutdruck. Als Gewürz in kleinen Mengen, darf er allerdings auch von Hochdruckpatienten verwandt werden. Rosmarin aktiviert die Gedächtnisleistung, wirkt antidepressiv und sollte bei Erschöpfungszuständen reichlich verwandt werden.

Rosmarintee fördert die Durchblutung und hilft gegen Kopfschmerzen, die durch Gefäßkrämpfe ausgelöst werden.

Salbei

schmeckt bitter, herb und leicht süß. Als Gewürz werden die kleinen Blätter verwandt. Salbei wird bevorzugt bei allen Mittelmeergerichten dazugegeben, schmeckt aber auch gut in Kartoffelgerichten und zu Hülsenfrüchten.

Die Hauptwirkung des Salbeis ist entzündungshemmend. Außerdem wirkt Salbei ausgleichend auf alle Sinne.

Salbeitee, 2-3 Tassen täglich, reduziert übermäßiges Schwitzen und wird bei Entzündungen des Mund- und Rachenraumes zum Gurgeln eingesetzt.

Pfeffer

schmeckt deutlich scharf und leicht herb. Dieses Gewürz regt die Verdauungskraft an und leitet wirkungsvoll Stoffwechselendprodukte aus. Pfeffer reguliert den Wasserhaushalt des Darmes, reinigt die Darmwände, regt den Gallefluss an und unterstützt die Fettverdauung. Neben dem schwarzen Pfeffer gibt es mittlerweile die verschiedensten Pfeffersorten im Handel. Sie unterscheiden sich in der Wirkung nicht wesentlich, sind zum Teil milder und aromatischer im Geschmack und werden auch als Heilmittel eingesetzt, wie z.B. Langer Pfeffer und Kubeben-Pfeffer.

Thymian

schmeckt herb, leicht scharf und bitter. Er unterstützt die Fettverdauung und sollte in keinem schwerverdaulichen Essen fehlen. Thymian hat außerdem eine entblähende und verdauungsfördernde Wirkung.

Als Teezubereitung ist er in der Naturheilkunde eines der wichtigsten Kräuter bei Husten, Bronchitis, Kehlkopfkatarrh und Infektionen der ableitenden Harnwege.

Vanille

schmeckt süß und leicht zusammenziehend. Vanille wirkt über das Zentralnervensystem auf unsere Sinne und schenkt körperliche und geistige Entspannung, stärkt die Nerven und regt die Libido an. Diese Wirkung hat allerdings nur die echte Vanille, nicht das synthetische Vanillin, das häufig als Geschmacksverstärker verwandt wird.

Am besten eignet sich zum Würzen von Kuchen, Keksen, Süßspeisen, süßen Soßen und Eis ätherisches Vanilleöl, zum Verzehr am besten in KbA Qualität. In Kuchen- und Keksrezepte werden 5 - 8 Tropfen Vanilleöl gegeben. Ein Teil des Vanilleöls verflüchtigt sich durch den Backvorgang. In Süßspeiserezepte für vier Personen genügen 2 - 4 Tr. Vanilleöl.

Zimt

schmeckt herb und leicht bitter. Zimt ist ein wichtiges Gewürz für Menschen mit labiler Gesundheit. Er kräftigt bei Schwächezuständen, regt den Kreislauf an, wirkt blutreinigend, stärkt die Abwehrkräfte und fördert die Gedächtnisleistung. Zimt hilft gegen Durchfall und hat zudem fiebersenkende und harntreibende Wirkung. Im seelischen Bereich beruhigt Zimt die Emotionen und hilft Depressionen abzubauen.

Als Gewürz wird Zimt traditionell in Süßspeisen, Weihnachtsgebäck, Glühwein und Kuchenrezepten verwandt. Probiere eine Messerspitze Zimt Rezepten mit Hülsenfrüchten beizugeben. Suppen und Soßen erhalten durch eine Spur Zimt eine besondere Note.

Ghee und Olivenöl, die bevorzugten Fette der heilsamen Küche

Für gesundes und schmackhaftes Essen ist neben den Gewürzen die Wahl des verwendeten Fettes sehr wichtig. Es gibt neuerdings Hinweise darauf, dass wir besondere Geschmacksrezeptoren für Fett haben. Wie die Erfahrung zeigt, hat jeder Mensch nicht nur Vorlieben und Abneigungen zu bestimmten Fettarten, sondern empfindet auch die verwendete Fettmenge unterschiedlich. Fett dient beim Anbraten einerseits der Wärmeverteilung, anderseits der Aufnahme und Vermittlung der Geschmackstoffe und ist darüber hinaus selbst ein Nahrungsmittel. Jedes Fett oder Speiseöl hat spezielle Eigenschaften und einen eigenen Geschmack. Die Hauptsünde im Umgang mit Fett ist die Überhitzung. Ein feines „Näschen" ist hier das beste Thermometer.

Die ayurvedische Küche verwendet in der Hauptsache Ghee, das möglichst reine Fett der Butter, ohne Eiweiß und Wasser. Geschätzt wird allerdings auch das Olivenöl, vor allem wenn es eine gute Qualität hat und nicht zu stark erhitzt wird. Öl aus Ölsaaten wird im Ayurveda nicht als Nahrungsmittel verwendet, obwohl einige Öle (z.B. Leinöl, Rapsöl) hochwertige Bestandteile enthalten und nach westlicher Auffassung sehr empfehlenswert sind. Auch hier gilt es, eigene Erfahrung zu sammeln.

Ghee gilt in der ayurvedischen Küche als Lebenselixier und Verjüngungsmittel. Es ist leichter verdaulich als Butter und andere Fette. Richtig zubereitet, stärkt es die Verdauungsorgane, macht Speisen bekömmlicher und intensiviert ihren Geschmack. Es bewahrt deren Vitamin- und Vitalstoffgehalt. Ghee senkt den Cholesterinspiegel und ist darüber hinaus ein ideales Transportmedium für fettlösliche Vitamine, Mineralstoffe und Spurenelemente. Es ist das einzige Fett, das auch bei stärkerem Erhitzen keine freien Radikale (zellwandschädigende Stoffe) bildet und eignet sich daher besonders für das Anbraten von Fleisch, Zwiebeln und Kartoffelgerichten

Gutes Ghee herzustellen ist einfach, erfordert aber etwas Zeit und Aufmerksamkeit. Da es lange haltbar ist (zwei Jahre), kann ein großzügiger Vorrat anlegt werden. Wenn es zum ersten Mal zubereitet wird, sollte mit einer kleinen Menge begonnen werden, da angebranntes Ghee entsorgt werden muss. Ghee ist aber mittlerweile auch in guter Qualität im Handel erhältlich

Die Zubereitung von Ghee

500 Gr. Süßrahm-Butter (wichtig: ungefärbt)

Die Butter in Stücke in einem Topf bei mittlerer Hitze zum Sieden bringen. Sobald sich Schaum auf der Oberfläche bildet, auf kleinste Flamme zurückschalten und ohne Deckel weiter sieden lassen. Während des gesamten Kochvorgangs sollte das Ghee nicht umgerührt werden.

Nach ca. 45 Minuten hat sich das in der Butter enthaltene Eiweiß zum Großteil am Topfboden abgesetzt, der kleinere Anteil schwimmt wie eine Haut auf dem geklärten Butterfett auf. Diese Haut wird vorsichtig abgeschöpft und das geronnene Eiweiß auf dem Topfboden aufmerksam beobachtet. Sobald dieses die Farbe von Milchkaramelle annimmt, muss das Ghee sofort vom Herd genommen werden. Es sollte goldgelb sein und nussig aromatisch duften.

Für 500 Gr. Butter liegt die Kochzeit je nach Herd zwischen 30 min bis 60 min, für 2 kg werden ca. 2 Stunden und mehr benötigt. Je kleiner die Hitze ist, mit der das Ghee gewonnen wird, desto größer ist die darin enthaltene Heilkraft.

Ist das Ghee fertig, wird es durch ein feines Haarsieb in ein sauberes Schraubglas gegossen und unbedeckt zum Auskühlen gestellt. Das abgesetzte Eiweiß der Butter wird entsorgt. Ghee wird kühl, aber nicht im Kühlschrank gelagert. Für den täglichen Gebrauch ist es hygienischer und handlicher wenn eine kleine Menge Ghee in ein verschließbares Glas abgefüllt wird.

Rezepte für Entlastungstage

Ideal ist ein Entlastungstag pro Woche. Im Frühling und Herbst empfehle ich, eine Woche bis zehn Tage lang, dem Körper eine Entlastungskur zu gönnen. Während dieser Tage sollten viel Wasser und Kräutertees getrunken werden. Stimulanzien, wie Kaffee, Schwarztee, Alkohol und Tabak, möglichst auch passives Rauchen sind zu vermeiden.

Die Mengenangabe in den Rezepten ist für zwei Personen bemessen.

Frühstück einmal anders:

Griesschnitten:

½ Esslöffel Ghee 1 kleine Tasse Dinkelgries (oder Kamutgries) 1 Tasse Wasser 1 Tasse Milch 2 Esslöffel Rosinen **Gewürze:** Je ¼ Teelöffel: Zimt Kardamom Ingwerpulver 1 Messerspitze Nelkenpulver Zucker nach Geschmack	*Ghee erhitzen und darin Zimt, Kardamom, Ingwer- und Nelkenpulver anrösten, Dinkel- oder Kamutgries kurz mitrösten, mit Wasser und Milch ablöschen und mit dem Schneebesen glatt rühren, Zucker (vorzugsweise Vollrohrohrzucker) zugeben oder mit Rosinen süßen, aufkochen und 10 Minuten auf kleinster Flamme köcheln lassen. Ein Brett oder Backblech mit Backpapier belegen, den festen Brei darauf stürzen, mit einem großen Messer dünn verstreichen und lauwarm in Scheiben schneiden. Gleich essen!*

Schottisches Porridge oder Wasserhafersuppe

½ Esslöffel Ghee 1 Tasse Haferflocken 2-3 Tassen Wasser **Gewürze:** ½ Teelöffel Curcuma 1/2 Teelöffel Koriander gem. ¼ Teelöffel Muskatnuss gem. ¼ Teelöffel Piment Salz nach Geschmack	*Ghee erhitzen, die Gewürze leicht anrösten, Haferflocken dazugeben, unter ständigem Umrühren ebenfalls kurz anrösten (keinesfalls zu braun werden lassen!), Wasser zugeben und fünf Minuten auf kleiner Flamme köcheln lassen. 10 Minuten ohne Wärmezufuhr nachquellen lassen. Sehr gut schmeckt Gomasio (gerösteter Sesam mit Salz vermischt) drübergestreut.*

Polentaschnitten:

1 Esslöffel Ghee 1 Tasse Maisgries (Polentagries) 2 Tassen Wasser **Gewürze:** Je ½ Teelöffel: Kurkuma Kreuzkümmel Koriander Je 1 Messerspitze Asafoetida Muskat	*Ghee erhitzen und Kurkuma, Kreuzkümmel, Koriander, Asafoetida und Muskat anrösten, Maisgries) zugeben, kurz mitrösten, Wasser angießen und mit dem Schneebesen glatt rühren. 5-10 Minuten auf kleiner Flamme köcheln, immer wieder umrühren. Den festen Brei auf ein, mit Backpapier belegtes Backblech streichen, im Backrohr bei 160 Grad kurz antrocknen und in Scheiben schneiden.*

Zum Frühstück werden die Polentaschnitten mit Apfelkompott serviert, zur Hauptmahlzeit eignen sie sich gut zu lauwarmen Gemüsesalaten.

Apfelkompott:

2-3 Äpfel, je nach Größe 2 Esslöffel Rosinen oder ½ Esslöffel Vollrohrzucker ½ Tasse Apfelsaft **Gewürze:** Je ¼ Teelöffel: Zimt Kardamom 1 Messerspitze Nelken	*Äpfel schälen, in kleine Würfel schneiden und Rosinen oder Vollrohrrohzucker mit Apfelsaft, Zimt, Kardamom und Nelken 5 Minuten auf kleiner Flamme dünsten. Zum Süßen kann, statt Rosinen und Vollrohrrohzucker, auch ½ Teelöffel Honig zugegeben werden*

Bratapfel:

2 große säuerliche Äpfel (Boskop) **Füllung:** 1 Teelöffel Ghee 2 Esslöffel Mandeln oder Cashew-kerne 1 Esslöffel Rosinen ½ Tasse Apfelsaft **Gewürze:** Je ¼ Teelöffel Zimt Kardamom 1 Messerspitze Muskat	*Aus den Äpfeln das Kerngehäuse ausstechen.* *Für die Füllung geschälte Mandeln oder Cashewkerne fein hacken. Rosinen oder Sultaninen in Apfelsaft quellen lassen. Die abgetropften Rosinen mit den Mandeln vermengen, Kardamom, Muskat und Zimt dazugeben mit dem Ghee zu einer Masse verkneten und in die Äpfel füllen. In eine feuerfeste Form stellen und im Rohr bei etwa 180 Grad je nach Größe der Äpfel etwa 15 – 25 Minuten backen.*

Für Müsliliebhaber/innen:

1 Tasse Müslimischung 1 Tasse Milch 1 Tasse Wasser **Gewürze:** Je 1 Messerspitze Kardamom Ingwerpulver	*Während der Entlastungstage sollte Getreide nicht roh gegessen werden. Hier eine Variante, die sich auch an kalten Wintertagen bewährt hat:* *Die gewohnte Müslimischung mit Wasser und Milch aufkochen, Kardamom und Ingwerpulver zugeben (kann mit Zimt und Nelken variiert werden) 3-5 Minuten köcheln lassen. Dazu schmeckt Apfel- oder Pfirsichkompott.*

Mittag- und Abendessen

Mittags satt essen - abends, nur bei Hungergefühl, eine kleine Portion essen.

Kitchery:

Kitchery besteht aus Reis (Kohlehydrate) und Linsen (Protein) und ist in der ayurvedischen Küche eine vollständige Mahlzeit. Es kann während der Entlastungstage täglich gegessen werden. Dazu können, je nach Appetit, lauwarme Gemüsesalate oder gedünstetes Gemüse gereicht werden.

3 gehäufte Esslöffel weißer Basmatireis 3 gestrichene Esslöffel rote Linsen 1 Esslöffel Ghee **Gewürze:** Je ½ Teelöffel Fenchel- und Anissaat Kreuzkümmel, Koriander, Kurkuma Je 1 Messerspitze Asafoetida und Kardamom 1 Teelöffel frischer, kleingehackter Ingwer ca. ½ Teelöffel Steinsalz oder Ursalz	*Weiche die roten Linsen mindestens zwei Stunden vor dem Kochen in lauwarmem Wasser ein.* *In einem Schnellkochtopf erhitze die Gewürze in Ghee: als erstes fein gestösel die Fenchel- und Anissaat, dann den gemahlenen Kreuzkümmel, Koriander und Kurkuma, zuletzt werden Asafoetida und Kardamom zugefügt und der frische, klein gehackte Ingwer. Reis und Linsen werden unter die Gewürzmischung gerührt, anschließend mit Wasser aufgefüllt. Dieses sollte ca. 2 cm über der Reis-Linsenmischung stehen. Nach Geschmack salzen. Das Wasser wird solange eingekocht, bis es nicht mehr über der Reis-Linsenmischung steht. Den Schnellkochtopf schließen und das Kitchery eine ¼ Stunde unter Druck kochen, vom Feuer nehmen und solange warten bis der Druck im Topf abgesenkt ist.*

Karottensuppe:

1 Esslöffel Ghee 6 – 8 Karotten (je nach Größe) 2 Tassen Wasser oder Gemüsefond **Gewürze:** Je ½ Teelöffel: Kurkuma Koriander Muskat Kardamom ½ Bund frisches Basilikum oder ½ Teelöffel getrocknetes Basilikum statt Basilikum: 1 – maximal 2 Tr. ätherisches Orangenöl (KbA – Qualität) ca. ½ Teelöffel Salz (nach Geschmack) ¼ Teelöffel frisch gemahlener Pfeffer	*In Ghee Kurkuma, Koriander, Muskat und Kardamom kurz anrösten, die Karotten in Scheiben geschnitten zugeben, mit Wasser oder Gemüsefond ablöschen, Salz und Pfeffer nach Geschmack zugeben, auf kleiner Flamme ½ Stunde köcheln. Wenn die Karotten weich sind, die Suppe pürieren und zuletzt großzügig frisches oder getrocknetes Basilikum über die Suppe streuen. Wenn kein Basilikum zur Verfügung steht, oder als Geschmacksvariation: ätherisches Orangenöl vor dem Servieren unterrühren.*

Lauwarmer Karottensalat:

6-8 Karotten (je nach Größe) ½ Esslöffel Balsamicoessig 2 Esslöffel Olivenöl ½ Bund frisches Basilikum, wahlweise: 2 Esslöffel geröstete Sonnenblumen- oder Kürbiskerne **Gewürze:** 1 – maximal 2 Tropfen ätherisches Zitronenöl (KbA – Qualität) je ½ Teelöffel Salz und Pfeffer	Karotten stiften, in Salzwasser 3-5 Minuten blanchieren, die Karotten sollen bissfest bleiben, das Wasser abgießen und über die heißen Karotten die gut verschlagene Salatsoße mit Balsamicoessig, Olivenöl, Salz, Pfeffer und Zitronenöl gießen. Über den lauwarmen Salat den frischen, kleingeschnittenen Basilikum geben und/oder geröstete Sonnenblumen- oder Kürbiskerne darüber streuen.

Karotten-Apfelsalat:

3-4 Karotten 1 säuerlicher Apfel ½ Esslöffel Zitronensaft 2 Esslöffel Olivenöl 1 Esslöffel frische Walnusskerne oder geröstete Kürbiskerne **Gewürze:** Je ½ Teelöffel: Salz Pfeffer Rosmarin fein vermahlen	*Karotten fein reiben, den Apfel klein schneiden und folgender Salatsoße übergießen: ½ Esslöffel Zitronensaft, 2 Esslöffel Olivenöl, Rosmarin, Salz und Pfeffer (nach Geschmack). Alle Zutaten gut miteinander verquirlen.* *Der Salat schmeckt am besten, wenn er zwei bis drei Stunden durchziehen kann. Vor dem Servieren die Walnuss- oder Kürbiskerne drüberstreuen. Während der Entlastungstage ist dieser Rohkostsalat nur am Mittag geeignet.* *Die Karotten können in allen Rezepten durch Fenchelknollen oder Roten Beeten ersetzt werden.*

Reissalat:

1 Tasse weißer Basmatireis 2 Tassen Wasser 1 Esslöffel Balsamicoessig 2 Esslöffel Olivenöl **Gewürze:** Je ½ Teelöffel fein gemahlener: Rosmarin Salbei Oregano ½ Teelöffel Salz und frisch gemahlener Pfeffer (nach Geschmack) 1 Teelöffel Kürbiskernöl oder 1 Teelöffel frischer, kleingeschnittener Koriander	*Basmatireis mit Wasser und Salz nach Geschmack kochen, bis das Wasser vollkommen einreduziert ist. Den Topf vom Feuer nehmen und in ein dickes Handtuch einschlagen, für 20 – 30 Minuten nachquellen lassen.* *Über den heißen Reis folgende Salatsoße geben:* *Balsamicoessig und Olivenöl gut verschlagen, dann Rosmarin, Oregano, Salbei, Salz und frisch gemahlener Pfeffer zugeben.* *Karotten fein reiben und kurz in Salzwasser blanchieren, mit dem Reissalat vermischen. Vor dem Servieren auf jede Portion 1 Teelöffel Kürbiskern Öl geben oder mit kleingehacktem, frischen Koriander bestreuen. Lauwarm essen.*

Bulgursuppe:

Bulgur, eine Weizenart, die hauptsächlich in der nordafrikanischen Küche Verwendung findet, ist ein sehr leichtbekömmliches Getreide. Es eignet sich sowohl für süße, als auch für herzhafte Gerichte.

1 Esslöffel Ghee ½ Tasse Bulgur 2 große Tassen Wasser **Gewürze:** Je ½ Teelöffel Kurkuma, Kreuzkümmel und Koriander 1 Teelöffel frischer, kleingehackter Ingwer ½ Teelöffel getrockneter Thymian ½ Teelöffel Salz	*Ghee erhitzen, Kurkuma, Kreuzkümmel, Koriander und den sehr fein gehackten Ingwer darin anrösten, Bulgur zugeben, Wasser aufgießen, fein gemahlenen Thymian unterrühren und nach Geschmack salzen. Auf kleiner Flamme 20 Minuten köcheln lassen.* *Wenn es die Jahreszeit erlaubt, werden eine Hand voll frischer, kleingeschnittener Wildkräuter für 1 - 2 Minuten in der Suppe mitgekocht.* *Geeignete Wildkräuter sind: Gundermann, Brennnessel, Giersch, sehr junger Löwenzahn und Sauerampfer.*

oder wenn die Energie für die nächste Aufgabe nicht mehr ausreicht, ist die Versuchung groß, sich schnell etwas Süßes in den Mund zu stecken. Im Grund genommen gibt uns hier der Körper ein Signal, dass ihm der „Treibstoff" gerade ausgeht. Hier können wir nun entscheiden, ob wir Energiespeicher auffüllen oder die Fettpölsterchen aufblasen.

Vereinfacht gesprochen erhalten wir schnelle Energie durch Fruchtzucker, substanzielle Energie durch Proteine und ungesättigte Fettsäuren. Industriezucker liefert zwar die schnelle Energie, hat aber eine Reihe unerwünschter Nebenwirkungen.

Sportler greifen hier gerne zu Riegeln, die es in der Version für Ausdauer (Kohlehydrate während einer Anstrengung) und Aufbau (Proteine vor oder nach der Anstrengung) gibt. Die industrielle Fertigung dieser Riegel (und letztendliche aller Fertiggerichte) bringt es mit sich, dass allerlei Zusatzstoffe darin enthalten sind, die nicht dem Körper, sondern der Herstellung und Lagerfähigkeit dienen.

Hier nun ein Rezept, wie wir uns eine kleine Leckerei zubereiten können, die schnell und nachhaltig Energie spendet und leicht an den eigenen Geschmack angepasst werden kann. Wer es süßer mag, kann noch Traubenzucker oder Xylit zufügen. Die Mandeln können auch mit Tsampa ersetzt werden, das ergibt eine nussige Geschmacksnote. Statt in Kokosflocken, können die Kugeln auch in Gomasio (Sesam/Salz-Zubereitung aus der makrobiotischen Küche) gewendet werden. Gomasio wirkt entsäuernd und führt Calcium zu.

Powerballs:

Je 100 Gr. Aprikosen, Pflaumen, Cranberry und Datteln als Trockenfrüchte (möglichst die Soft-Form, sonst vorher einweichen)
150 Gr. Molke-Pulver ohne Geschmackszusatz (gebräuchliche Bezeichnung: Whey-Isolat)
250 Gr. geschälte und geriebene Mandeln
Gewürze:
z.B. je ½ Teelöffel Zimt, Kardamom, Ingwerpulver - ganz nach Geschmack, eventuell Traubenzucker oder Xylit.

Die Trockenfrüchte pürieren, falls erforderlich etwas Apfelsaft zugeben. In das Fruchtmus die Gewürze, Molke-Pulver und die geriebenen Mandeln unterrühren und verkneten. Es soll eine gut formbare Masse entstehen aus der Kugeln von ca. 3 cm Durchmesser geformt werden. Diese können nach Belieben in geriebenen Kokos gewendet werden. Über Nacht auf einem Backblech, das mit Backpapier ausgelegt wurde, trocknen lassen. Wenn die Mischung zu feucht geraten ist, kann sie entweder im Kühlschrank oder im Backrohr bei ca. 50 Grad Celsius getrocknet werden. In eine gut verschließbare Dose geben und kühl aufbewahren. Die Powerballs halten sich (meist nur sehr selten) ca. 4 Wochen.

Eine – maximal 2 Kugeln genügen, um für die nächsten Stunden fit und ohne Hunger anstehende Aufgaben zu erledigen.

Und ja: es lassen sich auch Riegel daraus formen, die man mit Schokolade überziehen kann.

Vorbeugen ist besser als Heilen

Zu guter Letzt, liebe Tatjana, noch ein wirkungsvoller Tipp zur Vorbeugung von Osteoporose. Das Elegante an dieser einfachen Methode ist, dass sie zudem der Figur zugutekommt und vor allem Karies nicht nur vorbeugt, sondern die dafür verantwortlichen Bakterien „aushungert". Es geht um Xylit.

Was ist Xylit?

Xylit oder Xylitol sind gängige Bezeichnungen für eine Substanz, die Chemiker Pentanpentol nennen. Es ist ein Zuckeralkohol der in geringen Mengen in faserreichen Gemüsen (z.B. Blumenkohl), Obst (z.B. Pflaumen, Erdbeeren), Mais und Laubbäumen (Birken) vorkommt und deshalb auch Birkenzucker genannt wird. In unserem Körper werden davon etwa 15 g täglich als Zwischenprodukt des Zuckerstoffwechsels in der Leber produziert. Es handelt sich also um ein Naturprodukt, das dem Körper nicht fremd ist auch wenn der Name sehr chemisch klingt. Er wird industriell aus Maiskolben gewonnen und liegt dann als farblose Kristalle vor. Du kannst Xylit wie Zucker verwenden. Es süßt nicht ganz so stark, ist aber zum Backen, Kochen, zur Marmeladenherstellung, kurz gesagt überall dort, wo Du Zucker brauchst, geeignet.

Xylit hat einen um 40% geringeren Nährwert als Rohr- oder Rübenzucker, d.h. er ist eine gute Hilfe bei erwünschter Gewichtsreduktion und dem Süßstoff in jeder Hinsicht vorzuziehen. Süßstoff hat keinen Nährwert, aber durch den süßen Geschmack auf der Zunge schütten Leber und Bauchspeicheldrüse Verdauungsenzyme aus – und dann kommt nichts, was verdaut werden muss. Jetzt reagiert Dein Körper mit Hungergefühl – ein Teufelskreis, der mit Disziplin nur sehr schwer zu durchbrechen ist. Sicher hast Du selbst schon bemerkt, dass der Einsatz von Süßstoff Dich Deinem Traumgewicht nicht näher bringt.

Xylit wirkt bei der Einnahme von mehr als 0,5 Gramm je Kilogramm Körpergewicht abführend, wobei nach einer Umstellungsphase dieser Effekt

verschwindet. Darüber hinaus weiß man, dass Xylit im Darm Komplexe mit Calcium bildet und dessen Resorption erleichtert, was gerade im Zusammenhang mit Osteoporose eine gute Nachricht ist.

Und speziell zur Osteoporose: Bekannt ist, dass zur Vorbeugung von Osteoporose vor allem regelmäßige Bewegung zählt. Darüber hinaus ist aber folgendes wichtig: Damit die Stoffwechselvorgänge im Körper ablaufen können, ist in einem relativ engen Rahmen ein bestimmtes Verhältnis zwischen den verschiedenen positiv und negativ geladenen Ionen im Blut erforderlich. Umgangssprachlich wird ein Überhang von positiv geladenen Ionen als basisch, ein Überhang an negativ geladenen Ionen als sauer bezeichnet. Ein Überhang in die eine oder andere Richtung wird vom Körper mit den zur Verfügung stehenden Substanzen ausgeglichen. Eine Übersäuerung des Körpers führt - wenn diese zu einem Dauerzustand geworden ist - zur Entkalkung der Knochen. Der Körper steuert einer Übersäuerung entgegen, indem er aus den Knochen Calcium ins Blut abgibt.

Die meisten Genussmittel führen zu einer Übersäuerung. Dazu zählen vor allem koffeinhaltige Getränke, Alkohol und der herkömmliche Rohr- oder Rübenzucker. Mache Dir bewusst, in welchen Produkten überall raffinierter Zucker enthalten ist, d.h. mache Dir beim nächsten Einkauf die Mühe auch das Kleingedruckte auf der Packung zu lesen. Ist es da nicht naheliegend, zumindest bei den Gelegenheiten, bei denen Du selbst Zucker zuführst, diesen durch Xylit, das nicht zur Übersäuerung führt, zu ersetzen?

Bei all den Vorteilen für den Menschen hat Xylit übrigens eine Besonderheit: es ist für manche Haustiere und insbesondere Hunde toxisch. Das liegt daran, dass der Stoffwechsel von Hunden ein anderer als der bei Menschen ist.

Therapie mit basischen Substanzen

Mit Basenpulver (Bullrich-Vital u.a.) lassen sich insbesondere Schmerz-zustände beheben. Wie beim Muskelkater durch Milchsäure, entstehen Schmerzen im Wesentlichen durch Übersäuerung. Mineralstoffe puffern (d.h. sie neutralisieren durch eine chemische Reaktion) die sauren Moleküle und stehen dann dem Körper nicht mehr zur Verfügung. Diese Mineralstoffe sind vor allem Calcium, Magnesium und Kalium (Kationen). Die Mineralstoff-Speicher - das ist vor allem der Knochen im Körper - werden nicht aufgefüllt. Es ist viel zu wenig bekannt, dass die fortgesetzte Abgabe von Calcium und Magnesium aus dem Knochen zum Puffern überschüssiger Säuren zur Kno-chenentkalkung und damit zur Osteoporose führen kann.

Abschlussgedanke

Liebe Tatjana,

ich wünsche Dir für Deinen weiteren Weg die Neugierde eines Kindes, damit Du Dich immer wieder über die Veränderungen in der Welt um Dich herum informierst. Ich wünsche Dir, dass Du Deine Scheu vor Technik verlierst und klug aus der Informationsflut, die uns heute umgibt, Wissenswertes herauspickst. Bilde Dir jeden Tag Deine eigne Meinung, gebe Dich nicht mit vorgesetzten Informationshäppchen zufrieden, glaube nicht alles, was gedruckt wurde, probiere selbst aus, auch alle Hinweise, die ich Dir gegeben habe…

Maria

Danksagung

An dieser Stelle danke ich allen Frauen, die mir ihr Vertrauen schenkten, mich an ihrer Geschichte, an ihren Sorgen, Hoffnungen und Plänen teilhaben ließen. Sie haben dieses Buch in mir entstehen lassen.

Meiner Lektorin, Frau Dörthe Binkert, ein herzliches Dankeschön, nicht nur für die liebevollen Korrekturen mit dem Stift, sondern auch für all die ermunternden Worte, wenn es mal nicht so lief.

Und ich danke Donato, der mich während des Schreibens immer wieder ermutigte und in dieser Zeit viel köstliches Essen für mich kochte.

Lesetipps und Informationen

„ Weisheit der Wechseljahre"
  von Christiane Northrup, Verlag: Zabert Sandmann

„Die Feuerzeichenfrau"
  von Julia Onken, Verlag: C.H. Beck

„ Die Wolfsfrau"
  von Clarissa P. Esters, Verlag: Heyne

„Schluss mit dem ewigen Aufschieben"
  von Hans-Werner Rückert, Campus Verlag

„Ayurveda für jeden Tag"
  von Dr. med. Ernst Schrott, Verlag: Mosaik bei Goldmann

„Die köstliche Küche des Ayurveda"
  von Dr. med. ernst Schrott, Verlag: Goldmann

„Kochen nach Ayurveda"
  von Dr. med. Karin Pirc, Verlag: Bassermann

„Die heilenden Klänge des Ayurveda"
  von Dr. med. Ernst Schrott, Haug Verlag

„Musikreisen als Heilungsweg"
  von Anna E. Röcker, Verlag: Goldmann Arkana

„Yoga"
  von Anna E. Röcker, Südwest Verlag

„Asana, Pranayama, Mudra, Bandha"
  von Swami Satyananda Saraswati, keine Verlagsangabe

„Yoga Nidra"
  von Swami Satyananda Saraswati, Verlag: maitreya 89

"Dem Tod begegnen und Hoffnung finden"
  von Christine Longaker, Piper Verlag

„Das tibetische Buch vom Leben und Sterben"
  von Sogyal Rinpoche, Fischer Verlag

„Der heilige Baum, ein indianisches Weisheitsbuch"
  Verlag: Padmos

„Am Feuer der Weisheit"
  von Dhyani Ywahoo, Theseus Verlag
„Dem Ruf der Erde folgen"
  von Dhyani Ywahoo, Lüchow Verlag

Hinweise und Vordrucke bezüglich Patientenverfügung und Betreuungsvollmacht finden Sie im Internet unter Google oder Wikipedia.

Xylit

Weitere Informationen zu Xylit und Xylitol finden sich in der Wikipedia, Bezugsquellen über Google bzw. bei Amazon (Es gibt dort ein Produkt namens „Xucker", das lt. Angaben in Deutschland hergestellt und 100% reines Xylit ist.)

Protein-Pulver

Früher waren es nur die Bodybuilder, aber heute verzichtet praktisch kein ambitionierter Sportler mehr auf die Zufuhr von Proteinen in hochkonzentrierter Form. Die WHO-Norm empfiehlt die Aufnahme von 1 Gramm Protein pro Kilogramm Körpergewicht, womit sich Sportler, die Wert auf Muskelzuwachs legen, natürlich nicht zufrieden geben. Anderseits ist es gar nicht so einfach, die richtige Mischung der verschiedenen Proteinbausteine so aufzunehmen, dass sie einerseits verwertet werden können, anderseits aber nicht von mehr Fett und Kohlehydraten begleitet sind, als es der Figur gut tut. Häufig ist es auch so, dass man die Menge an Fisch, Fleisch und Eier, die nötig wäre, gar nicht essen mag, geschweige denn, wenn man sich vegetarisch ernährt. Menschen die sich – ich betone: in unserem westlichen Umfeld und gemäßigten Klimazonen - vegetarisch ernähren wollen, können trotz aller pflanzlichen Proteine langfristig in eine Fehlernährung geraten. Die Ernährungskunde ist eine Wissenschaft für sich und darüber hinaus ein unerschöpfliches Thema. Letztendlich muss jede ihre eigenen Antworten finden.

Ich jedenfalls habe gute Erfahrungen mit Proteinpulver gemacht, welches aus Molke gewonnen wird und unter der Bezeichnung „Whey-Isolat" im Handel (z.B. bei Amazon oder Drogerie-Märkten) ist. Es gibt eine Reihe von Herstellern. Ich nehme das geschmacksneutrale, weil ich dann nach Lust und Laune eine Geschmacksrichtung (z.B. mit Kakao, Getreidekaffee oder Jogurt) herstellen kann. Das Proteinpulver wird in Flüssigkeit (Wasser oder fettarme Milch und Geschmackszutaten) eingerührt oder mit einem Schüttelbecher gemixt. Für einen besonderen „Schub" füge ich Traubenzucker hinzu. Es ist dann praktisch eine komplette Mahlzeit.

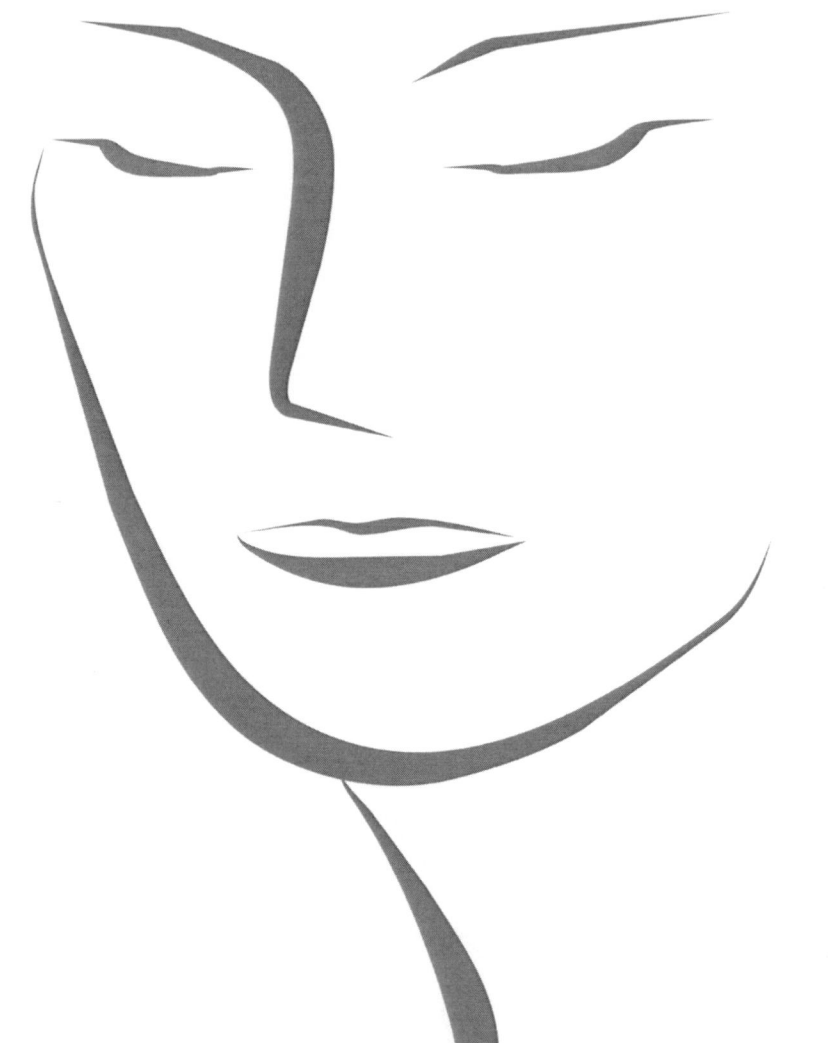

Erfahrung kann sich ins Unendliche erweitern, Theorie nicht ...
Jener steht das Universum in alle Richtungen offen,
diese bleibt innerhalb der Grenzen
der menschlichen Fähigkeiten eingeschlossen.

(Johann Wolfgang von Goethe)

Vita

Christina Casagrande wurde 1947 in Aschaffenburg geboren. 1952 siedelte ihre Familie in die Nähe von München um. Nach der Schule durchlief sie bis 1967 eine Ausbildung als Arzthelferin und arbeitete bis 1982 in verschiedenen internistischen Praxen, Sanatorien und Krankenhäuser in Oberbayern. Danach besuchte sie eine Heilpraktikerschule, legte 1985 die amtsärztliche Prüfung ab und eröffnete nach 2-jähriger Assistenzzeit die erste eigene Praxis in München. Seit 1994 befand sich ihre Praxis zunächst in Geltendorf, seit 1998 wohnt und arbeitet sie in Türkenfeld beim Ammersee.

Neben ihrer Arbeit erweiterte sie durch ständige Fortbildung ihr Therapiespektrum. Zusammen mit den Erfahrungen aus der Arbeit mit tausenden Patienten hat sie daraus ein für sie schlüssiges, ganzheitliches Therapiekonzept erarbeitet. Ihr Interesse für alle Aspekt der menschlichen Existenz brachten sie auch mit verschiedenen schamanistischen, esoterischen und spirituellen Traditionen aus Ost und West in Berührung. Einiges davon hat sie in ihren Arbeits- und Lebensstil integriert.

Es war auch immer ihr Wunsch, Gesundheitswissen an Patienten weiterzugeben und mit Kollegen einen offenen Erfahrungsaustausch zu pflegen. Mit der Zeit hat sich daraus eine vielfältige Vortrags- und Seminartätigkeit entwickelt, darüber hinaus publizierte sie in Fachzeitschriften und schreibt Fachbücher.

Aktuelle Informationen über ihre Tätigkeit finden sich im Internet unter:
www.christina-casagrande.de

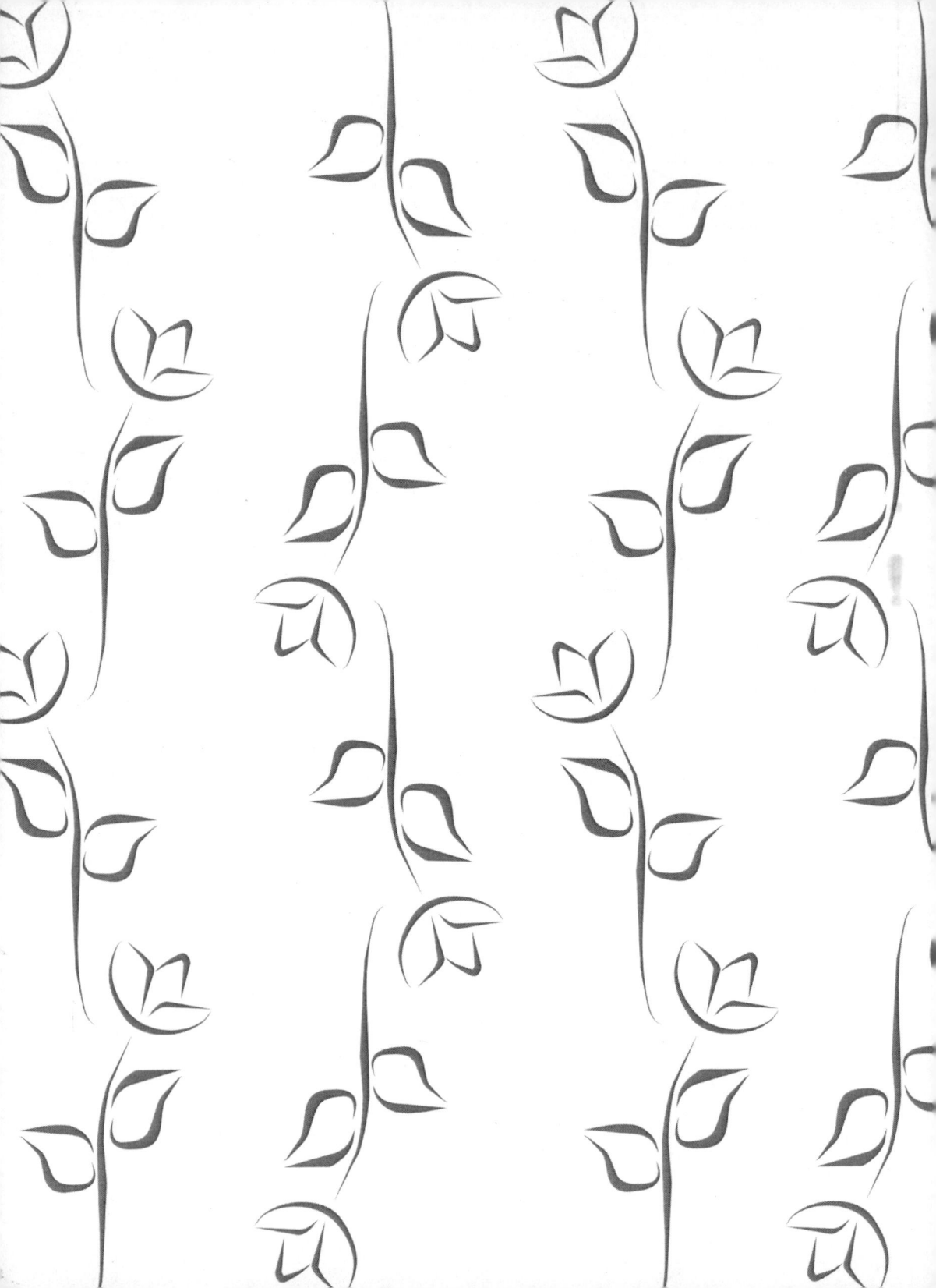